Tropon-Symposium VII

Paranoide
Störungen

Herausgegeben von Wolfgang P. Kaschka
und Eberhard Lungershausen

Mit 18 Abbildungen und 31 Tabellen

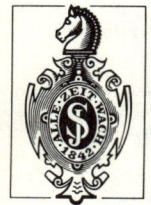

Springer-Verlag
Berlin Heidelberg New York
London Paris Tokyo
Hong Kong Barcelona
Budapest

Tropon-Symposium VII
am 22. 11. 1991 in Köln

Prof. Dr. med. WOLFGANG P. KASCHKA

Prof. Dr. med. EBERHARD LUNGERSHAUSEN

Psychiatrische Klinik mit Poliklinik
der Universität Erlangen-Nürnberg
Schwabachanlage 6
W-8520 Erlangen
Bundesrepublik Deutschland

ISBN 3-540-55479-3 Springer-Verlag Berlin Heidelberg New York

CIP-Titelaufnahme der Deutschen Bibliothek
Paranoide Störungen: mit 31 Tabellen / hrsg. von Wolfgang P. Kaschka und Eberhard Lungers-
hausen. – Berlin; Heidelberg; New York; London; Paris; Tokyo; Hong Kong; Barcelona;
Budapest: Springer, 1992
  (Tropon-Symposium; 7)
  ISBN 3-540-55479-3 (Berlin ...)
NE: W. P. Kaschka [Hrsg.]; Tropon-Werke <Köln>: Tropon-Symposium

Satz: RTS, 6901 Wiesenbach/HD
25/3130-5 4 3 2 1 0 – Gedruckt auf säurefreiem Papier

Begrüßung

O. ROHDE

Geschäftsführer, Troponwerke Köln

Sehr geehrte Herren Vorsitzende,
meine Damen und Herren,
zu unserem diesjährigen Tropon-Symposium, dem 39., das unter dem Thema „Paranoide Störungen" steht, heiße ich Sie im Namen der Troponwerke ganz herzlich willkommen. Wir freuen uns, daß Sie den Weg wieder zu uns gefunden haben und uns damit auch ein Zeichen der Treue zum Ausdruck bringen. Mein ganz besonderer Dank gilt Ihnen, Herr Prof. Lungershausen und Herr Prof. Kaschka, für die wissenschaftliche Organisation dieses Symposiums und Ihre Bereitschaft, den Vorsitz zu übernehmen

In unserem Kreis darf ich auch zum zweiten Mal einige Gäste aus den neuen Bundesländern begrüßen. Wir hoffen, daß Ihnen diese beiden Tage Gelegenheit geben, ein wenig Abstand zu nehmen von der sicherlich nicht so einfachen Aufgabe, die Sie unter erschwerten Bedingungen in den neuen Bundesländern zu erfüllen haben. Ich bin sicher, daß diese Begegnung zum Verständnis füreinander beitragen wird und weiterführt auf dem Weg zu einer gemeinsamen Identität.

In diesem Jahr wenden wir uns auf Vorschlag von Herrn Prof. Kaschka einem besonders interessanten Thema zu – den paranoiden Störungen, die in ihrer Klassifizierung seit langem kontrovers diskutiert werden. Die Frage lautet: Inwieweit ist die moderne psychiatrische Forschung in der Lage, die psychodynamischen Zusammenhänge, die zu Wahnbildern führen, aufzuhellen und die Krankheitsbilder im Spannungsfeld von Anlage und Umwelt einzuordnen? Dieses Thema, die Auswahl der Referenten und das fachkundige Auditorium lassen eine lebhafte Diskussion erwarten.

Ich freue mich mit Ihnen auf einen anregenden und interessanten Tag und hoffe, daß jeder mit Gewinn aus dieser Veranstaltung herausgeht. In diesem Sinne wünsche ich dem Symposium einen erfolgreichen Verlauf.

Einleitung

Prof. Dr. E. LUNGERSHAUSEN

Dieses Buch enthält die gesamten Beiträge zum Tropon-Symposium 1991, und dieses Vorwort bietet die willkommene Gelegenheit, der Geschäftsleitung der Troponwerke dafür zu danken, daß sie dieses Symposium in ihrem Hause ebenso ermöglicht hat wie jetzt auch dessen Publikation.

Die Tropon-Symposien finden seit 39 Jahren statt und haben inzwischen nicht nur eine lange Tradition, sondern mehr noch, einen hervorragenden Ruf, und wir haben es als eine Ehre angesehen, erneut ein solches Symposium veranstalten und organisieren zu können. In diesem Zusammenhang gilt mein ganz besonderer Dank Herrn Prof. W. P. Kaschka, der die Mühen von Vorbereitung, Planung, Organisation und Publikation weitestgehend auf sich genommen hat. Gleicher Dank gebührt auch allen Referenten dieses Symposiums, die unserer Bitte um einen Beitrag nachgekommen sind und z.T. auch weite Entfernungen nicht gescheut haben, um über ihre Arbeit zu berichten.

Unser heutiges Thema hat die Nosologie, Differentialdiagnose und Differentialtherapie paranoider Störungen zum Gegenstand, und in den einzelnen Beiträgen hierzu werden bestimmte Wahnsyndrome herausgestellt. Ein Gedanke soll, gewissermaßen zur Einstimmung in den Inhalt unseres Symposiums, vorgetragen werden:

Karl Jaspers nennt unter seinen Kriterien der Wahnideen als erstes „die außergewöhnliche Überzeugung, mit der an ihnen festgehalten wird, die unvergleichliche subjektive Gewißheit".

Diese Feststellung ist für den akuten, festbestimmten Wahn zweifellos zutreffend, an ihm wird mit einer unerschütterlichen, jedem Zweifel entrückten Gewißheit festgehalten, mit einem Maß an Sicherheit, das außerhalb psychischer Krankheits- und Leidenszustände eigentlich nie zu finden ist.

Denkt man jedoch noch ein wenig weiter, in das Vorfeld des entstehenden Wahns hinein, so scheinen sich die Verhältnisse umzukehren. Hier ist es nicht dieses Übermaß an Vertrauen, das in die eigene Überzeugung gesetzt wird, sondern vielmehr der Vertrauensverlust, der dem Wahn vorangehen könnte. Um in unserer Welt und in unserem Sein, das eben auch den Charakter des Sorgenden trägt, bestehen zu können, bedürfen wir eines bestimmten Grundvertrauens, das wir von vornherein in uns selbst, in unseren Leib, in unsere Umgebung, in unsere Welt und unsere Mitmenschen setzen müssen.

Zwangsläufig vertrauen wir darauf, daß der Gruß des Nachbarn auf der Treppe eben nichts anderes ist als eine höfliche Geste und die Tatsache, daß man ihm an diesem Tage zum zweiten oder dritten Male begegnet, eben nichts anderes ist als ein Zufall. So trauen wir letzten Endes auch dem Zufall.

Wo aber in der Erkrankung dieses Grundvertrauen zusammenbricht, wo schließlich auch dem Zufall nicht mehr getraut zu werden vermag, ist der Boden bereitet, aus dem der Wahn herauswächst.

Wem das Vertrauen verlorenging, daß er in seinem Leben, mit den üblichen und jedermann geschehenden Fehlern und Mißgeschicken, im großen und ganzen doch einigermaßen bisher bestanden hat, dem wird ein Schuld- oder Versündigungswahn naheliegen. Wer nicht mehr darin zu vertrauen vermag, daß seine Mitmenschen, abgesehen von den üblichen Ausnahmen, zumindest aber in ihrer Gesamtheit, nicht die Absicht haben, ihm wissenschaftlich Schaden zuzufügen, wer also niemandem mehr zu trauen vermag, gerät in eine Situation, die dem paranoiden Wahn den Weg bereitet.

So wäre es dann auch die Richtung dieses Verlusts an Grundvertrauen, die gleichzeitig den Inhalt des Wahns bestimmt und sein Fundament bildet. Richtet sich der Vertrauensverlust nach außen, gegen die anderen, so könnte ein paranoider Wahn resultieren, richtet er sich gegen den Betroffenen selbst, beispielsweise gegen seinen Leib, ein hypochondrischer Wahn. In bezug auf den paranoiden Wahn sind ähnliche Überlegungen im übrigen auch früher schon aufgetaucht, auf die Berner in seinem Wahnreferat (1973) zurückgriff.

So sprach Paul Matussek (1963) vom Glaubens- und Vertrauensverlust des Wahnkranken im Bereich des mitmenschlichen Daseins und bezog sich dabei auf Gedanken von L. Binswanger (1957), der im Zusammenhang mit anthropologischen Untersuchungen Ortega y Gassets und im Hinblick auf den paranoiden Kranken die Frage formuliert: „Wäre möglicherweise das paranoide Syndrom im Grunde die Folge eines Ausbleibens des Glaubens, eines „vitalen Zweifels", der jedem intellektuellen Zweifel vorausgeht?"

Könnte es also im Vorfeld des Wahns den Verlust des Grundvertrauens als Folge beispielsweise eines „vitalen Zweifels" geben?

Wäre dem so, so könnte dies selbstverständlich nur eine Interpretation des Wahngeschehens sein, nicht jedoch seine Erklärung. Aber manches würde vielleicht verständlicher und könnte therapeutische Zugangswege erweitern.

Ich will diese Überlegungen hier abbrechen; sie sollten, wie ich eingangs angedeutet habe, auch nicht mehr sein als der Versuch einer Einstimmung in unseren Themenkreis.

Literatur

Binswanger L (1957) Schizophrenie. Neske, Pfullingen

Berner P, Naske R (1973) Wahn. (Hrsg) In: Müller C (Hrsg). Lexikon der Psychiatrie. Springer, Berlin Heidelberg New York

Matussek P (1963) Psychopathologie II – Wahrnehmung, Halluzination und Wahn.
In: Gruhle W et al (Hrsg) Psychiatrie der Gegenwart, Bd I/2 Springer, Berlin
Göttingen Heidelberg

Inhaltsverzeichnis

Mitarbeiterverzeichnis

BERNER, P., Prof. Dr. med.
Vorstand der Psychiatrischen Universitätsklinik Wien, Lazarettgasse 14,
A-1097 Wien, Österreich

BLANKENBURG W., Prof. Dr.
Direktor der Psychiatrischen Universitätsklinik, Rudolf-Bultmann-Str. 8,
W-3550 Marburg, BRD

ERMANN, M., Prof. Dr.
Leiter der Abteilung Psychotherapie und Psychosomatik
der Psychiatrischen Klinik der Ludwig-Maximilians-Universität,
Nußbaumstr. 7, W-8000 München 2, BRD

JORASCHKY, P., Prof. Dr.
Psychiatrische Klinik mit Poliklinik der Universität Erlangen-Nürnberg,
Schwabachanlage 6, W-8520 Erlangen, BRD

KASCHKA, W. P., Prof. Dr.
Leitender Oberarzt der Psychiatrischen Klinik mit Poliklinik
der Universität Erlangen-Nürnberg,
Schwabachanlage 6, W-8520 Erlangen, BRD

KLOSTERKÖTTER, J., Priv.-Doz. Dr.
Psychiatrische Universitätsklinik, Pauwelsstr. 30,
W-5100 Aachen, BRD

KRETSCHMER, W., Prof. Dr.
Spemannstr. 9, W-7400 Tübingen, BRD

LUNGERSHAUSEN, E., Prof. Dr.
Direktor der Psychiatrischen Klinik mit Poliklinik
der Universität Erlangen-Nürnberg,
Schwabachanlage 6, W-8520 Erlangen, BRD

MOESLER, T. A., Priv.-Doz. Dr.
Psychiatrische Klinik mit Poliklinik der Universität Erlangen-Nürnberg,
Schwabachanlage 6, W-8520 Erlangen, BRD

MUSALEK, M., Doz. Dr.
Psychiatrische Universitätsklinik, Währinger Gürtel 18–20,
A-1090 Wien, Österreich

NEGELE-ANETSBERGER, J., Dr.
Psychiatrische Klinik mit Poliklinik der Universität Erlangen-Nürnberg,
Schwabachanlage 6, W-8520 Erlangen, BRD

OPJORDSMOEN, S., Prof. Dr.
University of Oslo, Gaustad Hospital, P.O. Box 24, Gaustad,
N-0320 Oslo 3, Norwegen

RETTERSTØL, N., Prof. Dr.
University of Oslo, Gaustad Hospital, P.O. Box 24, Gaustad,
N-0320 Oslo 3, Norwegen

SPITZER M., Priv.-Doz. Dr. Dr.
Psychiatrische Universitätsklinik, Voßstr. 4,
W-6900 Heidelberg, BRD

SOYKA, M., Dr.
Psychiatrische Klinik der Ludwig-Maximilians-Universität,
Nußbaumstraße 7, W-8000 München 70, BRD

STRÖMGREN, E., Prof. Dr.
Psychiatrisches Krankenhaus Risskov, DK-8240 Risskov, Dänemark

WALDVOGEL, B., Dr. Dipl.-Psych.
Abteilung Psychotherapie und Psychosomatik
der Psychiatrischen Klinik der Ludwig-Maximilians-Universität,
Nußbaumstraße 7, W-8000 München 2, BRD

1 Was ist Wahn?

M. SPITZER

Wohl kaum ein anderes Symptom kann für sich beanspruchen, das Bild der Psychiatrie in der Öffentlichkeit so sehr bestimmt zu haben wie der Wahn. Zugleich gibt kein Tatbestand größere Rätsel und Probleme auf. Es ist nämlich keineswegs geklärt, was Wahn eigentlich ist. In seinem Übersichtvortrag ging M. Spitzer, Heidelberg, vor allem auf Ätiologie, Klassifikation und Therapie der einzelnen Wahnformen ein. Obwohl es bis heute kein allgemein akzeptiertes ätiologisches Modell gibt, lassen sich die vorgeschlagenen Entstehungstheorien doch zumindest nach einheitlichen Gesichtspunkten ordnen. In klassifikatorischer Hinsicht kann Wahn Symptom, Syndrom oder Krankheit sein. In der Therapie von Wahnerkrankungen müssen pharmakologische und psychotherapeutische Komponenten aufeinander abgestimmt werden und können nur vor dem Hintergrund einer tragfähigen Beziehung zwischen Patient und Therapeut erfolgreich sein.

1.1 Einleitung

Wohl kaum ein anderes Symptom kann für sich beanspruchen, so für die gesamte Psychiatrie zu stehen wie der Wahn: Der Psychiater hat es mit Wahnsinn zu tun, so weiß es zumindest der Laie. Zugleich gibt jedoch kein Tatbestand in der Psychiatrie so viele Rätsel auf wie der Wahn. 1) Bereits die Antwort auf die oben gestellte Frage, als definitorische Frage (nach dem Wesen des Wahns) verstanden, fällt schwer: Keineswegs ist geklärt, was Wahn ist. 2) Versteht man sie als Frage nach den Ursachen, so macht die große Zahl der vorgeschlagenen Theorien nur allzu deutlich, daß es keine allgemein akzeptierte, verbindliche Theorie gibt. 3) Daher kann die nosologische Einordnung des Wahns nur arbiträr erfolgen, was erhebliche Unsicherheiten in Klassifikationssystemen bis in die jüngste Zeit mit sich gebracht hat. 4) Da somit nicht geklärt ist, was Wahn ist, wo er herkommt und um welche Krankheit es sich handelt, folgt zwangsläufig, daß gesicherte Kenntnisse im Hinblick auf seine Therapie spärlich sind.

Wenn auch im folgenden die Probleme von Definition, Ätiologie, Klassifikation und Therapie des Wahns nicht gelöst werden können, so meine ich dennoch, daß ein Verständnis sowohl der Problemlage als auch der vorgeschlagenen Lösungen in mehrerer Hinsicht von Nutzen ist: Die theoretische Durchdringung eines Problembereichs hat, sofern sie wirklich gelingt, immer praktische Konsequenzen. Klinische „Gewohnheiten" bzw. „Meinungen" können nicht selten als Konsequenz einer ganz bestimmten

Tropon-Symposium, Bd. VII
Paranoide Störungen
Hrsg. W.P. Kaschka und E. Lungershausen
© Springer-Verlag Berlin Heidelberg 1992

theoretischen Vorstellung „entlarvt" werden, die ihren Ausschließlichkeitsanspruch verliert, wenn Alternativen in den Blick kommen. Eine Kenntnis der definitorischen Probleme, ätiologischen Konzepte, nosologischen Entitäten und therapeutischen Vorschläge wird dem Kliniker nicht nur die nötige Souveränität bei praktischen Entscheidungen vermitteln, sondern auch im besten Sinne „aufklärerisch" wirken, d. h. den Blick für die Realität verstellende Dogmen schärfen und damit den Zugang zum Patienten erleichtern. Da kein Psychiater – nicht einmal der Anfänger – frei von Vorurteilen gegenüber Wahn sein dürfte, sind die folgenden, notwendigerweise sehr kurzen Ausführungen als Selbsterfahrung im besten Sinne des Wortes gemeint.

1.2 Definition

1.2.1 Wahnkriterien

Im amerikanischen Schrifttum wird Wahn als „firm, false, fixed idea or belief" (vgl. z. B. Nicholi 1988, S. 39) definiert, ohne daß die Schwierigkeiten dieser Definition gesehen werden. In der deutschen Literatur ist dies anders: hier wird zwar in der Regel auf die Wahnkriterien von Jaspers – subjektive Gewißheit, Unkorrigierbarkeit und Unmöglichkeit des Inhalts – Bezug genommen, nicht jedoch, ohne sie zugleich zu problematisieren. Jaspers (1973, S. 80) selbst hat diese Kriterien nicht definitorisch, sondern lediglich als eine Art erster Annäherung an das Problem verstanden. Vor allem das dritte Wahnkriterium bereitet Schwierigkeiten. Viele Wahninhalte sind möglich, weswegen ohnehin meistens von Falschheit statt von Unmöglichkeit die Rede ist. Aber auch die Definition von Wahn als „falsches Urteil, an dem mit Gewißheit unkorrigierbar festgehalten wird" birgt Probleme, legt sie doch nahe, bei der Wahndiagnose handele es sich um eine Art empirischer Falsifikation von Patientenaussagen. Daß dem nicht so sein kann, zeigen die folgenden Gegenbeispiele: 1) Bei einer Reihe von Wahninhalten steht eine empirische Widerlegung klinisch nicht zur Debatte, auch wenn sie prinzipiell möglich wäre (z.B. verfolgende Satelliten). 2) Des weiteren gibt es eine ganze Reihe von Wahninhalten, bezüglich derer die Kategorien von wahr und falsch nicht angewendet werden können (z. B. religiöser Wahn, der keinesfalls mit Tsuang et al. 1988, S. 267, als „false beliefs that involve religious or spiritual themes" verstanden werden kann). 3) Drittens kann es klinisch vorkommen, daß richtige Sachverhalte als Wahn bezeichnet werden (z.B. in Fällen von Eifersuchtswahn). Zusammenfassend ergibt sich, daß das Kriterium der Falschheit des Inhalts für die Diagnosestellung von Wahn 1) entweder irrelevant oder 2) nicht anwendbar oder 3) anwendbar, jedoch unzutreffend ist. Mit anderen Worten: Das dritte Wahnkriterium bildet die klinische Realität ganz offenbar nicht ab.

Wie an anderer Stelle ausgeführt (vgl. Spitzer 1989a, b, 1990), läßt sich durch die Kriterien „subjektive Gewißheit" und „Unkorrigierbarkeit" der Bereich des unmittelbar Gegebenen, subjektiv Mentalen abgrenzen gegenüber dem Bereich des intersubjektiv zugänglich Objektiven, prinzipiell Anzweifelbaren. Die ersten beiden Wahnkriterien von Jaspers grenzen also einen ganzen Bereich von Sachverhalten bzw. Aussagen ab, die jeder Gesunde über sich selbst machen kann, sofern er sich selbst gleichsam „von innen", d.h. als Subjekt, und nicht „von außen", d.h. als in der Welt vorhandenes Objekt, betrachtet. Gegenüber diesen Aussagen Gesunder über sich selbst (genauer:

über ihre mentalen Zustände) lassen sich Wahnurteile, für die die beiden Kriterien auch gelten, dadurch eindeutig abgrenzen, daß ihr Inhalt gerade nicht Subjektiv-Mentales betrifft, sondern Intersubjektiv-Objektives. Wahnurteile sind damit Urteile, die mit einer Sicherheit gefällt werden, die wir „normalerweise" nur bezüglich unserer eigenen mentalen Zustände haben, die jedoch intersubjektiv zugängliche Sachverhalte zum Inhalt haben.[1]

1.2.2 Ich-Störungen sind von Wahn abzugrenzen

Eine der Konsequenzen der genannten Definition ist, daß Aussagen eines Patienten über seine mentalen Zustände prinzipiell nicht wahnfähig sind, denn Wahn war ja gerade dadurch definiert, daß die Aussagen Nicht-Mentales betreffen. Die folgenden beispielhaften Patientenäußerungen sollten daher nicht als Wahn klassifiziert werden, d.h. *nicht* als *falsche* Urteile über die *Welt*, wie dies z. B. nach der dritten Auflage des amerikanischen Diagnostischen und Statistischen Manuals Psychischer Störungen, *DSM-III*, zu geschehen hätte, sondern als *wahrhaftige* Versuche des Patienten, zu beschreiben, wie seine *subjektive* Erfahrung durch die Psychose verändert ist.

Beispiele:
„Ich habe das Gefühl, mir würden meine Gedanken gemacht";
„ich erlebe meine Gedanken als von außen kommend, passiv";
„es ist, als würden mir meine Gedanken weggenommen";
„meine Gedanken breiten sich aus";
„was ich tue, ist irgendwie von außen gemacht".

Für derartige Aussagen war in der älteren Psychiatrie das Wort „Ich-Störung" verwendet worden und sollte auch weiterhin verwendet werden, wenn auch dieser Begriff in jüngerer Zeit ungebräuchlich geworden und im angloamerikanischen Schrifttum praktisch nicht vorhanden ist. Auch die Rede von „Erlebnisvollzugsstörungen" (vgl. Berner u. Naske 1972) trifft den Sachverhalt; „Wahn" hingegen verfehlt ihn vollkommen.

Die Unterscheidung zwischen Störungen des Erlebens bzw. Erfahrens von Welt (vgl. Spitzer 1985, 1986) einerseits und Wahn andererseits erklärt auch eine ansonsten nicht erklärbare Besonderheit des schizophrenen „Wahns": Warum, so muß man fragen, sind die oben beispielhaft beschriebenen Phänomene neben anderen, ähnlichen Phänomenen bei einem großen Teil der Patienten vorhanden? Sofern es sich hier um falsche Aussagen über die Realität handelt, also um Wahn, ist schwer einsichtig, warum ein Großteil der Patienten (nach entsprechenden Untersuchungen mindestens 70 %) zu den gleichen falschen Urteilen über die Realität gelangt. Faßt man jedoch entsprechende Berichte der Patienten als Berichte über die Art ihrer Störung des Erlebens bzw.

---

1 Es mag eingewandt werden, daß auch intersubjektiv gültige Sachverhalte unbezweifelbar sein mögen. Hierzu ist zu sagen, daß dies durchaus der Fall ist, jedoch für keinen bestimmten Sachverhalt gilt. Anders ausgedrückt: Ein Zweifel an „objektiven" Urteilen über mich ist vor dem Hintergrund einer ganzen Reihe von Aussagen möglich, die zum Zwecke der Ermöglichung dieses Zweifels nicht angezweifelt werden können. Dennoch sind alle diese Aussagen, jede für sich genommen, nicht vollständig gewiß (vgl. zu diesem Argument Wittgenstein, *Über Gewißheit*).

Erfahrens von Welt, d. h. als richtige Aussagen über das eigene Erleben (und nicht als
falsche Aussagen über die Welt), dann verschwindet das Problem: Es handelt sich um
Schizophrenie-bedingte Störungen von Erleben und Erfahren, die bei vielen Patienten
in sehr ähnlicher Weise vorhanden sind. Erst wenn unkorrigierbare und absolute gewisse Äußerungen über objektive Sachverhalte getroffen werden, ist unserer Ansicht nach
der Sachverhalt des Wahnes erfüllt. Die hier vorgeschlagene Aufteilung des Konzeptes
Wahn in Ich-Störungen einerseits und Wahn andererseits schafft unserer Ansicht nach
nicht nur konzeptuell eine größere Klarheit, sondern ist auch klinisch weitaus besser
anwendbar, wofür wir an anderer Stelle weitere Argumente geliefert haben (vgl. Spitzer
1989a,b, 1990).

1.2.3 Ein Identitätskriterium für Wahn

Wahn ist nicht „vorhanden oder nicht vorhanden", vielmehr kommen klinisch alle
Schattierungen der Gewißheit und Unkorrigierbarkeit vor, von absoluter Präokkupation
mit dem Wahn in Denken, Fühlen und Handeln bis hin zur vollständigen Distanziert-
heit. Im Hinblick auf die Ausgeprägtheit der beiden Wahnkriterien gibt es mithin ein
Kontinuum.

Es könnte eingewendet werden, daß dies der eingangs genannten Definition wider-
spräche, nach der gerade diese Kriterien für Wahn notwendig konstitutiv sind. Dem ist
nicht so, wie sich anhand eines Beispiels aus der Chirurgie leicht zeigen läßt: Obgleich
eine Fraktur definiert ist als „Trennung des Zusammenhalts eines über seine Elastizi-
tätsgrenze hinaus belasteten Knochens" (Roche Lexikon Medizin 1984, S. 546), macht
es dem Chirurgen keine Schwierigkeiten, von einer „abgeheilten Fraktur", einer „fest
zusammengewachsenen Fraktur" oder einer „alten Fraktur" zu sprechen. In all diesen
Fällen liegt keine Trennung des Zusammenhaltes vor, dennoch spricht man von einer
Fraktur. Ist dies falsch? Nein, der klinisch übliche Sprachgebrauch zeigt lediglich, daß
die Definition unvollständig ist. Eine Fraktur ist auch dann noch eine Fraktur, wenn der
Zusammenhalt wiederhergestellt ist. Voraussetzung einer solchen Redeweise ist allerdings, daß die verheilte Fraktur in eine Beziehung gebracht werden kann zum ursprüng-
lichen Zustand, der definitionsgemäß die Bezeichnung Fraktur rechtfertigte. Mit anderen Worten: Es muß ein Kriterium geben, das es erlaubt, in diesen Fällen von *derselben*
Fraktur zu sprechen. Ein solches *Identitätskriterium* für Frakturen ist leicht auszumachen (d. h., es wird im klinischen Alltag ständig benutzt): Es ist die Identität der
Lokalisation, die der Chirurg zur Feststellung der Identität der Fraktur heranzieht.
Aufgrund dieses Kriteriums – und wirklich nur deshalb, weil ein solches Kriterium
existiert – kann der Chirurg von einer „abgeheilten, nicht mehr dislozierten Fraktur"
sprechen.

In logischer Hinsicht handelt es sich beim Kontinuum von Gewißheit und Unkorrigierbarkeit um einen dem Kontinuum der Knochenheilung parallel gelagerten Fall:
Ebenso wie es ein Kontinuum im Hinblick auf das definierende Kriterium von Fraktur
gibt, gibt es ein Kontinuum im Hinblick auf das definierende Kriterium von Wahn.
Voraussetzung hierfür war allerdings die Existenz eines Identitätskriteriums für den
betreffenden Zustand, so daß eine ableitende Identifizierung möglich ist. Im Falle der
Fraktur war dies die Identität der Lokalisation. Zu fragen bleibt mithin, welches Identitätskriterium für Wahn anzusetzen ist. Der klinische Alltag legt auch hier eine eindeu-

tige Antwort nahe: Es ist die Identität des propositionalen Gehalts, des Inhalts des Wahns, nach der wir den Wahn heute als „denselben" einstufen wie gestern und die gewährleistet, daß man auch von einem „Wahn mit vollständiger Distanzierung" (ebenso wie von einer völlig zusammengewachsenen Fraktur) sprechen kann.

Die eingangs genannte Definition ist daher um den nahezu trivialen, aber dennoch notwendigen Zusatz zu erweitem, daß ein Sachverhalt, der inhaltlich identisch ist mit einem Sachverhalt, auf den die Wahnkriterien einmal zutrafen, als Wahn bezeichnet werden kann, wobei in diesen Fällen die Hinzufügung von qualifizierenden Adjektiven wie „in Abheilung", „mit fehlender Dynamik" etc. angebracht ist.

1.3 Ätiologie

1.3.1 Propositionale und funktionale Wahntheorien

Von der Frage nach der Definition von Wahn, d.h. nach dem „Wesen" des Wahns, wie man sich früher oft auszudrücken pflegte, ist die Frage nach der Ursache des Wahns zu trennen: Erst wenn man weiß, was man unter Wahn versteht, kann man die Frage angehen, wie Wahn entsteht.

Es sei vorweggenommen, daß die Antwort auf diese Frage bei allen Fortschritten, die gemacht wurden, dennoch unbefriedigend ausfällt: Die größere Zahl von Wahntheorien zeigt bereits an, daß es keine allgemein akzeptierte, gültige Wahntheorie gibt. Bei allen Unterschieden der vorgeschlagenen Theorien ist jedoch bemerkenswert, daß sie sich nahezu vollständig auf ein Modell zurückführen lassen. Nach diesem Modell wird Wahn als „gesunde" Reaktion auf ein wie auch immer geartetes pathologisches Geschehen aufgefaßt, wobei die Meinungen auseinander gehen, worum es sich bei dieser zugrundegelegten Pathologie handelt. Allgemein lassen sich diese Pathologien jedoch nochmals trennen in solche, die eine gestörte Funktion betreffen, und solche, bei denen die Pathologie bereits Urteilscharakter hat. Letztgenannte Theorien sind insofern „näher" am Wahn, als es sich bei Wahn immer, d.h. definitionsgemäß um ein Urteil handelt. Die Theorie spezifiziert dann lediglich, welches das primäre Urteil ist und wie von diesem das Wahnurteil abgeleitet wird – die gesamte Theorie verbleibt somit im Bereich von Urteilen und besteht in Grund-Folge-Verhältnissen. Wir können auch von *propositionalen* Wahntheorien sprechen. Im Gegensatz dazu haben die *funktionalen Wahntheorien* Ursache-Wirkungs-Verhältnisse zu ihrem Gegenstand.

1.3.2 Freud über Schreber: Beispiel einer propositionalen Wahntheorie

Das klassische Beispiel für eine propositionale Wahntheorie ist die Theorie von Freud aus dem Jahre 1911 (vgl. Abb. 1), die er in seiner Interpretation des Falles Schreber entwickelte. Nach Freud steht am Beginn der Wahngenese das Urteil „ich (ein Mann) liebe ihn", aus dem durch verschiedene Umformungen Verfolgungswahn, Liebeswahn, Eifersuchtswahn und Größenwahn „abgeleitet" werden. Man könnte einwenden, daß diese Sicht der These der Wahnentstehung aus „latenter Homosexualität" nicht gerecht wird, da sie den Urteilscharakter überbetone. Demgegenüber ist jedoch zu sagen, daß die Theorie, die Freud gibt, eine Schlußtheorie par excellence darstellt: Sehr häufig ist von logischen Regeln, logischen Notwendigkeiten etc. die Rede. Das folgende Zitat mag als Beispiel dafür dienen, daß Freud mehrfach den formalen Aspekt seiner Theorie hervorhebt:

„Man sollte nun glauben, ein aus drei Gliedern bestehender Satz, wie ‚ich liebe ihn' ließe nur drei Arten des Widerspruchs zu. Der Eifersuchtswahn widerspricht dem Subjekt, der Verfolgungswahn dem Verbum, die Erotomanie dem Objekt. Allein, es ist noch eine vierte Art des Widerspruchs möglich, die Gesamtablehnung des ganzen Satzes" (Freud, Werke VIII, S. 301).

In den USA löste die Übersetzung der Schriften Freuds die Durchführung empirischer Untersuchungen aus, die vor allem zur Blütezeit der amerikanischen Psychoanalyserezeption in den 50er und beginnenden 60er Jahren ein erhebliches Ausmaß annahmen. Die Hypothese eines Zusammenhangs zwischen Homosexualität und Wahn wurde auf verschiedene Weise empirisch angegangen: Wahnphänomene können bei Homosexuellen und Homosexualität kann bei Wahnkranken untersucht werden; das Geschlecht des Verfolgers bei Verfolgungswahn sollte dem Geschlecht des Patienten entsprechen; es sollte keinen homosexuellen Liebeswahn geben.

---

1. Verfolgungswahn
ich liebe ihn → (*Verneinung, Prädikat*) → ich liebe ihn nicht → (*Umformung*) →
ich hasse ihn → (*Projektion*) → er haßt mich → (*Umformung*) → er verfolgt mich

---

2. Liebeswahn:
ich liebe ihn → (*Verneinung, Objekt*) → ich liebe ihn nicht → (*Umformung*) →
ich liebe sie → (*Projektion*) → sie liebt mich

---

3. Eifersuchtswahn:
ich liebe ihn → (*Verneinung, Subjekt*) → nicht ich liebe ihn → (*Umformung*) →
sie liebt ihn

---

4. Größenwahn:
ich liebe ihn → (*Verneinung, ganzer Satz*) → ich liebe überhaupt nicht und niemand →
(*Konzeption der Unvernichtbarkeit von psychischer Energie*) → ich liebe nur mich

---

Abb. 1. Freuds Theorie der Wahngenese

Insgesamt läßt sich zu den durchgeführten Untersuchungen folgendes feststellen (für eine eingehende Darstellung, vgl. Spitzer 1989): In methodischer Hinsicht ist problematisch, daß nach den Voraussagen Freuds nur ein Zusammenhang zwischen latenter Homosexualität und Wahn vorliegt. Sofern man also einen Zusammenhang zwischen offenen homosexuellen Neigungen und Wahn fand, spricht dies eher gegen als für Freuds Hypothese. Inwieweit es gelungen ist, „latente Homosexualität" valide zu operationalisieren, bleibt zudem fraglich. Weiterhin ist von Bedeutung, daß nicht paranoide, sondern praktisch ausschließlich schizophrene Patienten untersucht wurden. Die Spezifität der Befunde für Wahn ist somit fraglich. Inhaltlich ist zu sagen, daß insgesamt lediglich eine Neigung zu Unsicherheiten im Hinblick auf die sexuelle Identität bei schizophrenen Patienten gefunden wurde – ein wenig überraschender

Befund, bedenkt man die Tatsache, daß Unsicherheit im Hinblick auf ganz verschiedene Bereiche der persönlichen Identität zur schizophrenen Symptomatik gehört.

Des weiteren ist das Geschlecht des Verfolgers nicht immer identisch mit dem Geschlecht des Verfolgten; Fälle von homosexuellem Liebeswahn sind in der Literatur beschrieben.

Neben der Proposition „ich liebe ihn" wurden die Urteile „ich hasse ihn" (vgl. Swanson et al. 1970) und „ich bin nichts wert" (vgl. Adler 1927; Colby 1975) als Gründe vorgeschlagen, die die Entstehung von Wahn zur Folge haben. Nach der bestehenden Datenlage entsprechender Untersuchungen kann diesen Theorien allerdings keine allgemeine Gültigkeit zugewiesen werden. Dies schließt jedoch nicht aus, daß sie für manche Fälle oder sogar für manche Typen von Fällen wertvolle Interpretamente liefern. So hat Tölle (1987) beispielsweise die Wahnentwicklungen bei körperlich Behinderten im Sinne einer Projektion der eigenen Unzulänglichkeit durchaus plausibel gedeutet.

1.3.3 Funktionelle Wahntheorien: Beispiel formales Denken

Störungen im Bereich einer ganzen Reihe psychischer Funktionen – Wahrnehmen, Affekt, (formales) Denken, Aufmerksamkeit, Gedächtnis, Zeiterleben – werden als Ursache von Wahn angesehen. Wahn ist gemäß diesen Theorien jeweils als Reaktion mehr oder weniger gesunder Anteile der Person aufzufassen.

Angesichts der Fülle der vorgeschlagenen Mechanismen kann hier lediglich paradigmatisch ein Ansatz – Wahn als *formale* Denkstörung – wiedergegeben werden, und dies auch nur skizzenhaft.[2]

Der Gedanke, daß es sich bei der inhaltlichen Denkstörung Wahn eigentlich um eine formale Denkstörung handelt, wurde bereits von Berze (1903) zu Anfang dieses Jahrhunderts geäußert und in der Folgezeit immer wieder aufgegriffen. Wie Von Domarus (1944) in seiner Arbeit *The specific laws of logic schizophrenia* postuliert, leidet der Schizophrene an einer bestimmten Störung des logischen Schließens, die man als Schluß von der Gleichheit von Prädikaten auf die Gleichheit der Subjekte bezeichnen kann. Als Beispiel führt Von Domarus einen Patienten der Bonner Nervenklinik an, der Jesus, eine Zigarettenschachtel und Sex für identisch hielt und diese Behauptung damit begründete, daß alle drei genannten Items die Eigenschaft des Eingekreistseins gemeinsam hätten, Jesus vom Heiligenschein, die Zigarettenschachtel vom Band der Steuer und Frauen von den sexuellen Blicken der Männer. Das Von-Domarus-Prinzip als Hypothese der Entstehung schizophrenen Wahns wurde in den 50er Jahren von Arieti (1955) sehr positiv bewertet, obgleich es weder einer theoretischen noch einer empirischen Kritik standhält (vgl. Spitzer 1989).

Neben Aufmerksamkeitsstörungen als Varianten formaler Denkstörungen wurden in jüngerer Zeit erneut Störungen des logischen Schließens für die Entstehung von Wahn verantwortlich gemacht. Die Arbeitsgruppe um Hemsley (Hemsley u. Garety 1986; Garety et al. 1991) beispielsweise interpretiert empirische Befunde zum Schluß-

---

2 Zur Diskussion einer entsprechenden Theorie, die Wahrnehmungsstörungen als Prima causa der Wahngenese annimmt, vgl. den Beitrag von Klosterkötter in diesem Band.

folgerungsverhalten Wahnkranker dahingehend, daß bei diesen Patienten eine über-schießende Bereitschaft vorläge, bei noch mangelnder Datenlage übereilte Schlüsse zu ziehen. Hemsley (1992) bemerkt allerdings einschränkend, daß das Schlußfolgerungs-verhalten Wahnkranker recht heterogen ist, d. h. daß die Kranken auch gelegentlich ihr Urteil radikal ändern.

Allgemein läßt sich sagen, daß zum gegenwärtigen Zeitpunkt keine der funktionel-len Wahntheorien für sich beanspruchen kann, alle Wahnphänomene hinreichend zu erklären. In Kenntnis dieser Theorien läßt sich jedoch beispielsweise Datenmaterial aus Einzelfallstudien sinnvoll ordnen, was einen ersten Schritt im wissenschaftlichen Er-kenntnisfortschritt darstellt.

1.4 Nosologie und Klassifikation

1.4.1 Symptom, Syndrom und nosologische Einheit

Zunächst ist von Bedeutung, daß „Wahn" psychiatrische Sachverhalte unterschiedli-chen Allgemeinheitsgrades bezeichnet: Der Ausdruck kann ein Symptom, ein Syndrom und eine Krankheitseinheit meinen. Spricht man von Wahn als Syndrom, dann ist mehr gemeint als nur das einzelne Symptom Wahn. Entweder in dem Sinne, daß andere Symptome zusätzlich vorliegen, oder, daß eine Reihe von Wahnphänomenen vorliegt, so daß man wenig geneigt ist, diese als „nur" ein Symptom einzuordnen. Als nosologi-sche Einheit wird Wahn in den Fällen betrachtet, in denen das weitgehende Fehlen weiterer Symptome und der Verlauf die Existenz eines paranoiden Syndroms beweisen, für das sich keine somatischen Ursachen finden lassen.

1.4.2 Wahn als schizophrene, affektive, reaktive und organische Psychose sowie als Persönlichkeitsstörung

Wahnhafte Erkrankungen werden heute oft wie selbstverständlich als dem schizophre-nen Spektrum zugehörig betrachtet (vgl. z. B. die entsprechende Einordnung der wahn-haften Störungen in der ICD-10). Diese Auffassung wurde wesentlich von Kurt Schnei-der mitgeprägt, auf den das Diktum „wo echter Wahn ist, ist Schizophrenie" zurück-geht. Im einzelnen bemerkt Schneider:

„Allerdings gibt es Fälle, in denen man lediglich auf Grund von ganz bizarren, abwegigen, verrückt anmutenden Einfällen und ihrem Verarbeitungshof eine schi-zophrene Psychose annehmen muß. Man kann sie . . . ‚Paraphrenie‘ heißen oder . . . ‚Paranoia‘, auch dann, wenn man in ihnen, wie wir und Janzarik, nur einen *Typus schizophrener Psychosen* sieht" (Schneider 1980, S. 110, Hervorhebung vom Autor).

Diese Ansicht war keineswegs immer so unkontrovers, wie sie heute erscheint! 1870 wurde von Hagen die Ansicht einer deutlichen affektiven Beteiligung bei der Wahnentstehung vertreten. In seiner 1901 erschienenen Arbeit *Über den pathologi-schen Affekt in der chronischen Paranoia – Ein Beitrag von der Wahnentwicklung* legte Specht, Nachfolger auf dem Lehrstuhl von Hagen in Erlangen, eine Theorie der Wahn-entstehung aus pathologisch veränderten Affekten heraus vor. Auch E. Bleuler argu-mentierte in seiner Monographie *Affektivität Suggestibilität und Paranoia* (1906), daß die Paranoia als im wesentlichen affektbedingte Störung anzusehen sei. Die Paranoia wurde damit zu Anfang dieses Jahrhunderts von führenden Autoren als effektive Psychose aufgefaßt, wobei die Art der Pathologie im wesentlichen als ein chronisch manisch-depressiver Mischzustand gesehen wurde. Später hat u. a. Weinschenk (1965) auf die Bedeutung der Affektivität für die Wahnentstehung hingewiesen.

Von Gaupp (1914, 1947) und Kretschmer (1950, 1966) wurden seit Beginn diesen Jahrhunderts Ansätze verfolgt, die Wahnbildungen als Ausdruck von, modern gesagt, Persönlichkeitsmerkmalen, psychosozialem Umfeld und reaktiven Momenten bzw. „life events" (Kretschmer: Charakter, Milieu und Erlebnis) verstanden. In der amerikanischen Psychiatrie hat Wahn als Persönlichkeitsstörung seinen festen Platz im DSM-III: Wesentliches Kriterium der paranoiden Persönlichkeitsstörung ist nach DSM-III-R (S. 339) eine durchgängige unberechtigte, sich in unterschiedlichen Kontexten manifestierende, im frühen Erwachsenenalter einsetzende Tendenz, die Handlungen anderer Personen als absichtsvoll herabwürdigend oder bedrohlich zu interpretieren. Beispiele hierfür sind Mißtrauen gegenüber Freunden, krankhafte Eifersucht, die Erwartung von Gaunereien oder Schädigungen, Geheimnistuerei etc.

Die Tatsache, daß einzelne Wahnphänomene bei hirnorganischen Syndromen wie auch bei somatischen Erkrankungen vorkommen können (für eine Übersicht vgl. Cummings 1985; Manschreck 1979), führte bisweilen dazu, Wahn ganz allgemein als organisch verursacht zu betrachten. In jüngerer Zeit haben beispielsweise Benson u. Stuss (1990) auf Fälle von Störungen im Bereich des Frontallappens aufmerksam gemacht, bei denen es zu Wahnbildungen kam. Darauf aufbauend entwickelten die Autoren eine lokalisatorische Theorie der Wahngenese, die annimmt, daß die beim Wahn gestörten Urteilsfunktionen im Frontallappen zu lokalisieren sind.

1.4.3 Wahn in den gegenwärtigen Klassifikationssystemen

In der 9. Auflage der Internationalen Klassifikation der Krankheiten der Weltgesundheitsorganisation, ICD-9, sind paranoide Syndrome – ausschließlich der akuten paranoiden Reaktion (298.3), des alkoholischen Eifersuchtswahns (291.5) und der paranoiden Persönlichkeit (301.0) – unter einer eigenen dreistelligen Schlüsselzahl (297) aufgeführt. Hierunter wurden im einzelnen die einfache paranoide Psychose (297.0), die Paranoia (297.2), die Paraphrenie (297.2), die induzierte (wahnhafte) Psychose (297.3) sowie zwei Restkategorien („andere" und „nicht näher bezeichnete" paranoide Syndrome, 297.8; 297.9) gefaßt. Demgegenüber fällt die Klassifikation der paranoiden Störungen in der ICD-10 deutlich anders aus. Zunächst ist auffallend, daß die paranoiden Störungen zusammen mit der Schizophrenie unter der gleichen Hauptschlüsselzahl F2 zu finden sind und daß auch die Unterscheidungen innerhalb dieser großen Kategorie eine enge Zusammengehörigkeit wahnhafter und schizophrener Störungen nahelegen. In der ICD-10 werden im einzelnen unterschieden die wahnhafte Störung (F22.0), 2 Restkategorien („andere" und „nicht näher bezeichnete" anhaltende wahnhafte Störungen; F22.8; F22.9), die akute vorwiegend wahnhafte psychotische Störung (F23.3) sowie die induzierte wahnhafte Störung (F24). Der alkoholische Eifersuchtswahn (fällt unter Flx.5) und die paranoide Persönlichkeitsstörung (F60.0) werden wie in der ICD-9 nicht den wahnhaften Störungen, sondern den Störungen durch psychotrope Substanzen und den Persönlichkeitsstörungen zugeordnet.

In der 3. Auflage des amerikanischen Diagnostic and Statistical Manual of Mental Disorders, DSM-III, finden sich die paranoiden Störungen nach dem zeitlichen Verlauf in die chronische Paranoia (297.10) und akute paranoide Störung (298.3) gegliedert. Hiervon wird noch die induzierte (eigentlich: „geteilte") paranoide Störung (297.3), die auch Folie à deux genannt wird, und eine Restkategorie (atyische paranoide Störung; 297.90) unterschieden. Von besonderer Bedeutung ist, daß die paranoiden Störungen im DSM-III inhaltlich auf die Themen Verfolgung und Eifersucht beschränkt waren. Daher ließen sich so spezifische Bilder wie z. B. Liebeswahn oder Dermatozoenwahn nur sehr unspezifisch unter „Restkategorien" klassifizieren. Der unausweichlichen Kritik vieler Psychiater an dieser unannehmbaren Situation (vgl. Munro 1987) wurde im DSM-III-R mit der zusätzlichen Einführung der Themen Liebeswahn, Größenwahn und hypochondrischer (somatisierter) Wahn sowie einer Restkategorie für weitere Wahntypen Rechnung getragen. Im DSM-IV, das voraussichtlich 1994 erscheinen wird, sind keine wesentlichen Abweichungen hiervon zu erwarten; lediglich ein neuer Typus, „mixed" im Hinblick auf die Themen der paranoiden Störung, wird voraussichtlich eingeführt werden (American Psychiatric Association 1991).

1.5 Therapie

Bei der Therapie von Wahnsyndromen sind grundsätzlich die psychotherapeutischen und die somatotherapeutischen Ansätze zu unterscheiden, wenn auch in einer Kombination beider Therapieverfahren das Optimum zu suchen ist. Die Datenlage zur Therapie von reinen Wahnsyndromen ist allerdings sehr spärlich, so daß sich gerade im Hinblick auf diese vorgeschlagene Therapiekombination kaum Untersuchungen finden, die den heute gängigen methodischen Standards genügen. Trotz der genannten spärlichen Daten zur Therapie von Wahn gibt es eine Reihe mehr oder weniger gut abgesicherter Beobachtungen, die im klinischen Einzelfall als Richtschnur dienen können.

1.5.1 Somatotherapie

Bei Wahnsyndromen im Rahmen verschiedener Grunderkrankungen versteht es sich von selbst, daß bei entsprechender Therapie der Grundkrankheit auch die Wahnsymptomatik in der Regel rückläufig ist. Das Gesagte trifft v. a. für Wahnsymptome im Rahmen affektiver und schizophrener Psychosen zu. (Keineswegs jede wahnhafte Depression verlangt die Gabe von Neuroleptika.) Im Gegensatz zu der relativ guten Behandelbarkeit der genannten Erkrankungen – insbesondere bei akutem Verlauf – stehen die vielfältigen Probleme bei der Behandlung der „reinen" paranoiden Störungen. Abgesehen davon, daß viele dieser Patienten sich psychiatrischer Hilfe verweigern und überhaupt nicht zum Arzt kommen, ist der Neuroleptikatherapie paranoider Störungen oft nur ein mäßiger Erfolg beschieden. Gut kontrollierte Studien hierzu fehlen praktisch vollkommen (Kaplan u. Sadock 1988). Sind Patienten mit paranoiden Störungen aber in psychiatrischer Behandlung und gelingt es, ein therapeutisches, vertrauensvolles Verhältnis aufzubauen, sollte jedoch in jedem Falle ein Therapieversuch erfolgen. Bei zunächst einschleichender Dosis ist darauf zu achten, daß ein hochpotentes Neuroleptikum über einen ausreichend langen Zeitraum in genügend hoher Dosierung gegeben wird (was leider oft nicht der Fall ist). Complianceprobleme sind in der Therapie wahnkranker Patienten häufig. Nicht selten kommt es auch zu einer paranoiden Verarbeitung der Medikamentengabe bzw. der Medikamentennebenwirkungen.

Trotz der genannten Schwierigkeiten sollte ein entsprechender Therapieversuch unternommen werden. Es ist dabei von Bedeutung, daß Wahn, wie oben bereits erwähnt, kein „Alles-oder-nichts-Phänomen" darstellt, sondern in den verschiedensten Schattierungen variieren kann. Eine vollständige Distanzierung sollte daher nicht in allen Fällen Therapieziel sein. Vielmehr ist im Einzelfall zu entscheiden, wodurch der Patient in welcher Weise und in welchem Ausmaß psychosozial beeinträchtigt ist. Unter diesen Gesichtspunkten sollte unter Kenntnis von Anamnese und psychopathologischem Querschnitt ein realistisches Therapieziel formuliert werden. Auf die Probleme der therapiebegleitenden diagnostischen Gespräche wird im nächsten Abschnitt ein- gegangen.

1.5.2 Psychotherapie

Zu den wenigen allgemein akzeptierten Meinungen in bezug auf die psychotherapeutische Arbeit mit Wahnkranken gehört die Auffassung, daß die Herstellung eines Vertrauensverhältnisses eine unbedingte Voraussetzung für das Gelingen einer erfolgreichen Behandlung darstellt. Damit ist einerseits ein permanent konfrontierendes Therapeutenverhalten unvereinbar, andererseits sollte es der Therapeut jedoch vermeiden, das Wahnsystem des Patienten implizit oder explizit zu akzeptieren. Ein solches sich „Anbiedern" kann auf die Dauer zu keinen tragfähigen Erfolgen führen.

Zumindest beim diagnostischen Erst- oder Zweitkontakt mit dem Patienten ist eine Konfrontation zur Absicherung der Diagnose unumgänglich: Unkorrigierbarkeit kann nur dadurch festgestellt werden, daß man den Patienten korrigiert, und zwar deutlich. Es wäre jedoch ein Fehler, bei laufender Therapie täglich eine Konfrontation zu versuchen, um so Grad der Unkorrigierbarkeit zu erfahren. Ein solches Therapeutenverhalten „nagelt den Patienten gleichsam auf seine Position fest", auch bei prinzipiell erfolgreicher Therapie. Besser ist daher die Strategie, nach begonnener Therapie zunächst die spontanen Zeichen einer beginnenden Distanzierung abzuwarten: Der Patient beginnt, von anderen Inhalten zu sprechen, beschäftigt sich mit anderem, kümmert sich plötzlich um seine soziale Situation (persönliche Beziehungen, Arbeitsplatz etc.) oder ist insgesamt weniger mißtrauisch bzw. bei stationärem Aufenthalt auf Station kooperativer. All dies kann innerhalb von 4 Wochen geschehen, ohne daß der Patient explizit, d. h. bei entsprechender Anfrage, „distanziert" ist. Ein „Unwichtigwerden" des Wahns ist jedoch bereits als bedeutsamer Therapiefortschritt zu werten, insbesondere bei chronisch wahnkranken Patienten.

Klassische psychoanalytische Verfahren sind bei Wahnkranken nicht indiziert. Auch ist es in der Regel kontraindiziert (was mittlerweile auch von psychoanalytischer Seite konzediert wird), mit Wahnkranken das Thema Homosexualität zu thematisieren. Dies nicht nur, weil die theoretischen Erwägungen, die hierzu Anlaß gegeben haben mögen, unzutreffend sind, sondern auch, weil hierdurch Angst oder gar Mißtrauen provoziert werden könnte, was dem therapeutischen Prozeß insgesamt zuwiderläuft.

Bei chronischen paranoiden Patienten muß sich der behandelnde Arzt auf eine langfristige, mitunter sehr schwierige Therapie einstellen. Psychoedukative, supportive und psychosoziale Maßnahmen werden hierbei im Vordergrund stehen.

12   M. Spitzer

Literatur

Adler A (1927) Praxis und Theorie der Individualpsychologie, 3. Aufl. Bergmann
American Psychiatric Association (1980) Diagnostic and Statistical Manual of Mental Disorders. Third Edition (DSM-III). American Psychiatric Association, Washington, DC
American Psychiatric Association (1987) Diagnostic and Statistical Manual of Mental Disorders. Third Edition, Revised (DSM-III-R). American Psychiatric Association, Washington, DC
American Psychiatric Association (1991) DSM-IV Options Book; work in progress. American Psychiatric Association, Washington, DC
Arieti S (1955) Interpretation of schizophrenia. Brunner, New York
Benson D F, Stuss D T (1990) Frontal lobe influences on delusions: a clinical perspective. Schizophr Bull 16:403–411
Berner P, Naske R (1973) Wahn. In: Müller C (Hrsg) Lexikon der Psychiatrie. Springer, Berlin Heidelberg New York
Berze J (1903) Das Primärsymptom der Paranoia.
Bleuler E (1906) Affektivität, Suggestibilität und Paranoia. Halle
Colby K M (1975) Artificial Paranoia: a computer simulation of paranoid processes. Pergamon Press, New York
Cummings J (1985) Organic delusions: phenomenology, anatomical correlations, and review. Br J Psychiatry 146:184–197
Degkwitz R, Helmchen G, Kockott G, Mombour W (1980) Diagnoseschlüssel und Glossar psychiatrischer Krankheiten. Deutsche Ausgabe der internationalen Klassifikation der Krankheiten der WHO ICD (= International Classification of diseases), 9. Revision, Kapitel V. Springer, Berlin Heidelberg New York
Domarus E v (1944) The specific laws of logic in schizophrenia. In: Kasanin J S (ed) Language and thought in schizophrenia. Norton, New York, pp 104–114
Freud S (1978) Psychoanalytische Bemerkungen über einen autobiographisch beschriebenen Fall von Paranoia (dementia paranoides), 1911. Gesammelte Werke VIII. Fischer, Frankfurt 239–320
Garety R A, Hemsley D R, Wessely S (1991) Reasoning in deluded schizophrenic and paranoid patients. I Nerv Ment Dis 179:194–201
Gaupp R (1914) Zur Psychologie des Massenmords. Hauptlehrer Wagner von Degerloch. Springer, Berlin
Gaupp R (1947) Zur Lehre von der Paranoia. Nervenarzt 18:167–169
Hemsley D R (1992) Cognitive abnormalities and the symptoms of schizophrenia. In: Spitzer M, Uehlein F A, Schwartz M A, Mundt C (eds) Phenomenology, language and schizophrenia. Springer, Berlin Heidelberg New York Tokyo (in press)
Hemsley D R, Garety P A (1986) The formation and maintenance of delusions: a Bayesian analysis. Brit J Psychiatry 149:51–56
Jaspers K (1973) Allgemeine Psychopathologie, 9. Aufl. Springer, Berlin Heidelberg New York
Kaplan Sadock (1988) Review of Psychiatry, 5. ed.
Kretschmer E (1966) Der sensitive Beziehungswahn, 4. Aufl. Springer, Berlin Heidelberg New York
Manschreck T C (1979) The assessment of paranoid features. Compr Psychiatry 20:370–377
Munro A (1987) Paranoid (delusional) disorders: DSM-III-R and beyond. Compr Psychiatry 28:35–39
Nicholi A M (1988) History and mental status. In: Nicholi A M (ed) The New Harvard Guide to Psychiatry. Harvard University Press, Cambridge, MA
Roche Lexikon Medizin (1984) Urban & Schwarzenberg, München Wien Baltimore
Schneider K (1980) Klinische Psychopathologie, 12. Aufl. Thieme, Stuttgart New York
Specht G (1901) Über den pathologischen Affekt in der chronischen Paranoia – Ein Beitrag zur Lehre von der Wahnentwicklung.
Spitzer M (1985) Allgemeine Subjektivität und Psychopathologie. Haag & Herchen, Frankfurt a.M.
Spitzer M (1986) Erfahrung – Aspekte einer Begriffsklärung. Nervenarzt 57:242–248
Spitzer M (1988) Ichstörungen: in search of a theory. In: Spitzer M, Uehlein F A Oepen G (eds) Psychopathology and philosophy. Springer, Berlin Heidelberg New York Tokyo, pp 167–183
Spitzer M (1989a) Was ist Wahn? Untersuchungen zum Wahnproblem. Springer, Berlin Heidelberg New York Tokyo
Spitzer M (1989b) Ein Beitrag zum Wahnproblem. Nervenarzt 60:95–101
Spitzer M (1990) On defining delusions. Compr Psychiatry
Swanson D W, Bohnert P J, Smith J A (1970) The paranoid. Little Brown, Boston

Tölle R (1987) Wahnentwicklung bei körperlich Behinderten. Nervenarzt 58:759–763
Tsuang M T, Faraone S V, Day M (1988) Schizophrenic disorders. In: Nicholi A M (ed) The new
    Harvard Guide to Psychiatry, The Belknap Press of Harvard University Press, Cambridge MA, pp
    259–295
Weltgesundheitsorganisation (1979) Internationale Klassifikation psychischer Störungen, ICD–10. Dil-
    ling H, Mombour W, Schmidt M H, (Hrsg). Huber, Bern Göttingen Toronto
Wittgenstein L (1979) Über Gewißheit. Suhrkamp, Frankfurt

Diskussion zu Vortrag 1

Prof. Dr. P. Berner
Ich glaube, man muß diese Zweistufigkeit des Erkennens doch umgekehrt sehen. Sehe ich beispielsweise eine Wanduhr, so erkenne ich sie zunächst als Uhr, und erst im zweiten Schritt nehme ich wahr, sofern es mich noch interessiert, daß sie aus Holz und Metall besteht. Ich glaube, da liegt ein wichtiger Faktor in der Entstehung von Wahnphänomenen: Was ist das primäre und was sekundär?

Priv.-Doz. Dr. Dr. M. Spitzer
Sie haben völlig recht. Unsere Wahrnehmung beinhaltet unmittelbares Symbolerleben. Was wir sehen, ist die Zeit. Das heißt, wir sehen ständig eine viel reichere Umgebung, als es uns die Neurophysiologie mit Pixeln und Bits erklären könnte. Deswegen fällt es nicht leicht, exakt zu definieren, wo eigentlich der Unterschied zur Wahnwahrnehmung liegt. Ich glaube, man muß Kurt Schneider zustimmen in der klinischen Beobachtung, daß ein Unterschied besteht. Allerdings war seine Auffassung dieses Unterschiedes recht angreifbar, hat er doch die Verständlichkeit beim Wahneinfall explizit kritisiert. Indem er dann postuliert, daß bei der Wahnwahrnehmung sozusagen die Form auch an der Verständlichkeit hängt, führt er die Verständlichkeit durch die Hintertür wieder ein.

Sie äußern in Ihrem Beitrag zum Wahn in dem Buch von Müller die Meinung, daß Wahnwahrnehmung und Wahneinfall deswegen sozusagen gleich zu behandeln wären. Ich möchte aber Schneider zumindest ein Stück weit retten: Es gibt nämlich sicherere und weniger sichere Wahnphänomene, und die Wahnwahrnehmungen gehören zweifellos zu den sichereren Phänomenen. Deshalb sind sie diagnostisch in stärkerem Maße wegweisend als die eher unsicheren Wahneinfälle.

Priv.-Doz. Dr. J. Klosterkötter
Ich finde es gut, daß Sie unterstrichen haben, daß Sie den Schneiderschen Unterschied zwischen Wahnwahrnehmung und Wahneinfall eigentlich durchaus anerkennen. Ich habe mich bei der Lektüre Ihres Buches gefragt: Ist nicht diese Kritik dieser Zweigliedrigkeit oder der Versuch, das über strukturelle Besonderheiten herauszuarbeiten, etwas sophistisch geraten? Denn Sie sprachen ja von einer dreifachen Valenz oder doch von einer Besonderheit, weil dabei die Außenwelt und die Wahrnehmung ins Spiel kommt. Deswegen überzeugt es mich eigentlich nicht so sehr, wenn man an Einzelbeispielen zum Symbolverständnis Schneider zu kritisieren versucht.

Welche klinisch-psychopathologische Bereicherung bringt Ihre sprachphilosophische Neufassung des entscheidenden Jaspersschen Wahnkriteriums, wonach man sich über die Außenwelt und über die Intersubjektivität verständigt, als wären es die eigenen mentalen Zustände?

Priv.-Doz. Dr. Dr. M. Spitzer

Das Auf-die-Spitze-Treiben der logischen Unterscheidungen, das Schneider ja selber praktiziert hat, führt meiner Meinung nach doch zu einer größeren psychopathologischen Klarheit. Was meinen eigenen Versuch hierzu anbelangt, so glaube ich, daß hier klar unterschieden wird zwischen der Rede über mentale Zustände und der Rede über intersubjektive Realität. Ich möchte die Unterscheidung zwischen Ich-Störungen und Wahnphänomenen unbedingt aufrecht erhalten, weil ich glaube, daß sie den Patienten viel eher gerecht wird.

Sprachanalytische Philosophie hat oft zu einer schärferen Sichtweise alter Probleme geführt. Aristoteles wird schärfer, wenn man ihn sprachanalytisch liest, Husserl wird transparenter. Auch psychopathologische Texte lassen sich sprachanalytisch betrachten. Dann werden sie klarer, die Differenzierungen deutlicher.

Priv.-Doz. Dr. W. Maier

Worauf gründen Sie die Feststellung, daß die Wahnwahrnehmung eine hohe Reliabilität hat? Soweit mir bekannt ist, zeigen empirische Untersuchungen das Gegenteil, jedenfalls alle englischen Studien. Aus diesem Grunde wurde die Wahnwahrnehmung aus vielen diagnostischen Manualen trotz ihrer Validität und ihrer wirklich diagnostischen Zielführung herausgenommen.

Bei aller Berechtigung Ihres Wahnkonzepts fand ich Ihre Polemik gegen die amerikanische Psychopathologie doch zu stark. Ich glaube, es geht nicht darum, daß die Amerikaner etwas Falsches meinen, sondern daß man mit Begriffsdefinitionen sehr unterschiedlich umgehen kann. Auch in der Philosophie gibt es eine Aristotelische und eine Wittgensteinsche Definitionslehre. Ich glaube, man kann diese Thematik auch anders sehen. Die Amerikaner diskutieren dieselben Probleme wie Sie, nur auf einer anderen definitorischen Ebene.

Priv.-Doz. Dr. Dr. M. Spitzer

Zur Reliabilität der Wahnwahrnehmung: Nach meiner Kenntnis zeigen einige deutsche Studien, beispielsweise die von Payk, doch eine relativ hohe Reliabilität im Vergleich zu anderen psychopathologischen Phänomenen der Wahnwahrnehmung. Wenn man sich anschaut, was verschiedene Autoren unter Wahnwahrnehmung verstehen, dann sind es eigentlich immer die gleichen Sachverhalte. Ich glaube, im konkreten Fall, bei der Untersuchung eines Patienten, wären wir uns rasch einig, in welchen Fällen es sich um Wahnwahrnehmungen handelt und in welchen nicht.

Ich möchte nicht polemisch sein, aber den Amerikanern ist vieles überhaupt nicht klar. Nehmen Sie z. B. den in der amerikanischen Psychiatrie verwendeten Begriff „Stimmungskongruenz": Das ist ein schlechtes Wort für das alte Jasperssche Verstehen oder Nichtverstehen, Einfühlenkönnen oder Nichteinfühlenkönnen. Es geht nicht nur um Kongruenz, ein simples Passen oder Nichtpassen, so einfach ist es nicht. Der Begriff „Verstehen" bildet dies viel besser ab als der Begriff „Kongruenz". Ich glaube, hier hat die europäische Psychiatrie doch einiges voraus, unsere Psychopathologie ist einfach differenzierter als das DSM III oder DSM III-R. Mir kommt es wesentlich darauf an, die Unterscheidung zwischen Ich-Störung und Wahn aufrechtzuerhalten.

Prof. Dr. G. Huber

Ich kann Ihre Kritik an der amerikanischen Psychopathologie nur unterstreichen. Ich glaube, daß die Amerikaner deswegen von Psychopathologie nicht viel verstehen, weil ihnen das psychopathologische und klinisch-psychiatrische Training und die phänomenologische Einstellung im Jaspersschen Sinne fehlen.

Sie haben die Definition von Kurt Schneider sehr verkürzt, indem Sie die Unfähigkeit zur kopernikanischen Wende den Subjektzentrismus, der auch bei Conrad wieder auftaucht, weggelassen haben. Das ist aber ein ganz wesentlicher Punkt, der unbedingt dazugehört.

Natürlich sind alle diese Kriterien der Verständlichkeit subjektiv. Aber ich glaube, und darauf haben Sie ja auch hingewiesen, das entscheidende Kriterium ist die Bezugsunwahrscheinlichkeit zwischen Wahrnehmungsgegenstand und abnormer Bedeutung. Diese Wahrnehmungsgegenstände sind, wie Frau Gross und ich in der Wahnmonographie an Beispielen aus der präpharmakopsychiatrischen Ära deutlich gezeigt haben, eben keine Gegenstände, keine Objekte. Es sind fast immer Verhaltensweisen von Mitmenschen, die von den Patienten „abnorm" im Sinne der Eigenbeziehung gedeutet werden. Wenn dann das Kriterium der Bezugsunwahrscheinlichkeit erfüllt ist und auch die überraffinierte Kompliziertheit der Deutung, dann kann man mit einiger Berechtigung sagen: Die Wahnwahrnehmung hat eine höhere diagnostische Dignität als der Wahneinfall.

Priv.-Doz. Dr. Dr. M. Spitzer

Sie haben mit Recht auf den Ich-Bezug hingewiesen, dessen Bedeutung durch meine Sichtweise gestärkt wird. In der älteren Literatur wird oft so getan, als sei der Ich-Bezug von Wahnphänomenen ein zusätzliches Kriterium des Wahns. Ich meine nicht, daß der Ich-Bezug sozusagen noch hinzukommt, sondern daß er a priori dazugehört. Wahnwahrnehmungen sind Phänomene oder intersubjektive Sachverhalte, über die aber mit der gleichen Sicherheit geredet wird, als seien sie eigene mentale Zustände. Das heißt, es wird ein Ich-Bezug hergestellt, wo er prinzipiell nicht hergestellt werden kann. Damit gehört der Ich-Bezug zur Struktur selber und kommt nicht einfach nachträglich, sozusagen empirisch, hinzu. Insofern ist die sprachanalytische, neue Sichtweise dieses Phänomens klarer, indem sie es deutlicher dem Wahn zuordnet.

2 Analysen der Verselbständigung eines Themas zum Wahn

W. BLANKENBURG

Wahn tritt meist zusammen mit anderen psychopathologischen Symptomen auf. Im Gegensatz zu körperlich begründbaren schizophrenen oder depressiven Wahnerkrankungen steht beim mono-symptomatischen Wahn ein bestimmtes Thema von Anfang an im Vordergrund. Während dieses zunächst nur schrittweise immer situationsunangemessener wird, verliert es im weiteren Verlauf zunehmend seine Durchlässigkeit für Begegnendes. Die Realität wird in den Händen des Wahnbildners zu einem plastisch verformbaren Material. Das Thema verselbständigt sich um so mehr, je weniger die Umdeutungsarbeit als solche dem Kranken noch bewußt ist. Schließlich geht die inhaltliche in die formale Denkstörung über: Der Patient wirkt zunehmend zerfahren, einzelne Wortelemente verselbständigen sich und beginnen, eigenständige Bedeutungselemente darzustellen.

Wahn gibt es quer durch die gesamte psychiatrische Nosologie[1] (Tabelle 1). Zumeist kommt er zusammen mit anderen psychopathologischen Symptomen vor. Relativ selten beherrscht er allein das Feld. Ist dies der Fall, sprechen wir von „monosymptomatischen Wahnerkrankungen". In deren Rahmen können es verschiedenartige Themen sein, die das Sinnen und Trachten eines Patienten beherrschen. Aber im Gegensatz zu körperlich begründbaren, toxisch bedingten und schizophrenen Psychosen (eher schon bei wahnhaften Depressionen) ist es nicht selten ein *einziges Thema*, das von vornherein im Mittelpunkt steht. Wir haben es dann nicht nur mit einer „mono*symptoma*tischen", sondern zudem mit einer „mono*thema*tischen" Wahnerkrankung zu tun.

Hinsichtlich der Themenbezogenheit unterscheiden wir ganz generell:
1. ubiquitäres (nicht themenzentriertes, frei flottierendes) Wahnerleben – dieses ist das bei weitem häufigere – und
2. themenzentrierte Wahnsyndrome. Ohne sonstige psychopathologische Symptome sehen wir sie vor allem: a) als *„vorübergehende akute psychotische Störungen"* (F 23), b) als *„anhaltende wahnhafte Störungen"* (F-22) bzw. „Delusional Disorders" (DSM-III-R); früher *„Wahnentwicklungen"* genannt und partiell identisch mit der *„Paranoia"*[2] der älteren Literatur.

---

1 Vgl. Arthur (1964); Butler u. Braff (1991); Chapman u. Chapman (1988); Harrow et al. (1988); Kaplan u. Sadock (1991); Kendler et al. (1983); Maher u. Ross (1984); Manschreck (1979); Moor u. Tucker (1979); Retterstøl (1987); Sacks et al. (1978); Spitzer (1989); Winters u. Neale (1983).
2 Auf die umfängliche Paranoialiteratur soll hier nicht eingegangen werden (vgl. dazu Barcia 1990; Berrios 1989; Bräunig 1990; Kendler 1988; Lanteri-Laura et al. 1985; Schmidt 1940; und andere).

Tropon-Symposium, Bd. VII
Paranoide Störungen
Hrsg. W.P. Kaschka und E. Lungershausen
© Springer-Verlag Berlin Heidelberg 1992

Im Gegensatz zu den Psychosen mit nichtthemenzentriertem, diffusem Wahnerleben sind hier Wahnerkrankungen im Blick, bei denen eine „psychonome"[3] Eigendynamik unübersehbar ist. Die Umgrenzung der Thematik bedeutet zugleich *Eingrenzung* der Störung. Doch erleichtert die in dieser Eingrenzung zum Ausdruck kommende Intensität der Abwehrvorgänge bekanntlich keineswegs die therapeutische Angehbarkeit. Galt früher (z. B. Kolle 1957), daß es sich auch hier um Schizophrenien handele, bei denen der unverstehbare Kern nur von viel biographisch Ableitbarem verhüllt werde, gilt heute: Wahnhafte Störungen stehen „wahrscheinlich . . . nicht mit der Schizophrenie in Zusammenhang" (ICD-10). Pathogenetisch werden sie als multifaktoriell bedingt angesehen. Die These, daß das biographisch besser Verstehbare zugleich weniger biologisch fundiert sei, gewinnt damit an Boden, ohne bis heute mit letzter Stringenz bewiesen zu sein. Bezüglich der wahnhaften Störungen besteht die Schwierigkeit darin, daß es – bei bunter Vielfalt der Syndrome – nicht leicht ist, ein genügend großes, einheitliches Kollektiv zusammenzukommen. Doch sind es nicht ätiologische Fragen, was uns im folgenden beschäftigen soll, sondern spezielle strukturelle Aspekte der Pathogenese.

Tabelle 1. Syndrome in der Internationalen Klassifikation psychischer Störungen (ICD-10) Kapitel V (F), bei denen Wahnsymptomatik im Vordergrund steht

ICD-10-Nr.	Syndrome
F0	*Organische*, einschließlich symptomatischer psychischer *Störungen*
F00.x1	Demenz bei Alzheimer'scher Erkrankung, vorwiegend wahnhaft;
F01.x1	vaskuläre Demenz, vorwiegend wahnhaft;
F02.x1	Demenz bei nicht andernorts klassifiz. Erkrankungen, vorwieg. wahnhaft
F03.x1	nicht näher bezeichnete Demenz, vorwiegend wahnhaft
F06.2	organische wahnhafte (schizophrenieforme) Störungen
F1	Psychische und Verhaltensstörungen *durch psychotrope* Substanzen
F1x.5	Psychotische Störung z. B. alkoholischer Eifersuchtswahn
50	schizophrenform
51	vorwiegend wahnhaft
F2	*Schizophrenie, schizotype* und *wahnhafte* Störungen
F20.0	Paranoide Schizophrenie
F22	*Anhaltende wahnhafte Störungen*
F22.0	wahnhafte Störung
22.8	andere anhaltende wahnhafte Störungen
22.9	Nicht näher bezeichnete anhaltende wahnhafte Störungen
F23	*Vorübergehende akute psychotische Störungen*
F23.3	andere akute vorwiegend wahnhafte psychotische Störung
F24	Induzierte wahnhafte Störung
F3	*Affektive Störungen*
F30	*Manische* Episode
F30.2	Manie mit psychotischen Symptomen
	Bipolare affektive Störung
F31.2	gegenwärtig manische Episode, mit psychotischen Symptomen
F31.5	gegenwärtig depressive Episode, mit psychotischen Symptomen
	Depressive Episode
F32.3	schwere depressive Episode mit psychotischen Symptomen
F33	Rezidivierende depressive Störungen
33.3	gegenwärtig schwere Episode mit psychotischen Symptomen
F60.0	*Paranoide Persönlichkeitsstörung*
	– fanatisch expansiv paranoide Persönlichkeit(sstörung)
	– sensitiv paranoide Persönlichkeit(sstörung)
	– querulatorische Persönlichkeit(sstörung)

---

3 Kisker (1960).

Monothematischer Wahn und frei flottierendes Wahnerleben (zumeist mit anderen psychopathologischen Symptomen verbunden) bilden Pole, zwischen denen sich ein breites Spektrum gleitender Übergänge von mehr oder weniger oder gar nicht themenzentriertem Wahnerleben erstreckt (Abb. 1).

Themenzentrierte,	←——————→	Thematisch dissoziiertes
thematisch eingegrenzte		frei flottierendes, ungebundenes
Wahndynamik		Wahnerleben

Abb.1 Monothematischer Wahn und frei flottierendes Wahnerleben.

Zum Begriff „Thema"

Eingangs soll kurz erläutert werden, was in diesem Zusammenhang „Thema" bedeutet und was unter einer „Verselbständigung" desselben zu verstehen ist. Beim „Thematisieren von etwas" handelt es sich um ein „Teilphänomen der Auseinandersetzung von Ich und Welt" (Binswanger 1957)[4]. Worauf wird damit verwiesen? Zwischen pathischem Beeindrucktwerden und handelnd-eingreifendem Verhalten gibt es mannigfache Verschränkungen. Das kognitiv-konstatierende Verhältnis zur Welt ist bekanntlich kein rein passives, sondern eines, in dem Rezeptivität und Spontaneität – Erleiden/Beeindrucktwerden einerseits, aktives Verändern des Begegnenden oder des eigenen Seins andererseits – ineinandergreifen; ähnlich wie dies bereits beim Wahrnehmen[5] der Fall ist.

Für das pathogenetische Verfolgen der Verselbständigung eines Themas zum Wahn ist es sinnvoll, sich die Übergangsphänomene zwischen gesteigertem Interesse und Wahn vor Augen zu halten (s. Abb. 2) und sodann dem Verhältnis zwischen Erkenntnis und Interesse (Habermas 1973) nachzugehen. Dem wurde psychopathologisch bisher zu wenig Beachtung geschenkt. Der Grund ist der, daß Kliniker meist grobe Formen des Wahns vor Augen haben, weniger die „formes frustes", d. h. die schleichenden Übergänge von (z.T. nur zwanghaft[6] festgehaltenen) „fixen" Ideen zu wahnhaftem Erleben. Diese Übergänge spielen sich häufiger außerhalb der Klinik ab. Zwar finden sich in der Literatur Arbeiten,

---

4 Vgl. Binswanger (1933, 1957) 1965) sowie eine Studie des Autors über „Die Verselbständigung eines Themas zum Wahn" (Blankenburg 1965), in der sich vieles vom Nachfolgenden bereits vorformuliert findet; ferner aus psychologischer Sicht A. Mishara (1989).
5 V. V. Weizsäcker (1940), Prinz (1983), Prinz u. Sanders (1984); bezüglich der Dialektik zwischen Verändertwerden und Selbstverändern in ihrer Bedeutung für die Psychopathologie vgl. Blankenburg (1987, 1991b)
6 Das Verhältnis zwischen Wahn- und Zwangsvorstellungen ist von beträchtlicher Bedeutung. Bei nicht wenigen Patienten gibt es einen „shift" zwischen beiden. Sie stehen einander nicht so fern, wie es das in der Psychopathologie vorherrschende Kriterium der „Korrekturfähigkeit" annehmen läßt. Ein Bindeglied bildet das Phänomen der Kontingenzabwehr bzw. -verleugnung, das sowohl bei Zwangskranken als auch bei vielen Wahnkranken (Minkowski, Berner, Glatzel, Janzarik u. a.) ins Auge springt. Freilich kann man dies Kriterium nicht generalisieren, wie Berner (1986) vorschlägt. Bereits das klassische Beispiel, an dem Schneider (1987) das Wesen der Wahnwahrnehmung erläuterte, zeigt, daß auch der Wahnkranke da, wo er ihn braucht – nämlich als Folie für das in seinen Augen Nicht-Zufällige – sehr wohl mit dem „Zufall" umzugehen weiß. Das bedeutet, daß der Versuch, „Wahn" als „Ausschluß des Zufalls bei fehlender Affektspannung" (Berner) zu definieren, nicht hinreicht, vielmehr die Veränderung der Art der Konstitution von Realität (Blankenburg 1987 a, b, 1991) einbezogen werden muß.

die die Zuspitzung von „überwertigen" zu „fixen" Ideen (Hagen, Neisser, Wernicke) oder – spezieller – vom Argwohn zum Wahn (de Koning 1982; Knoll 1988 u. a.) behandeln. Dabei wird aber oft unterbelichtet, daß nicht nur Mißtrauen, sondern auch eine abnorme Steigerung von „Vertrauen" zum Wahn führen kann [z. B. zu religiösem Wahn, zu wahnhaftem Vertrauen in die eigene Kompetenz (Größenwahn), in die Zuneigung seitens eines anderen Menschen (Liebeswahn) u. a.]. Zwar kann man mit einigem Recht sagen, daß allem Wähnen ein „Vertrauensverlust"[7] zugrunde liegt; dies aber nur, wenn man unter „Vertrauensverlust" den Verlust *jenes* Vertrautseins[8] versteht, das uns zu unterscheiden erlaubt, wann Vertrauen und wann Mißtrauen (vor allem auch gegenüber sich selbst) am Platz ist (Blankenburg 1992). Denn gleichzeitig mit dem Verlust an „Vertrauen" gegenüber dem von außen Begegnenden (bzw. gegenüber dem, wie er/sie/es sich gibt oder erscheint) imponiert eine abnorme Steigerung des Vertrauens in die eigene Einsichtsfähigkeit bis zur zweifelausschließenden Wahngewißheit. Es sind also charakteristische Veränderungen im „Vertrauenshaushalt" des menschlichen Daseins, was die gemeinsame Basis bildet für die absolute Gewißheit im Wahn, für die Unkorrigierbarkeit wie für das mißtrauische Übergehen von Wahrnehmungsevidenz und common sense in der Begründung wahnhafter Auffassungen.

Dies gibt Anlaß zu fragen, unter welchen Bedingungen intensives „*Inter*-esse" die Realitätsbezogenheit menschlichen Auffassens fördert, ab welchem Punkt es sie eher trübt oder gar verzerrt. „Interesse" bezeichnet einen Akt innigerer Verbindung zwischen Subjekt und Objekt (bis hin zu partieller Identifikation); derart, daß ersteres sich mit letzterem gemein macht. Das Interesse zeigt einen *Janus*charakter: Einerseits löst sich in ihm das Ich aus seiner Selbstbefangenheit, geht scheinbar ganz im Objektiven auf; andererseits macht es das Objekt zum seinigen und subjektiviert es so. Ohne „Interesse" könnten wir uns der Welt kaum zuwenden. Mit einem Interesse sind wir dagegen immer schon in ihr und zugleich von ihr befangen.

Das Wesen des „Interesse" ist somit *zwei*deutig: Es signalisiert sowohl ein Sich-Ablösen *vom eigenen Selbst* (Steigerung der Objektbezogenheit) als auch – im Gegensatz zum Desinteresse – ein *Sich*-Verbinden mit dem Begegnen (i. S. einer Subjektivierung desselben). Denn zumeist sind es die „eigenen" Interessen, die wir im Auge haben, wenn wir von einer „interessierten" Beschäftigung mit etwas sprechen. Objekt- und Subjektkonstitution greifen hier besonders innig ineinander.

Es gibt eine unvermeidliche *Rivalität zwischen Objekt- und Selbstkonstitution*, in der die Selbstkonstitution immer ein wenig die Oberhand behalten muß, soll die psychische Stabilität garantiert bleiben (Blankenburg 1967, 1987), in der aber wiederum die Selbstkonstitution nicht so weit auf Kosten der Welt- oder Objektkonstitution gehen darf, daß der Realitätsbezug verzerrt wird. Letzteres ist offenkundig im Wahn der Fall. Ein relatives Getrennthalten von beidem (von Selbst- und Welt- bzw. von Subjekt- und Objektkonstitution) ist als Basis für jede dem Menschen erreichbare Objektivität prinzipiell erforderlich, wenngleich nur in gewissen Grenzen möglich.

Zum Verhältnis zwischen Thema und Situation – Thematisieren und Situiertsein

Als Mensch finden wir uns in Situationen[9] vor. Das Begegnende – darunter wir selbst, insofern wir Wesen sind, die sich selbst begegnen – ist nicht fertig gegeben, sondern

---

7 W. v. Baeyer (1979, 1991), Glatzel (1989), Hofer (1968), Hunger (1970), P. Matussek (1963), Zutt und Kulenkampff (1957); vgl. dazu die Einleitung von E. Lungershausen zu diesem Band.

8 Vgl. Blankenburg (1992). Es ist nicht nur auf Eriksons (1963) Basic-trust-Konzept zu verweisen, sondern auch auf Luhmanns (1973) Theorie des Vertrauens als eines Instruments der „Komplexitätsreduzierung" (vgl. dazu: Blankenburg 1987; Knoll 1988).

9 Zum Situationsbegriff gibt es eine umfangreiche Literatur; zuletzt aus psychosoziologischer Sicht: Scholz (1991).

immer mehr oder weniger *auf*gegeben[10]. Das gilt nicht allein für den Menschen als *handelnden*, sondern auch für ihn als *erkennenden*. Ist doch alles Erkennen nichts anderes als ein „Handeln" besonderer Art[11].

Dadurch, daß dem menschlichen Dasein etwas als *Thema* aufgegeben ist oder es sich selbst etwas zum Thema macht, erfährt es sich selbst als Aufgegebenes. Aus einer Anmutung wird die Zumutung, dieses oder jenes in Frage zu stellen, zu erkennen, zu tun oder schließlich auch als dieser oder jener zu sein. Innerhalb gewisser Grenzen können wir willkürlich entscheiden, ob bzw. inwieweit etwas uns zur Aufgabe wird. Aber die Begrenztheit dieser Willkür wird sofort deutlich, wenn wir uns vor Augen halten, daß es jeweils nur *eine* Aufgabe sein kann, der wir uns zuwenden; wogegen anderes zurückgestellt werden muß.

Festzuhalten ist, daß jedes Thematisieren von etwas bei psychisch Gesunden stets eingebettet bleibt in ein Thematisiertwerden bzw. Situiert-werden. Das heißt: jede Über- nahme einer Aufgabe setzt deren Vorgabe voraus; jedes Ansprechen von etwas auf etwas hin korrespondiert einem Angesprochen-Werden, und dieses wiederum ist nur möglich aufgrund eines Sichansprechenlassens. In diesem dialektischen Wechselspiel von The- matisieren und Thematisiertwerden (diesem Frage- und Antwortspiel zwischen Selbst und Welt) konstituiert sich, was wir „Situation" bzw. Situationsbezogenheit nennen, wobei der Akzent auf einem eher passiven Verhältnis zur Umwelt, d. h. auf dem „Thematisiertwerden", liegt. Nicht allein jede einzelne Situation im Lebensquerschnitt konstituiert sich auf diese Weise, sondern zugleich der lebensgeschichtlich-biographi- sche ebenso wie der psychobiologische Folgezusammenhang im menschlichen Dasein. Dieser hält sich bei gesunden Menschen – mehr oder weniger – „im Fluß", ein Im-Fluß- Bleiben, das offenbar einen Schutz gegenüber wahnhaftem Entgleisen gewährt. Im Hinblick auf die fortwährend damit verbundenen Integrationsleistungen kann man – damit auf das Folgende vorgreifend – hier von einer relativen „Entselbstigung" der den verschiedenen Themen des Lebens innewohnenden Eigendynamik sprechen.

Zum Konzept der „Verselbständigung" eines Themas zum Wahn

Was ist nun – im Gegensatz dazu unter der *„Verselbständigung"* der einem Thema innewohnenden Dynamik zu verstehen? Das soll nachfolgend kurz skizziert werden. a. Der Mensch besitzt die Fähigkeit, etwas *absolut*zusetzen (Scheler 1928). b. Er besitzt aber ebenso die Fähigkeit, dies alsdann wieder zu relativieren. Im gesunden seelischen Leben bleibt alles Thematisieren einbehalten in den Strom fluktuierenden Lebens. Die Fähigkeit des Gesunden, ihn Interessierendes – d. h. alles, auf das hin er sensibilisiert ist – zu verabsolutieren, muß aufgewogen werden durch eine ebenso große Fähigkeit es auch wieder zu relativieren. *Daß* ein Thema (*Lebens*thema) aus dem Im-Fluß-Blei-

---

10 „Aufgegeben" hier in seiner doppelten Bedeutung: Damit uns etwas zur Aufgabe werden kann, muß – zur Herstellung des nötigen Freiraumes – zunächst etwas „aufgegeben" werden (nunmehr in dem privativen Sinn des Wortes): Der Anspruch muß aufgegeben werden, dasjenige, um was es geht, schon erkannt und bewältigt zu haben. Um mit ihm etwas „anfangen" zu können, müssen wir uns auf die Offenheit verschiedener Möglichkeiten einlassen. Erst wenn einige Verweisungs- und Bewandtniszusammenhänge am Begegnenden für uns in Bewegung geraten sind, kann es im engeren Sinn *„zum Thema"* werden.
11 Freud (GW XIV:14; XV:96) bezeichnete das Denken bekanntlich als ein „Probehandeln".

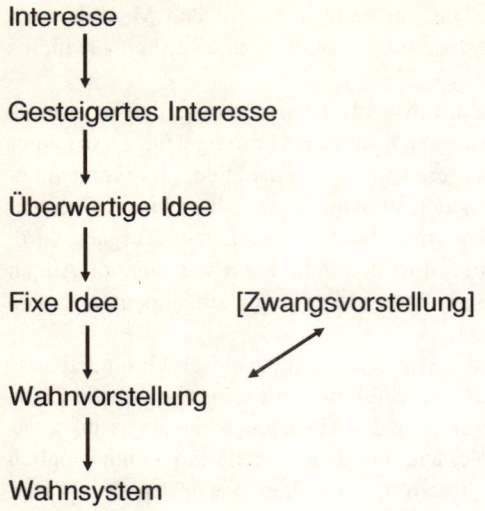

Abb. 2. „Übergänge" zwischen normalen Vorstellungen, aberranten und wahnhaften Vorstellungen. Dieses Schema setzt voraus, daß es „Übergänge", d. h. eine „continua" zwischen normalen Vorstellungen, lediglich aberranten (wahnähnlichen) und wahnhaften Vorstellungen gibt (Strauss 1969). Die Abgrenzung zwischen „aberrant" und „paranoid" ist bis heute unbefriedigend geblieben

ben lebendigen Thematisierens herausfallen (heraussedimentieren) kann, gehört zu den Bedingungen der Möglichkeit des Entstehens von Wahn: Aus einem *Thema*, d. h. aus der Aufgabe für die handelnde Bewältigung einer bestimmten Situation, wird dann ein *Schema* (Auffassungsschema), in dem menschliches Erfahren-Können kategorial erstarrt und das heißt: *als solches* zum Erliegen kommt. „Verselbständigung eines Themas" meint demzufolge: Anstatt instrumental, d. h. im Rahmen mobiler Thematisierungen erkenntnis- und handlungsmäßig einer realitätsgerechten Bewältigung des Daseins zu dienen, wird aus dem Thema ein Schema, das gerade nicht dieser Aufgabe dient, sondern den Menschen und seine Welt in ein kategoriales Gefängnis[12] zwängt.

Die Relation zwischen Welt und Selbst entzieht sich auf dieser Ebene noch der harten Kontrastierung von Objekt- *vs.* Subjektbezug. Diese Kontrastierung wird erst möglich, wo Kategorien festgelegt sind. Die Vorgänge, die zur Kategoriengenerierung führen, lassen sich nicht nach „richtig"/„unrichtig" bemessen, sondern allenfalls nach einem Maßstab, der zwischen „fruchtbar"/„unfruchtbar" bzw. mehr oder weniger „realitätsbezogen" unterscheidet, wobei ebenso an die subjektive wie an die objektive Realität – vor allem aber an die (äußere und innere) Realität *als* eine *inter*subjektiv konstituierte – zu denken ist.

Bekanntlich geht es bei der Beurteilung der Wahnhaftigkeit gewisser Äußerungen nicht so sehr um deren Richtigkeit oder Unrichtigkeit[13], als vielmehr um deren Angemessenheit (z. B. Plausibilität) oder Unangemessenheit. Als Beleg dafür kann man ansehen, daß nach den Untersuchungen von Emrich (1988) Schizophrene sich von Gesunden nicht allein durch Realitätsverkennungen unterscheiden, sondern auch dadurch, daß sie mitunter in geringerem Maße als Gesunde den geläufigen Common-sense-Irrtümern (z. B. „Sinnestäuschungen") unterliegen, was dafür spricht, daß es eben der „common-

---

12 „Κατεγοριεν" bedeutet im Griechischen „etwas auf den Kopf zusagen", „etwas auf etwas hin ansprechen". Dabei sollte aber die Möglichkeit gewahrt bleiben, Fehlanzeige zu signalisieren, andernfalls hätten wir es nicht mit kategorialem, sondern kategorischem Verhalten zu tun.
13 Vgl. unter anderem Hunger (1970)

sense"[14] ist und nicht so sehr das epikritische Urteilsvermögen, was sich bei ihnen als in erster Linie beeinträchtigt erweist. Von hier aus gehen wir zu einer weiteren Frage über:

Gibt es unterschiedliche Verselbständigungstendenzen bei verschiedenen Themen? Dem Psychiater sind eine Reihe von Themen bekannt, die bevorzugt zu wahnhaften Projektionen führen bzw. wahnhafte Besetzungen auf sich ziehen. Cameron (1959) und viele andere haben sie aufgelistet. Bevorzugt finden wir: Eigenbeziehung, wahnhafte Überzeugungen bzgl. des eigenen Aussehens (Dysmorphobie) und Eigengeruchsphobie – beides Gefährdungen des „In-Erscheinung-Stehens" (Zutt 1963) des Menschen – ferner Themen wie gewähnte Beeinträchtigung, Benachteiligung, Verfolgung, erotisches Hintergangenwerden (Eifersuchtswahn) oder seltener wahnhaftes Geliebt-Werden (Liebeswahn).

Was ist es, was an solchen Themen deren Entgleisung im Sinne einer Verselbständigung bzw. Verarbeitung zum Wahn begünstigt? Einiges läßt sich aufzählen:
1. Daß das Thema eine *ambivalente* Besetzung nahelegt oder sogar impliziert.
2. Bevorzugt sind Sachverhalte, die sich einer objektivierenden Überprüfung eher entziehen (Eifersucht, Glaubensinhalte oder „Wie etwas gemeint ist", ob es sich z.B. bei einer Äußerung um eine Anspielung handelt oder nicht).
3. In der überwiegenden Zahl handelt es sich beim Gewähnten um *Bedeutungen,* die einer Sache *zugeschrieben* werden, nicht um etwas Beschreibbares d. h. nicht um etwas, was als Faktum schlicht feststellbar wäre. Abgewandelt ist für den Betroffenen primär die Realität 2. Ordnung; erst sekundär – z. B. für Schizophrene – auch die Realität 1. Ordnung (Watzlawick). Es handelt sich v. a. um Urteile, die ein „Vertrautsein mit . . ." voraussetzen und sodann ein Vertrauen in die Stimmigkeit dessen, was der common-sense nahelegt (Blankenburg 1969, Bovet u. Parnas 1991). Überall da, wo Common-sense-Vertrautheit mehr gefragt ist als rationales Wissen und Überprüfungsintelligenz, kann besonders leicht Wahn aufkeimen.
4. Alles, was zu einer Sensibilisierung für bestimmte Themen führen kann. Wichtig wäre es, an dieser Stelle genauer zu analysieren, was hier unter „Sensibilisierung" zu verstehen ist, was aber aus Umfanggründen unterbleiben muß.

Als eine Hauptbedingung für das „*Mono*thematische" eines Wahn muß die *Ab-* bzw. *Ein*grenzbarkeit der Symptomatik bezeichnet werden. Hierfür ist zweierlei maßgebend:
1. Die Gesamtheit der bei einem Wahn zu unterstellenden Veränderung der Persönlichkeit (Jaspers[15]) wird durch die Konzentration auf ein Thema eingegrenzt. Die Einzelsymptomatik springt gleichsam vikariierend für die "Grundstörung" ein, vertritt sie – quasi *pars pro toto* – und hält sie somit in Grenzen, d. h. „überschaubar" und eher „handhabbar", was aber bekanntlich nicht in jedem Fall die Therapierbarkeit erleichtert.
2. Dem muß aber die Eingrenz*barkeit* der Thematik entgegenkommen. Eifersucht ist zum Beipiel eine in dieser Weise eingrenzbare Thematik. Das gleiche gilt für die Dysmorphobie und andere wahnhaft fixierte Hypochondrismen, wogegen ein Verfolgungswahn zumeist stärkere Ausbreitungstendenzen aufweist.

---

14 Entscheidend ist, daß dasjenige, was wir Wahn nennen, verschiedene Dimensionen (Kendler et al. 1983; Garety u. Hemsley 1987) aufweist. Das heißt, daß eindimensionale Wahndefinitionen, wie es die deutschsprachige Psychopathologie anstrebte, nicht ausreichen.
15 Jaspers (1959), S. 56 ff; vgl. dazu die einschlägige Literatur seit Kunz (1931), vgl. Blankenburg (1967, 1969, 1983, 1987).

Was uns hier interessiert, ist zum einen, inwieweit bestimmte Themen von ihrer Eigenart her eine „Verselbständigung" begünstigen, wobei stets die jeweilige Reaktionsbereitschaft der Umwelt mitzuberücksichtigen ist, zum anderen, ob bzw. inwieweit *Verselbständigungs*dynamik und *Abgrenzungs*dynamik als aufeinander bezogen anzusehen sind.

Dafür, wie sehr ein anfangs monothematisch eingegrenzter Wahn sich ausweiten kann, ein Beispiel:

Eine zu dieser Zeit 42jährige alleinstehende, politisch aktive Frau badete ihren Hund in der Badewanne. Daraufhin entwickelte sie einen – zunächst monothematisch bleibenden – Dermatozoenwahn. Erst geraume Zeit später breiteten sich die wahnhaften Befürchtungen aus. Sie meinte, es müsse etwas „dahinterstecken". Politisch antiwestlich eingestellt, glaubte sie, es sei der CIA. Ohne ihre politischen Aktivitäten aufzugeben, verwendete sie verschiedene Abwehrstrategien. Dazu gehörte im Sinne einer „doppelten Buchführung", daß sie als Mieter – ohne sie einzuweihen oder gar zu konsultieren – Nervenärzte bevorzugte. Sie habe von ihrer verstorbenen Mutter gehört, dies sei auf alle Fälle gut. Das gäbe Schutz, auch wenn man sie nicht informiere oder sich von ihnen behandeln lasse. Als Wahnkranke enttarnte sie sich unfreiwillig, als mir eines Tages ihre Verriegelungstechnik auffiel. Bei dieser Gelegenheit offenbarte sie ihre wahnhaften Befürchtungen. Vorübergehend ließ sie sich sogar auf einen Behandlungsversuch mit Haloperidol ein, meinte dann aber: Diese Tropfen seien ja phantastisch, sie hätte ihre Angst weitgehend verloren, alles hätte sich normalisiert. Aber das wolle sie nicht. Dann wäre ihr Leben ja ohne Sinn. Sie werde diese Tropfen nicht mehr nehmen, sie wolle lieber so weiterleben wie bisher, was sie dann auch tat. Sie wurde bis zu ihrem Tod (an einer organischen Erkrankung) für die Außenwelt nie so grob auffällig oder leidend, daß sie in ambulante oder stationäre psychiatrische Behandlung gekommen wäre.

Ein weiteres klinisches Beispiel:

Patient D. hatte sich schon früh mit Gesundheits- und Ernährungsfragen beschäftigt. Ab welchem Zeitpunkt sie für ihn überwertig wurden, ließ sich nicht exakt sagen. Angeregt durch einschlägige Aufklärungs- und Werbebroschüren, hatte er sich v. a. mit der Bedeutung von Spurenelementen für den Organismus beschäftigt, speziell mit Selen. Angeregt durch entsprechende Reklame hatte er es in der Überzeugung, dadurch seine Abwehrlage zu verbessern, regelmäßig eingenommem. Eines Tages entdeckte er Literatur, aus der er entnehmen zu müssen glaubte, mit den eingenommenen Mengen längst die Grenze zur toxischen Dosis überschritten zu haben und daß das Selen nicht mehr aus seinem Körper entfernt werden könne. Er geriet in panische Angst: Sein Schicksal schien ihm besiegelt. Seine Sorge verdichtete sich mehr und mehr zur wahnhaften Gewißheit, infolge einer aus dem Körper nicht mehr entfernbaren Selen-Menge chronisch dahinsiechen und eines qualvollen Tods sterben zu müssen. Vegetative Beschwerden vielfältiger Art schienen ihm Beweis genug. Im Zuge des weiteren, durch Halbbildung verzerrten Literaturstudiums entwickelte er ein ausgedehntes hypochondrisches Wahnsystem, das sich aber im Zuge der Therapie als reversibel erwies..

Man kann hier gut verfolgen, wie die auf dem Hintergrund einer durch narzißtische Leistungs- und Selbstbezogenheit mühsam kompensierten Fragilität der Persönlichkeit (mit etlichen Manierismen insbesondere der Sprache) zustande gekommene – forcierte Thematisierung ein zunächst noch ausgewogenes, bald aber übersteigertes Interesse an Gesundheitsfragen (speziell immunologischer Art) nicht bei einem übersteigertem Interesse stillstand, sondern am Ende umschlug in die wahnhafte Gewißheit, irreversibel selenvergiftet zu sein.

Der Fall ist deshalb eindrucksvoll, weil der Inhalt der Befürchtung so völlig realitätsfremd nicht ist, wenn man die darüber vorhandene Literatur und die durchaus vorhandene Unsicherheit unserer Kenntnisse bezüglich der Selen(spät)wirkungen kennt. Sozialmedizinisch und gesundheitspolitisch liegt in dem Niemandsland zwischen denkbaren, möglichen oder wahrscheinlichen Schädigungen durch welche Substanzen auch immer und hypochondrischen Befürchtungen neurotisch ängstlicher Menschen nur (gepaart mit querulatorischen Tendenzen) viel Zündstoff, wie die Prozesse der fraglich Holzschutzmittelgeschädigten[16] zeigen. Es gibt in diesem Bereich genug thematisches Material für hypo-

---

16 Vgl. die gegenläufigen Entscheidungen des LG und des OLG Frankfurt. Auf dem Hintergrund von Befindlichkeitsstörungen, die von den Betroffenen auf toxische Einwirkungen zurückgeführt werden, gibt es manches, was die Grenze zwischen Wahn und Wirklichkeit fraglich werden läßt.

chondrische Reaktionen bzw. Entwicklungen bis hin zu anhaltenden wahnhaften Störungen. Dabei handelt es sich nicht um einen völlig beliebigen Themenkreis, vielmehr um einen mit einer spezifischen, ihm eigenen wahnförderlichen Potenz.

Am wahnhaften Charakter der Überzeugtheit des Patienten war kaum zu zweifeln. Wie so häufig bei paranoiden Entwicklungen bildeten zwanghafte und narzißtische Persönlichkeitszüge den Boden, auf dem eine *Sensibilisierung* für eben diese Thematik erwachsen konnte. Eine „mehrdimensionale Diagnostik" (Kretschmer) ist auf diesem Gebiet noch wichtiger als auf anderen. Daß nicht nur zwanghafte, sondern in manchen Fällen auch narzißtische Persönlichkeitsprägungen den Ausschlag geben, ob eine Depression wahnhaft verläuft oder nicht, hat der Autor (Blankenburg 1987, 1991a) in anderem Zusammenhang dargestellt. Offenbar gibt es ein nicht ganz schmales Grenzgebiet zwischen „anhaltenden wahnhaften Störungen" (Wahnentwicklungen) und wahnhaften Depressionen. Die einseitige Ausrichtung auf eine notwendig an operationalierten Grenzziehungen interessierten Klassifikation, läßt in der Gegenwart manchmal nahe Verwandtschaften und psychodynamisch verfolgbare Übergänge zwischen verschiedenen Krankheitsbildern aus dem Blickfeld geraten.

Ein Beispiel dafür bietet ein gegenwärtig in unserer Klinik behandelter Patient dessen Vorgeschichte prima vista der des Hauptlehrer Wagner (Gaupp 1920) ähnelt: Vor Jahren hatte er sich unter Alkohol sodomistisch an einer Kuh vergangen. Jetzt glaubte er sich infolgedessen unheilbar krank und von den Bewohnern des Ortes verfehmt. Die depressive Verfassung war – trotz starker Schuldgefühle – anfangs weniger einprägsam als die wahnhafte Fixierung seiner Befürchtungen. Erst der weitere Verlauf sprach dann doch für die Diagnose einer wahnhaften Depression und nicht für *die* einer nur depressiv gefärbten wahnhaften Störung.

Besondere Bedeutung kommt dem Konzept der *Sensibilisierung*[17] für ein Verständnis der Pathogenese wahnhafter Störungen zu. Ihm ist bisher zu wenig Aufmerksamkeit geschenkt worden. Vor allem fanden Parallelen zum Konzept der Sensibilisierung in der somatischen Allergieforschung nicht hinreichend Beachtung. Diesbezüglich hat die von E. Kretschmer (1918) entwickelte Konzeption des „sensitiven Beziehungswahns" Vorarbeit geleistet.

Doch muß betont werden, daß die in Betracht kommende Sensibilisierung keineswegs immer auf dem Boden einer übersteigerten moralischen Selbstkonzeption (bzw. rigiden hohen Selbsteinschätzung, Selbstanspruchshaltung und zugleich entsprechender Verletzbarkeit bzw. Kränkbarkeit des Betroffenen) erwachsen als *der* unabdingbaren Voraussetzung, auf der ein Wahn sich entwickeln könne. Auch ein mit entsprechenden narzißtischen Besetzungen versehener Bezug zum eigenen Körper kann als wesentliche Basis für wahnhafte Verarbeitungen in Betracht kommen.

Abgesehen von der Persönlichkeitskomponente und deren Sensibilisierung durch die vorausgegangene Entwicklung kann man hier aber auch mit einem gewissen Recht von einer – freilich selbst herbeigeführten „Situagenie" (v. Baeyer 1979) – von einer wahnprovozierenden, wahnprovokativen Dynamik der Situation – von einer situagenen Wahnprovokation – sprechen, auch wenn damit nur ein Teilfaktor der multikonditionalen Genese des Wahns angesprochen wird.

Zu fragen ist: Wie verhält es sich diesbezüglich beim Verfolgungswahn, Querulantenwahn, beim Größenwahn (inkl. Abstammungswahn), bei der Erotomanie, beim Eifersuchtswahn, beim hypochondrischen Wahn (z. B. AIDS-Wahn), beim Dermatozoenwahn, bei der Dysmorphobie, beim Eigengeruchswahn usw.? Dazu ist auf die folgenden Beiträge dieses Bandes zu verweisen.

So sehr das Selbst-Welt-Verhältnis als Einheit aufzufassen ist, so wenig darf dies hindern, einzelne seiner Momente gesondert ins Auge zu fassen. Darin liegt keine Willkür. Aus dem Strom bewußten, vorbewußten, unbewußten Lebens, in dem sich

---

17 Vgl. Berner (1965, 1972). An dieser Stelle wäre u. a. auch auf E. Kretschmers Konzeption der „Inversion" als eines entscheidenden Umschlagpunktes in der Entwicklung eines „sensitiven Beziehungswahns" einzugehen (vgl. W. Kretschmer in diesem Band).

dieser Dialog entfaltet, können sich fortwährend einzelne Momente quasi als Sedimentationsprodukte herauslösen und damit den Fluß unterbrechen. Jede isolierte Thematisierung stellt eine solche Unterbrechung dar und ist in der Lage, ein Sonderleben zu entfalten. Wird sie aber von der Person als eigene übernommen, bekommt sie in gewisser Hinsicht *Werkzeug*charakter. Das Thema, das uns die Situation zuspricht, zuspielt oder zudiktiert, wird in der Übernahme durch uns zu einem *Organ*, mit dessen Hilfe wir einer Situation entsprechen, d. h. sie erkennend, fühlend, wollend, handelnd zu bewältigen trachten.

Was mit dem Thema dadurch geschieht, daß wir es übernehmen, läßt sich bis zu einem gewissen Grade am Modell eines Aufsatzthemas verdeutlichen: Der Schüler, der ein bestimmtes Thema gestellt bekommt, versucht, mit Hilfe dieses Themas Ordnung in die Flut aufsteigender Einfälle zu bringen. Er benutzt das Thema – das Woraufhin des Betrachtens – als ein Organ für die Herstellung eines Zusammenhanges in seinem Aufsatz. Je mehr er sich vom Thema in Anspruch nehmen läßt – je weniger er nur „davor" steht („Wie ein Ochs vorm Berg") –, desto besser vermag er es als Organ zur Bewältigung des Stoffes zu verwenden. Nicht anders ergeht es einem Menschen, wenn er seine jeweilige Lebensthematik – „geworfen-entwerfend", wie Heidegger (1927) gesagt hätte – übernimmt.

Das Sichangesprochenfühlen, Sich-in-Anspruch-nehmen-Lassen, um etwas auf etwas hin ansprechen und sodann in Anspruch nehmen zu können, nannte ich früher „transzendentale Organisation"[18]. Damit war kein hypostasiertes, irgendwie nur erschlossenes oder gar metaphysisches Substrat gemeint, sondern etwas deskriptiv Zu-Erfassendes. Dem Psychiater begegnet es in jenem komplizierten, schwer überschaubaren „Gefüge", von dem her „jedes Wort, jeder Satz, jede Idee, jede Zeichnung, Handlung oder Geste ein besonderes Gepräge erhält" (Binswanger). Diesen Terminus habe ich später – weil von Uninformierten als „metaphysisch" mißverstanden – nicht mehr verwendet. Die Sache selbst geriet damit aber nicht aus dem Blickfeld. Sie wurde unter dem Titel „Perspektivität" (Blankenburg 1991) aus einem anderen Blickwinkel und mit einem veränderten begrifflichen Instrumentarium neu angegangen.

Prinzipiell kann jede Thematisierung, durch die wir Begegnendes theoretisch oder praktisch beherrschbar zu machen suchen, zu einem Kristallisationspunkt für die Verselbständigung eines Themas werden (d. h. für ein Sichherauslösen aus dem Dialog zwischen Selbst und Welt), doch wird diese Möglichkeit beim Gesunden in statu nascendi (vorbewußt) wieder aufgehoben. Zu beobachten, wie dies geschieht, ist für die Entwicklung von Konzepten für die Therapie Wahnkranker wichtig.

In unserem Zusammenhang kommt es in erster Linie auf die Abwandlung der Konstitution von etwas sich als „real" Gebendem an: Während das Thema zu Beginn einer schleichenden Wahnentwicklung – im Gegensatz zu foudroyant verlaufenden paranoiden Schizophrenien – zunächst nur schrittweise immer situationsunangemessener wird, dabei viele Menschen und Dinge noch als die, die sie realiter sind, unverstellt begegnen lassend, verliert es im weiteren Verlauf zunehmend seine „Durchlässigkeit" für Begegnendes. Es wird *„opak"*, das heißt: in einem immer radikaleren Sinne nicht mehr welt*erschließend*, sondern welt*verschließend*. Es löst sich aus jener einheitlichen Organisation, die innerweltlich Wirkliches als „real" begegnen läßt, heraus. Eigenständig geworden, begegnet es nun selbst als innerweltliches Konkretum, quasi als ein Gewächs mit eigenen Organisations- und Ausbreitungstendenzen. Dagegen erweist sich die eigentliche (zuvor in ihren intersubjektiv fundierten Verweisungs- und Bewandtniszusammenhängen erfahrene) Realität von nun an als plastisch verform-

---

18 Blankenburg (1965, 1987); etwas ähnliches meint „Intentionalitätsgefüge" (Gilbert 1958).

bares Material in den Händen des von unbewußten (oder auch bewußten) Motiven dirigierten Wahnbildners, zu dem die Thematik geworden ist.

Bei paranoiden Psychosen ist es zumeist die physiognomische Bedeutung der Blicke und Mienen, in denen sich als erstes die Wahnthematik zur Geltung bringt. Im weiteren meldet sie sich in undeutlich gesprochenen Sätzen, im „Getuschel" der Freunde und Kollegen und schließlich sogar in scheinbar laut Gesprochenem. Das Gewähnte ist zum Halluzinierten geworden. Dabei finden wir fließende Übergänge zwischen der Umdeutung von Bedeutungen, illusionären Verkennungen und Halluzinationen. Diese lassen sich oft kaum voneinander trennen (Strauss 1969). Mitunter ist es nicht ausgeschlossen, daß vom Vorübergehenden tatsächlich so etwas wie „Das weiß man doch!" oder ähnliches gesagt wird. Nur glaubt der Kranke zu wissen, daß es sich auf ihn und seine Situation bezieht. In anderen Fällen ist es ganz offensichtlich so, daß darüberhinaus halluzinierte Stimmen den Ausschlag geben. Gleitende Übergänge sind, wie gesagt, relativ häufig.

Die Verselbständigung des jeweiligen Themas tritt um so stärker hervor, je weniger die Deutungs- bzw. Wahnarbeit dem Kranken als solche bewußt wird. Der thematische Zusammenhang lockert sich zunehmend auf. Das Thema dehnt sich aus. Es zieht in den Augen des Kranken immer weitere Kreise. In unseren Augen engt sich seine Welt dagegen zunehmend ein. Das Thema schiebt sich zwischen sein Selbst und immer weitere Belange der uns gemeinsamen Welt. Die welt*erschließende* Funktion des Thematisierens wandelt sich um in eine welt*verschließende*.

Das bedeutet: Vom *Standpunkt des Patienten* aus gesehen, hat sich seine Welt erweitert: Wie der Stock für den Blinden nicht mehr betasteter Gegenstand ist, nicht mehr als solcher wahrgenommen wird, sondern – „passé sous silence" (Sartre) – durchlässig wird für das Wahrnehmen der Hindernisse auf dem Weg, so nimmt hier der Wahnkranke das Begegnende nicht mehr als solches wahr; es wird ihm vielmehr zum „Instrument", d. h. mehr und mehr zum Medium für die Wahrnehmung des vom Thema Diktierten. Der Wahnkranke kann das Begegnende in seinen ihm geläufigen alltäglichen Bewandtnis- und Verweisungszusammenhängen zwar noch wahrnehmen, konstatieren, aber nicht mehr „ernst"nehmen. Es ist schließlich nur noch das Wahn-Thema, das sich für ihn überall zur Geltung bringt, das für ihn überall durchscheint.
Von *unserem Standpunkt* aus müssen wir den oben versuchten Vergleich allerdings umformulieren: Beim Gesunden kann man das Thema in seiner realitätserschließenden Funktion dem Stock vergleichen, der dem Blinden die Orientierung auf der Straße ermöglicht; dazu darf sich der Stock in den ihm eigenen Eigenschaften nicht allzusehr geltend machen, er darf zum Beispiel keine Eigenbeweglichkeit haben usf. Damit er Organ einer Begegnung sein kann, müssen seine Eigenschaften zwar einerseits genauestens bekannt sein, andererseits dürfen sie selbst nicht gegenständlich werden, sondern müssen für das Objektiv-Begegnende „durchlässig" bleiben. In der Sprache der Systemtheorie sprechen wir von „Selbstreferenz" als der wesentlichen Eigenschaft, auf die es hier ankommt.

In dieser „Durchlässigkeit" bzw. Selbstreferenz beruht der Organcharakter und damit die Fähigkeit, etwas als etwas in seiner Eigenart und in seiner ihm eigenen Realität begegnen zu lassen. Diese Durchlässigkeit geht dem Thema bei Wahnkranken verloren, indem es sich schrittweise aus der kategorialen Organisation herauslöst.

Bildlich gesprochen: das Thema „erzählt nicht mehr von der Welt", es fungiert nicht mehr als „Hermeneut", sondern stellt sich selbst dar, stellt sich selbst in den Vordergrund und beginnt, „seine eigenen Geschichten zu erzählen", Geschichten von Verdächtigungen, Nachstellungen, Täuschungen, Verfolgungen oder auch von verstohlenen Winken, Liebesbezeugungen, Verheißungen usw. und verstellt damit die Welt.

Ein in der Wirkwelt vom Paranoiden nicht „ausgehandeltes", d. h. nicht gelebtes Lebensthema bildet den Keim für ein Wahnthema und senkt sich als Keim in die weltkonstituierende Organisation des Auffassens, Vernehmens, Verstehens und entfaltet hier ein quasi wucherndes Eigenleben. „Und dies ist das Pathologische: dieses Übermäßigwerden eines lebensgeschichtlich gegebenen Themas" (Tellenbach 1961). Die Verselbständigung läuft darauf hinaus, „daß die Subjektivität determiniert wird, so daß das Selbst sein Thema nicht mehr hat oder besitzt, sondern davon *besessen* ist"; ein Endstadium, auf das jeder Wahnkranke – mehr oder weniger – zusteuert, wenn es auch einzelnen Kranken, – z. B. mit Hilfe einer nicht zu niedrig dosierten neuroleptischen Medikation gelingt, sich aus dieser Verstrickung im Wahn herauszulösen.

Oft resultiert dann eine blande depressive Verstimmung. Inwieweit diese pharmakogen, endogen (Huber u. Gross 1977) oder aber auch dadurch bedingt ist, daß man dem Wahnkranken etwas für ihn Lebenswichtiges genommen hat, ohne ihm dafür etwas zu geben, ist bis heute nicht endgültig geklärt, muß auch wohl für unterschiedliche Patienten unterschiedlich beantwortet werden.

Die weitere Ausbreitung zum Wahnsystem (Verfolgungs-, Beeinträchtigungs-, Eifersuchts-, Liebeswahn usw.) vollzieht sich zumeist in mehreren Stufen. Wesentliche Momente – so auch die Bedeutung, die der Wahnstimmung dabei zukommt – sind von namhaften Autoren[19] subtil herausgearbeitet worden.

Wichtig ist, daß nicht nur das Thema gemäß seinen ihm innewohnenden Absolutheitsansprüchen sich zunehmend ausweitet, sondern daß auch die Verabsolutierungstendenzen selbst sich schließlich mehr und mehr vom Thema ablösen. Das zeigt sich vor allem dort, wo ganz neue Themen auftauchen.

Wenn ein Patient z. B. sich dadurch tief betroffen zeigt, daß sein Freund ihm ein Mädchen vorstellt, dessen Namen dieselben Anfangsbuchstaben hat wie der seinige, so muß dabei nicht mehr unbedingt ein Zusammenhang mit der auslösenden Thematik ersichtlich sein, wenngleich psychodynamische Analysen auch dort noch tiefere Zusammenhänge aufdecken können, wo auf den ersten Blick keinerlei Konnex faßbar ist.

Hier interessiert in erster Linie, daß die zunächst nur auf ein einziges Thema beschränkte Metamorphose der Erfahrungs- und Vorstellungsbildung nicht nur voranschreitet, sondern auch auf ganz andere Regionen übergreift. Was sich ausbreitet, ist nun nicht mehr nur das einzelne Thema als solches; es ist vielmehr die Abwandlung in der *Art* jenes „Thematisierens von etwas".

In immer weiteren Bezirken des Selbst- und Weltverhältnisses kommt es zu Umstrukturierungen, zu Umstrukturierungen im Sinne der Apophänie und Anastrophe (Conrad 1958). Im vollausgebildeten Verfolgungswahn wird alles mehr oder weniger zur Atrappe; alles wird als „inszeniert" und mit irgendwelchen Bedeutungen überladen erfahren (unabhängig davon, inwieweit noch eine Beziehung zum ursprünglichen Thema herstellbar ist). Man kann sagen, daß die Verabsolutierung eines Themas prinzipiell in sich die Möglichkeit hegt, schließlich in die Ablösung der Verabsolutierungstendenzen vom Thema überzuleiten. Der paranoide Stil der Weltlichung ist dann gleichsam „metastasierend" („virulent") geworden. Streckenweise läßt sich der Vorgang, den wir unter dem Titel der Verselbständigung eines Themas ins Auge fassen, – bildhaft – als eine Art „Tumorwachstum" innerhalb der das Welt- und Selbstverhältnis regulierenden Organisation beschreiben:

1. Zunächst zeigt sich im „gesteigerten Interesse" nur eine Forcierung, Fokussierung und Einengung der intentionalen Gerichtetheit.
2. In einem zweiten Schritt kommt es zu einer Hypertrophie des kategorialen Organs, das eine erhöhte Ansprechbarkeit auf alles wahnthematisch Relevante zeigt.
3. Auf einer weiteren Stufen können wir das übergewichtige, bereits mit einem Absolutheitsanspruch versehene, weiter um sich greifende Thematisieren mit der Ausbreitung einer noch nichtinfiltrierend

---

19 Conrad (1958), Docherty et al. (1978), Matussek (1963), Nakayasu (1985; zit. nach Ikuta); Kisker (1960), Glatzel (1982), Janzarik (1988), Lopez-Ibor (1982), Schwartz et al. (1989), Wulff (1992).

wachsenden, „gutartigen Geschwulst" vergleichen. Man beobachtet zunächst nur eine Verdrängung oder Ausschaltung des zwanglosen Welt-Selbst-Dialogs.

4. Doch bleibt es in den meisten Fällen nicht dabei. Fundamentalere Abwandlungen machen sich bemerkbar. Das Thema rückt nicht nur quantitativ ganz in den Vordergrund, sondern bricht auch in den übrigen Selbst-Welt-Dialog ein, wie ein infiltrierendes Wachstum bei maligner Entartung. Und erst dort, wo die Verselbständigungstendenzen sich ganz vom ursprünglichen Thema ablösen, die Verabsolutierung des einen Themas in völlig schrankenlose, thematisch ungebundene, freiflottierende Verabsolutierungstendenzen einmünden, liegt schließlich der Vergleich mit einer „metastasierenden Ausbreitung" nahe. Damit haben wir es in einer floriden schizophrenen Wahnpsychose zu tun.

5. Das Ende wäre der Übergang von einer sog. „inhaltlichen" zu einer „formalen" Denkstörung in Form einer zunehmenden „Zerfahrenheit", die am Ende in einen „Wortsalat" übergeht. Dort, wo jedes Wort, ja jede Silbe absolut gesetzt wird, ist kein diskursiver – schließlich auch kein wahnhafter – Zusammenhang mehr möglich. Die inhaltlich-paranoide Denkstörung geht dann fast gleitend in eine formale über. – Daß dieser Übergang nur verhältnismäßig selten zu beobachten ist, verweist auf Faktoren, die nur zum Teil erforscht sind; sie sollen hier nicht weiter erörtert werden.

Die genannte Stufenfolge ist eine idealtypische. Sie zeichnet sich in der Realität ebensowenig eindeutig ab wie die Verlaufsstrukturen, die Conrad (1958) seinerzeit beschrieb. In den vergangenen Jahren ist Klosterkötter (1987) den Beziehungen zwischen „positiven" und „negativen" Symptomen (Andreasen, Kay), zwischen Wahnerleben und „Basisstörungen" (Süllwold und Huber) nachgegangen.

Vielleicht werden sich auf diesem Wege die Beziehungen zwischen den thematischen Schwerpunkten und den formalen Störungen bei schizophrene Psychosen näher klären lassen. Im Gegensatz zu diesen sind bei den monosymptomatischen Wahnerkrankungen – den „Delusional Disorders" – definitionsgemäß formale Denkstörungen nicht oder nur sehr diskret faßbar. Sie sind es, die vor allem die Frage nach der Bedeutung des Thematischen bei Wahnerkrankungen nicht ruhen lassen. Ich bin der Überzeugung, daß diesbezüglich die Forschung noch nicht am Ende ist.

Literatur

American Diagnostic and Statistical Manual of Mental Disorders, Third ed., Revised (DSM-III-R) (1987). American Psychiatric Association, Washington DC

Arthur AZ (1964) Theories and explanations of delusions: a review. Am J Psychiatry 121:105–115

Avenarius R (1978) Der Größenwahn. Springer, Berlin Heidelberg New York

Baeyer W v (1979) Wahn und Wähnen. Enke, Stuttgart

Barcia D (1990) Chronic delusional disorders. European handbook of psychiatry, pp 834–850

Berner P (1965) Das paranoische Syndrom. Springer, Berlin Heidelberg New York

Berner P (1966) Wahn. In: Müller C (Hrsg) Lexikon der Psychiatrie. Springer, Berlin Heidelberg New York

Binswanger L (1957) Schizophrenie. Neske, Pfullingen

Binswanger L (1965) Wahn. Neske, Pfullingen

Blankenburg W (1965) Die Verselbständigung eines Themas zum Wahn. Jahrb Psychol Med Anthropol 13:137–164

Blankenburg W (1967) Die anthropologische und daseinsanalytische Sicht des Wahns. Studium Generale 20:639–650

Blankenburg W (1969) Ansätze zu einer Psychopathologie des common sense. Confin Psychiatrica 12:144–163

Blankenburg W (1981) Wie weit reicht die dialektische Betrachtungsweise in der Psychopathologie? Z Klin Psychol Psychother 29:45–66

Blankenburg W (1987) Phänomenologisch-anthropologische Aspekte von Wahn und Halluzination. In: Olbrich HM (Hrsg) Halluzination und Wahn. Springer, Berlin Heidelberg New York Tokyo

Blankenburg W (1989) Wahnhafte und nichtwahnhafte Depression. Daseinsanalyse 6:40–56

Blankenburg W (1990) Glaube und Wahn – ein Vergleich. Ethik Sozialwiss (EuS) 1:636

Blankenburg W (1991a) Der melancholische Wahn. In: Mundt C, Fiedler, Kraus, Lang H (Hrsg) Depression heute: Psychopathologie oder Pathopsychologie? Springer, Berlin Heidelberg New York Tokyo

Blankenburg W (1991b) Perspektivität und Wahn. In: Blankenburg W (Hrsg) Wahn und Perspektivität. Enke, Stuttgart

Blankenburg W (1992) Wahn. In: Battegay R, Glatzel J, Pöldinger W, Rauchfleisch U (Hrsg) Handwörterbuch der Psychiatrie. 2. Aufl. Enke, Stuttgart (im Druck)

Bovet P, Parnas J: The Emergence of Schizophrenie Delusions. International Congress of Schizophrenia & Affective Psychoses. 12. Sept. 1991

Bräunig P (1990) Der Paranoia-Begriff Kraepelins. Fundamenta Psychiatrica 4:58–63

Butler RW, Braff DL (1991) Delusions: review and integration. Schizophr Bull 17:633–647

Cameron N (1959) The paranoid pseudo community revisited. Am J Sociol 65:52–56

Chapman LJ, Chapman JP (1988) The genesis of delusions. In: Oltmanns TF, Maher BA (eds) Delusional beliefs. Wiley & Sons, New York Chichester Brisbane, pp 167–183

Conrad K (1958) Die beginnende Schizophrenie. Versuch einer Gestaltanalyse des Wahns. Thieme, Stuttgart

Docherty JP, Kammen DP van, Siris SG, Marder SR (1978) Stages of onset of schizophrenic psychosis. Am J Psychiatry 135:420–426

Emrich (1988) Zur Entwicklung einer Systemtheorie produktiver Psychosen. Nervenarzt 59:456–464

Emrich H (1990) Psychiatrische Anthropologie. Pfeifer, München

Erikson EH (1963) Childhood and society, 2nd ed. Norton, New York

Esquirol E (1838) Des maladies mentales. Tircher, Bruxelles

Federn P (1952) Ego psychology and the psychoses. Basic Books, New York

Feldmann H (1988) Aspekte der Wahndynamik. Fortschr Neurol Psychiatr, pp 14–21

Flaum M, Arndt S, Andreasen N (1991) The reliability of „bizarre" delusion. Compr Psychiatr 32:59–65

Freud S (1952 ff) Gesammelte Werke. Fischer, Frankfurt (spez. Bd. 8, S. 239–320)

Garety PA, Hemsley DR (1987) Characteristics of delusional experience. Eur Arch Psychiatr Neurol Sci 236:294–298

Gaupp R (1920) Der Fall Wagner. Z Ges Neurol Psychiatr 60:48–82

Glatzel J (1981) Die paranoide Eigenbeziehung aus der Perspektive einer interaktionalen Psychopathologie. Nervenarzt 52:147–152

Glatzel J (1981) Spezielle Psychopathologie. Enke, Stuttgart

Glatzel J (1991) Melancholie und Wahnsinn. Wissenschaftliche Buchgesellschaft, Darmstadt

Habermas J (1969) Erkenntnis und Interesse. Suhrkamp, Frankfurt/M.

Harrow M, Rattenbury F, Stoll F (1988) Schizophrenic delusions: an analysis of their persistance, of related premorbid ideas, and of three major dimensions. In: Oltmanns TF, Maher BA (eds) Delusional beliefs. Wiley & Sons, New York Chichester Brisbane, pp 184–211

Heidegger M (1927) Sein und Zeit. Niemeyer, Halle

Heise DR (1988) Delusions and the construction of reality. In: Oltmanns TF, Maher BA (eds) Delusional beliefs. Wiley & Sons, New York Chichester Brisbane, pp 259–272

Hofer G (1968) Der Mensch im Wahn. Karger, Basel New York

Huber G, Gross G (1977) Wahn. Enke, Stuttgart

Hunger J (1970) Gedanken zur Irrtumskategorie als Wahnkriterium. Psychiatr Clin 3:241–253

Janzarik W (1988) Strukturdynamische Grundlagen der Psychiatrie. Enke, Stuttgart

Jaspers K ([1]1913, [7]1959) Allgemeine Psychopathologie. Springer, Berlin Göttingen Heidelberg

Jaspers K (1963) Gesammelte Schriften zur Psychopathologie. Springer, Berlin Göttingen Heidelberg

Kahn E (1929) Über Wahnbildung. Arch Psychiatr Nervenheikd 88:88–99

Kaplan HI, Sadock BJ (1991) Delusional disorder. In: Kaplan HI, Sadock BJ (eds) Synopsis of psychiatry, 6th ed. Williams & Wilkins, Baltimore, pp 343–350

Kendler KS (1988) Kraepelin and the Diagnostic Concept of Paranoia. Comprehensive Psychiatry 29:4–11

Kendler KS, Hays P (1981) Paranoid psychosis (Delusional Disorder) and schizophrenia. Arch Gen Psychiatr 38:547–551

Kendler KS, Glazer WM, Morgenstern H (1983) Dimensions of delusional experience. Am J Psychiatry 140:466–469

Kendler KS, Masteson C, Davis K (1985) Psychiatric illness in first degree relatives of patients with paranoid psychosis, schizophrenia, and medical illness. Br J Psychiatry 147:524–530

Kisker K (1960) Der Erlebniswandel des Schizophrenen. Springer, Berlin Göttingen Heidelberg

Klosterkötter J (1988) Basissymptome und Endphänomene der Schizophrenie. Springer, Berlin Heidelberg New York

Knoll M (1988) Über das Mißtrauen. Fundam Psychiatr 4:221–227

Kolle K (1957) Der Wahnkranke im Lichte alter und neuer Psychopathologie. Thieme, Stuttgart

Koning AJJ de (1982) Suspicion and delusion. In: Koning AJJ de, Jenner FA (eds) Phenomenology and psychiatry. Academic Press, London, pp 125–134

Kretschmer E (1918) Der sensitive Beziehungswahn, 1. Aufl. Springer, Berlin

Lanteri-Laura G, Pistoia L del, Habib HB (1985) Paranoia. Med Chir 37299 D[10]

Lopez-Ibor J (1982) Delusional perception and delusional mood: a phenomenological and existential analysis. In: Koning AJJ de, Jenner FA (eds) Phenomenology and psychiatry. Academic Press, London; Grunde & Stratton, New York, pp 135–152

Luhmann N (1972) Vertrauen, 2. Aufl. Ein Mechanismus der Reduktion sozialer Komplexität, Enke, Stuttgart

Maher BA (1988) Anomalous experience and delusional thinking: the logic of explanations. In: Oltmanns TF, Maher BA (eds) Delusional beliefs. Wiley & Sons, New York Chichester Brisbane, pp 15–33

Maher B, Ross (1984) Delusions. In: Adams HE, Sutker PB (eds) Comprehensive handbook of psychopathology. Plenum Press, New York

Manschreck TC (1979) The assessment of paranoid features. Compr Psychiatry 20:370–377

Matussek P (1948) Psychotisches und nichtpsychotisches Bedeutungsbewußtsein. Nervenarzt 19:372–380

Matussek N (1963) Psychopathologie II. Wahrnehmung, Halluzination und Wahn. In: Gruhle, HW et al (Hrsg) Psychiatrie der Gegenwart, Bd I/2, 1. Aufl. Springer, Berlin Göttingen Heidelberg

Minkowski E (1947) Phénoménologie et analyse existentielle en psychopathologie. Évol Psychiatr 4:137–185

Mishara A (1989) The phenomenological-anthropological approach to communication in delusional existence. In: Phenomenology and the Unconscious, pp 394–405; Thesis, Pennsylvania State University

Moor JH, Tucker GJ (1979) Delusions: analysis and criteria. Compr Psychiatry 20:388–393

Müller, Suur H (1950) Das Gewißheitsbewußtsein beim schizophrenen und beim paranoischen Wahnerleben. Fortschr Neurol Psychiatr 18:44–51

Müller-Suur H (1980) Konstitutive Unterschiede im Wähnen in verschiedenen psychotischen Krankheitszuständen. Nervenarzt 59:477–481

Mundt C (1989) Psychopathologie heute. In: Kisker KP et al (Hrsg) Psychiatrie der Gegenwart, 3. Aufl Bd 9. Brennpunkte der Psychiatrie. Diagnostik, Datenerhebung, Krankenversorgung. Springer, Berlin Heidelberg New York Tokyo

Munro A (1982) Paranoia revisited. Br J Psychiatry 141:344–349

Murphy HBM (1980) Kulturelle Aspekte des Wahns. In: Pfeiffer M, Schoene W (Hrsg) Psychopathologie im Kulturvergleich. Enke, Stuttgart

Oepen G, Harrington A, Spitzer M, Fünfgeld M (1988) „Feelings" of conviction: on the relation of affect and thought disorders. in: Spitzer M, Uehlein FA, Oepen G (eds) Psychopathology and philosophy. Springer, Berlin Heidelberg New York Tokyo, pp 43–55

Olbrich HM (Hrsg) (1987) Halluzination und Wahn. Springer, Berlin Heidelberg New York Tokyo

Oltmanns TF (1988) Approaches to the definition and study of delusions. In: Oltmanns TF, Maher BA (eds) Delusional beliefs. Wiley & Sons, New York Chichester Brisbane, pp 3–11

Pauleikhoff B (1969) Der Liebeswahn. Fortschr Neurol Psychiatr 37:251–279

Retterstol N (1987) Nicht-schizophrene paranoide Entwicklungen und Paranoia. In: Kisker KP et al (Hrsg) Psychiatrie der Gegenwart, 3. Aufl, Bd 4. Schizophrenie. Springer, Berlin Heidelberg New York Tokyo

Rudden M, Gilmore M, Frances A (1982) Delusions: when to confront the facets of life. Am J Psychiatry 139:929–932

Sacks M, Carpenter W, Strauss JS (1978) Recovery from delusions. Arch Gen Psychiatry 30:117–120

Schanda H (1987) Paranoide Psychosen. Enke, Stuttgart

Scharfetter C (1991) Wahn aus der Sicht veränderter Wachbewußtseinszustände. In: Blankenburg W (Hrsg) Wahn und Perspektivität. Enke, Stuttgart

Scheler M (1928) Die Stellung des Menschen im Kosmos. Nymphenburger, München

Schmidt G (1940) Der Wahn im deutschsprachigen Schriftum der letzten 25 Jahre (1914–1939) Zentralbl Neurol Psychiatr 97:113–157

Schneemann N (1989) Eifersuchtswahn. Enke, Stuttgart

Schneider K (1952) Über den Wahn. Thieme, Stuttgart

Schneider K (1987) Klinische Psychopathologie, 13. Aufl. Thieme, Stuttgart

Scholz E (1991) Psychologie der Situation. Asanger, Heidelberg

Schulte W, Tölle R (1972) (Hrsg) Wahn. Thieme, Stuttgart

Spitzer M (1989) Was ist Wahn? Springer, Berlin Heidelberg New York Tokyo

Spitzer M (1990) On defining delusion. Compr Psychiatry 31:1–8

Straus E, Zutt J (1963) (Hrsg) Die Wahnwelten. Akademische Verlagsanstalt, Frankfurt/M.

Strauss JS (1969) Hallucinations and delusions as points on continua function. Rating scale evidence. Arch Gen Psychiatry 21:581–586

Strauss ME (1988) On the experimental psychopathology of delusions. In: Oltmanns TF, Maher BA (eds) Delusional beliefs. Wiley & Sons, New York Chichester Brisbane, pp 157–163

Tatossian A (1979) Phénoménologie des psychoses. Masson, Paris

Tatossian A (1984) Phénoménologie de la schizophrénie. Arch Suisses Neurol Neurochir Psychiat 135:9–15

Tellenbach H (1961) Melancholie. Springer Berlin Heidelberg New York

Tellenbach H (1982) Steps towards delusion. In: Koning JJA de, Jenner FA (eds) Phenomenology and psychiatry. Academic Press, London; Grunde & Stratton, New York

Tellenbach H (1987) Zur Dekomposition religiöser Grundakte im Wahn und in der Melancholie. In: Tellenbach H (Hrsg) Psychiatrie als geistige Medizin. VaW, München, S 240–247

Wernicke C (1982) Über fixe Ideen. Deutsche Medizinische Wochenschrift 18:581–582

Wiggings OP, Schwartz MA, Northoff G (1990) Toward a Husserlian phenomenology of the initial of schizophrenia. In: Spitzer M, Maher BA (eds) Philosophy and psychopathology. Springer, Berlin New York Heidelberg Tokyo

Winokur G (1986) Classification of chronic psychoses including delusional disorders and schizophrenia. Psychopathology 19:30–34

Winters KC, Neale JM (1983) Delusions and delusional thinking in psychotics: A review of the literature. Clin Psychol Rev 3:227–253

World Health Organization (1991) Tenth Revision of the International Classification of Diseases, Chapters V (F); Mental and Behavioral Disorders (including disorders of psychological development) (= ICD-10). Clinical Descriptions and Diagnostic Guidelines. Deutsche Übersetzung: Dilling H, Mombour W, Schmidt MH (Hrsg) (1991) Internationale Klassifikation psychischer Störungen. ICD-10 Kapitel V (F) Klinisch-diagnostische Leitlinien. Huber, Bern Göttingen Toronto

Wulff E (1992) Wahn als selbstdurchkreuzte Intentionalität. In: Blankenburg W, Bühler K-E (Hrsg) Intentionalität – interdisziplinär. (im Druck)

Zigler E, Levine J (1983) Hallucinations vs. delusions. A developmental approach. J Nerv Ment Dis 171:141–146

Zutt J (1963) Auf dem Weg zu einer anthropologischen Psychiatrie. Springer, Berlin Göttingen Heidelberg

Zutt J, Kulenkampff C (1958) (Hrsg) Das paranoide Syndrom in anthropologischer Sicht. Springer, Berlin Göttingen Heidelberg

Diskussion zu Vortrag 2

Frau Prof. Dr. G. Gross

Wir meinen nachgewiesen zu haben, daß die z. B. bei voll remittierenden Schizophrenien in knapp 60 % zu beobachtenden postpsychotischen Basisstadien sehr häufig depressiv gefärbt sind, wobei kognitive und dynamische Basissymptome vorherrschen. Wir glauben, daß diese Zustände morbogen und nicht pharmakogen oder psychogen bedingt sind, und halten sie gerade für die Rehabilitationsbemühungen in den postpsychotischen Basisstadien für eminent wichtig, weil die Patienten nicht überfordert werden dürfen, um zu vermeiden, daß sie durch das Erkennen ihrer Defizienzen auf suizidale Gedanken kommen, die sie ja leider nicht zu selten auch in die Tat umsetzen.

Prof. Dr. W. Blankenburg

Ich glaube, daß dieser Gesichtspunkt wichtig ist, möchte aber trotzdem für eine mehrdimensionale Betrachtungsweise plädieren, weil ich meine, daß es sich um Phänomene handelt, die auf mehreren Ebenen zu erläutern und zu begründen sind, wobei bei unterschiedlichen Patienten meiner Ansicht nach auch unterschiedliche Maßstäbe zu setzen sind. Gerade für die praktische Psychiatrie, für den Umgang mit dem Patienten, scheint mir das wichtig. Im übrigen ist zu beachten, daß es hier um „wahnhafte Störungen" (ICD-10) bzw. „Delusional Disorders" ging und nicht um Schizophrenien.

3 Der sensitive Beziehungswahn

W. KRETSCHMER

Im Jahre 1918 veröffentlichte Ernst Kretschmer sein erstes Buch; es trug den Titel „Der sensitive Beziehungswahn". Es ist die damals erste differenzierte psychiatrische, auch auf die Normalpsychologie anwendbare Charakterologie, die verschiedene Betrachtungsebenen zeigt. Wenn es nämlich möglich sein sollte, bestimmte Wahntypen psychologisch zu deuten, wenn diese also nicht ausschließlich aus autonomen Störungsprozessen hervorgehen, müssen sie in irgendeiner Weise mit dem Aufbau der Persönlichkeit zusammenhängen. In seinem Referat ging *W. Kretschmer, Tübingen*, insbesondere auf die Deutung des sensitiven Beziehungswahns im Hinblick auf die individuelle Persönlichkeit des Erkrankten ein.

1918 veröffentlichte E. Kretschmer sein erstes Buch: Der sensitive Beziehungswahn. Der Entwurf dieser Form des Wahns wird 1922 auch in *„Medizinische Psychologie"* Kapitel „Persönlichkeitsreaktionen" unter dem Titel „Sensitive Entwicklungen" skizziert und mit Beispielen illustriert. Ich habe in der 13. Auflage des gleichen Buches alle Termini der „psychiatrischen Charakterlehre" im sensitiven Beziehungswahn begrifflich koordiniert und streng zu systematisieren versucht.

Das Werk selbst umfaßt also weit mehr als nur die Beschreibung und psychologische Ableitung eines besonderen Wahnbildes. Die Grundlage bildet die damals erste differenzierte psychiatrische, freilich auch auf die Normalpsychologie anwendbare Charakterologie, die verschiedene Betrachtungsebenen zeigt. Daß Kretschmer den Vorspann seiner psychologischen Wahnlehre so breit anlegt, ist kein Zufall. Denn wenn es möglich sein sollte, bestimmte Wahntypen psychologisch zu deuten, wenn diese nicht ausschließlich aus autonomen Störungsprozessen hervorgehen, dann müssen sie in irgend einer Weise mit dem Aufbau der Persönlichkeit, der sich seinerseits mit der Lebensgeschichte verflicht zusammenhängen. Damit ergab sich die Frage, welcher Persönlichkeitsaufbau für Wahn disponieren könnte. Freilich bei den schweren psychotischen Erlebnissen des Verlusts, der Bedrohung, der Verfolgung, des magischen Weltbezugs war vorläufig keine Antwort auf diese Frage zu erwarten, weil hier die Überwältigung der Persönlichkeit herrscht. Mehr Einsicht versprachen abnormale Vorstellungen, die der Alltagserfahrung nahestehen und darum verständlich erscheinen. Das gibt es im Bereich der Paranoia. Die menschlichen Grunderfahrungen, an denen deren damals bekannte Hauptformen anknüpfen, waren die von Ungerechtigkeit hervorgerufene Kränkung oder das Überlegenheitserlebnis (Querulant, Erfinder, Prophet).

Tropon-Symposium, Bd. VII
Paranoide Störungen
Hrsg. W.P. Kaschka und E. Lungershausen
© Springer-Verlag Berlin Heidelberg 1992

Beim Querulantenwahn war die psychologische Ableitbarkeit bereits von Kraepelin postuliert worden. Doch hätte die klinische Beobachtung sonst nicht weitergeführt
wäre Kretschmer nicht auf eine besondere Alltagserfahrung als Ausgang des Wahns
gestoßen, nämlich die der sittlichen Unsicherheit, aus der sich dann das Erleben des
Beachtetwerdens, schließlich des Verachtetwerdens als negative Beziehung ergibt.
Diese Entwicklung tritt in allen Abstufungen auf, vom allgemeinen Mißbehagen bis zur
momentan unkorrigierbaren Gewißheit, abgelehnt zu werden. Derartiges findet sich
zunächst ohne wahnhafte Ausprägung – oft in der Randzone psychischer Abnormalität,
besonders bei depressiven, schizoiden und neurotischen Zuständen, mit denen sich
Kretschmer seinerzeit eingehend beschäftigte. Überall hier kann die Vorstellung der
sittlichen Insuffizienz und der sozialen Degradierung auftreten, besonders nach Enttäu-
schungen und Beschämungen, nach Scheitern wichtiger Strebungen. Wenn der Makel
des Versagens nicht mehr ertragen werden kann – das ist schon psychologische Deutung – so wird die eigene Schuld einem Menschen oder mehreren zugewiesen, beige-
legt. Die krankhafte Idee: „Man stellt sich gegen mich". Der Insuffiziente entlastet sich
so moralisch, doch um den Preis der quälenden Isolierung.

Gewiß, nicht jeder antwortet auf zwischenmenschliches Scheitern so mit Beziehungsstörungen oder gar Beziehungswahn. Darum mußte dargetan werden, welcher
Persönlichkeitsaufbau und welche Reaktionsneigung gerade die sensitive Form begünstigt. Um das formulieren zu können, legte Kretschmer zunächst das einfache Reflex-
schema „Reiz-Reaktion" zugrunde, was berechtigt ist, sofern man nicht mehr in das
Schema hineinsteckt als es fassen kann. Unter diesem Gesichtspunkt neigt der Sensitive
dazu, Erlebnisse, besonders verletzende, nicht äußerlich sichtbar zu machen, sondern
zu „verhalten". Er befreit sich nicht so rasch mit Gefühlsausdruck und Teilnehmenlas-
sen anderer, sondern er „retiniert" die Reize, wie es in physiologischer Sprache heißt.
Das bedeutet aber, daß er sich weiter mit den Erlebnissen beschäftigen muß, bis diese
unwirksam werden, oder zunehmend quälen.

Zu diesem Gegensatzpaar „Hemmung – Befreiung" fügte Kretschmer das auf
höherer Ebene liegende von „sensitiv-expansiv" d. h. empfindsam zurückhaltend –
ausgreifend hinzu. Hier liegt der Akzent neben der inneren Erlebnisverarbeitung auf der
Handlungsweise. Während der Sensitive sein Innenleben nicht ohne weiteres in Handlungen einfließen läßt, steht der Expansive unter dem ständigen Bedürfnis, das zu tun.
Die Wortwahl für diesen Gegensatz ist nicht glücklich, insofern „sensitiv" hauptsächlich die subjektive erlebende Seite ausdrückt, „expansiv" mehr die objektiv praktische. Im begrifflich gemeinten gleicht sich die Unebenheit aus, weil nämlich der
Sensitive sich asthenisch (weich) bei sthenischem Selbstbehauptungsstachel äußert, der
Expansive sthenisch (energisch) bei asthenischer Selbstempfindlichkeit. So verhält sich
der Sensitive eher befangen, zurückhaltend, schüchtern und doch konsequent im Ziel
seiner Rechtfertigung, der Expansive aktiv, selbstbehauptend in stets bedrohtem, weil
unmäßig gesteigertem Selbstgefühl.

Mit dem Gegensatzpaar sthenisch-asthenisch wird der Willensaspekt vollends deutlich, die Typen gewinnen Leben. Kretschmer erkennt, daß psychologische Bilder nicht
in geradliniger Folge abgeleitet werden können, sondern nur in ihrer polaren Bedingt-
heit.

Der expansive Charakter wird am ehesten eine Kampfneurose, einen Querulantenwahn, einen Verfolgungswahn, eine Prophetenparanoia entwickeln, der sensitive eher
eine Beziehungsneurose und einen Beziehungswahn. Kretschmer stellt sich das so vor:

Den sensitiven Charakter trifft ein beschämendes Schlüsselerlebnis, z. B. eine erotische Verfehlung oder eine berufliche Demütigung, gegen die sich der Betroffene innerlich auflehnt, mit der er aber auch nicht zurecht kommt. Die Auseinandersetzung steigert sich zur Krise, aus der heraus der quälende Selbstvorwurf in den Wahn umschlägt, von anderen sittlich verachtet zu werden. Weder Zeitpunkt noch Ablauf dieser „Inversion" lassen sich genau fassen. Wir kennen nur die Ausgangslage und das Ergebnis, wie bei allen Wahnbildungen. Auch ist es müßig, nach der Ursache des Umschlags zu fragen; denn man kann organisch und psychologisch argumentieren, ohne jeweils Verbindliches auszusagen.

Der sensitive Beziehungswahn ist ein Syndrom, keine Krankheitseinheit. Vergleichen wir nämlich die paranoischen Störungsbilder auf der Grundlage der skizzierten Charaktertypologie mit den später beschriebenen, an den endogenen Psychosen anknüpfenden Konstitutionskreisen, so wird klar, daß beide weder identisch sind, noch aufeinander aufbauen. Die Methoden der Einteilung sind grundverschieden. Kretschmer analysiert die paranoischen Formen, einschließlich der Zwangskrankheiten, mit Hilfe intuitiv gewonnener, aus gegensätzlichen Begriffspaaren aufgebauter Charakterschemata, während die Konstitutionstypen mit ihren krankhaften Neigungen sich im Wechselspiel zwischen Beschreibung und statistisch ausgewerteter Messung auf körperlichem und seelischem Gebiet herauskristallisieren. Freilich erkennen wir in der reinen Beschreibung Überschneidungen zwischen dem sensitiven Charakter und der sensiblen Schizoidie oder zwischen den expansiven Charakteren und energischen Zyklothymen. Doch mehr Gemeinsames finden wir nicht. So hat auch Kretschmer nie versucht, beide Typologien gewaltsam in Einklang zu bringen oder in *ein* System einzuordnen. Die Konstitutionstypik greift zwar tiefer, da sie den biotischen Grund einbezieht. Insofern ist Kretschmer weiter vorgedrungen. Rein psychopathologisch jedoch hat seine Paranoialehre und insbesondere die vom sensitiven Beziehungswahn ihren vollen Wert behalten.

Darüber hinaus liefert diese Lehre einen breiten psychologischen Zugang zu einem Krankheitsbereich, den man – wie es Kretschmer selbst tut – zwischen Neurosen und Psychosen einzuordnen pflegt und der Kretschmer immer besonders beschäftigt hat. Daß der Zugang zunächst mit formalen Prinzipien gewonnen wird, hat den Vorzug, daß der Inhalt, d. h. die Motive, welche die Entwicklung vom sensitiven Charakter bis zum Wahn vorantreiben könnten, nicht festgelegt wird, sondern jeweils im Einzelfall zu entdecken ist. Dieses weise Vorgehen ist um so bemerkenswerter, als es Kretschmer leicht gehabt hätte, sich den Psychoanalytikern anzuschließen, die möglichst schnell und siegesgewiß auf bestimmte Motive und Motivzusammenhänge zusteuerten. Die Psychoanalyse verdankt ja ihre Beliebtheit eben diesen Motiven. Kretschmer kannte zwar die psychoanalytische Literatur sehr gut, aber eben deshalb auch die Einseitigkeit ihrer psychologischen Argumentationen. Man kann zwar behaupten, der sensitive Beziehungswahn wäre ohne die Psychoanalyse nicht entdeckt worden. Doch was Kretschmer hier mit der Psychoanalyse verbindet, ist lediglich das Interesse an den Bedürfnissen und Ängsten in der Lebensgeschichte sowie die Rücksicht auf Übertragungen früherer jugendlicher Haltungen auf die therapeutische Situation, doch beides im allgemeinen Sinn.

Insoweit Kretschmer mit physiologischen Grundbegriffen der Reizleitung und der Stärke (Sthenie) arbeitet, ist seine Psychologie menschlich neutral. Sobald er jedoch verstehend an die Krankheitsbilder herangeht, tritt sein eigentlicher psychologisch-anthropologischer Standpunkt zutage. „Persönlichkeitsreaktionen" bilden den „reinsten und prägnantesten Ausdruck der Gesamtindividualität" (1971). Diese läßt sich jedoch nur bestimmen, wenn man das Selbstbewußtsein, die Selbstbehauptung, die Selbstbewertung und damit auch das ethische Urteilsvermögen berücksichtigt, also nicht allein von Kräften oder Triebmechanismen aus. Es kommt darauf an, wie die „volle Persönlichkeit intensiv und bewußt mitgearbeitet hat,", womit Kretschmer – ohne es ausdrücklich zu sagen – den Menschen als verantwortliche, wertende und zielstrebige Person meint. Das heißt aber auch, daß man die Entstehung eines Wahns nicht verstehen kann, wenn man diese personale Ebene unterschreitet. Beim Sensitiven herrscht ein feines ethisches Empfinden, mit welchem er seine vermeintliche Schuld bewertet, jedoch bei seiner Selbstwertunsicherheit überwertet. Auch der Expansive fühlt sich mehr oder weniger entwertet und versucht den Mangel mit einseitigen Tätigkeiten auszugleichen. Die menschliche Insuffizienz wird erst auf der Wertebene pathogen!

Der Kampf um den Eigenwert ist also das Grundmotiv in Kretschmers Paranoialehre. Weil es das allgemeine menschliche Motiv schlechthin ist, steht es auch hinter allen besonderen Motiven, die sonst in der Psychologie herausgearbeitet worden sind. Beim sensitiven Beziehungswahn wurden als besondere Motive hauptsächlich Abwehr erotischer Schuld beobachtet, aber auch Wertverlust bei vermeintlich ungenügender beruflicher Leistung oder beruflicher Demütigung. Auch verschiedene belastende Motive können gemeinsam wirken. Im Liebenwollen, im Leistenwollen, im Streben nach gerechter gesellschaftlicher Stellung drückt sich das menschliche Wertstreben aus. Es liegt über dem biotischen Erfordernis, das Kretschmer erst später mehr betont.

Indem Kretschmer die wertende und nach Wert strebende Person in den Mittelpunkt stellt, gerät er in den Gedankenkreis Alfred Adlers, der sich seinerseits eng an die Wertphilosophie William Sterns anschließt. Die „Insuffizienz" ist nichts anderes als das Minderwertigkeitsgefühl, und auch sonst operierte Kretschmer häufig mit den Wörtern Selbstwert, Ressentiment, Überkompensation, Geltungsbedürfnis, Adlersche Mechanismen u. a. Die Entwicklung zum sensitiven und expansiven Paranoiker wird vorwiegend im Zeichen der Individualpsychologie gedeutet. Hier erscheint am deutlichsten die Grenze gegenüber der Psychoanalyse, die das wertende und strebende Subjekt nicht in ihr System einbezieht.

Anders in der Psychiatrie. So hat neben anderen Autoren besonders Kahn (1929) der Selbstwertproblematik bei der Entstehung des Wahns große Bedeutung zugemessen. Von „Sinn und Bedeutung" aus muß die „Wahnfinalität" anerkannt werden. Es ist die „Förderung im Wahn eine Stütze der Selbsterhaltung, eine Selbstwerterhöhung, und zwar immer eine überkompensatorische". Sie dient der „Selbstwertsicherung und Selbstwertrettung". Damit erscheinen „Sinn, Bedeutung und Zweck" des Wahns.

Was die begünstigenden Bedingungen des sensitiven Beziehungswahns, wie auch des Liebeswahns angeht, so hat Kretschmer später Unsicherheit, u. U. Schwäche des sexuellen Bedürfnisses hervorgehoben, was er ausdrücklich biologisch begründet. Inwieweit bei der starken Hemmung bzw. Abwehr eines ebenso starken Bedürfnisses Erziehung oder Anlage beteiligt sind, versucht er nicht zu entscheiden, neigt aber eher der Hypothese der konstitutionellen Disposition zu. Kausale psychogenetische Theorien können ohnehin den sensitiven oder expansiven Charakter und erst recht den darauf sich aufbauenden Wahn nicht verbindlich erklären. Die scheinbar gradlinig aufeinander folgenden Etappen relativieren sich im unübersehbar strömenden seelischen Geflecht und ebenfalls unter dem undurchschaubaren Einfluß der geistigen

Selbstbestimmung des persönlichen Subjekts. Was die psychogenetische Annahme näherrückt, wenn auch nicht beweist, ist die Tatsache, daß der Beziehungswahn in manchen Fällen über das therapeutische Gespräch hinweg geheilt werden konnte, wie zuerst Kretschmer aus eigener Erfahrung heraus berichtet hat.

Der sensitive Beziehungswahn als klinisches Bild wird selten beobachtet, vielleicht seltener als vor einigen Jahrzehnten und meist nur als Übergangsphase innerhalb einer schizophrenen Entwicklung. Sicherlich waren die sozialen Bedingungen seiner Entstehung und seiner Ausprägung damals günstiger als jetzt. Der im Vordergrund stehende scharfe ethische Konflikt kann nur innerhalb einer vorgegebenen Spannung zwischen starrer Moral und der Erziehung zur autonomen, selbständigen sittlichen Haltung im protestantischen Sinn entstehen. So gesehen ist der sensitive Beziehungswahn ein Kind seiner Zeit gewesen. Heute, wo die plurale Lebenshaltung bereits die Ethik ergriffen hat und man demgemäß alles tun darf, wenn es andere nicht benachteiligt, können schwere andauernde ethische Konflikte nur unter besonderen individuellen Bedingungen auftreten. Trotz dieser Akzentverschiebung behält die im sensitiven Beziehungswahn beschlossene Problematik ihre grundsätzliche menschliche Bedeutung. Es sei betont, daß bei der Interpretation der Wahnentstehung nicht nur diese Problematik zu beachten ist, sondern neben den verstehend-psychologischen auch charakterkundliche Maßstäbe ihren Platz haben.

Literatur

Berner P (1965) Das paranoische Syndrom, Springer, Berlin Heidelberg
Kahn E (1929) Über Wahnbildung. Arch Psychiatr Nervenkr BB 435
Kretschmer E (1966) Der sensitive Beziehungswahn, 4. Aufl. Springer, Berlin Heidelberg New York
Kretschmer W (1975) Der Wahn als Ausdruck der Lebensgeschichte. Psychiatr Clin 8:14

Diskussion zu Vortrag 3

Prof. Dr. N. Retterstøl

In den skandinavischen Ländern ist Kretschmers Arbeit besonders wichtig im Hinblick auf die Begriffe „reaktive" und „psychogene" Psychosen. Es ist überraschend, wie wenig Kretschmers Arbeit in den angelsächsischen Ländern bekannt ist. Ich vermute, es fehlte lange Zeit einfach an Übersetzungen.

Ich kann Ihre Meinung nicht teilen, daß der sensitive Beziehungswahn heute selten anzutreffen ist. In meiner Untersuchung der paranoid psychotischen Patienten gab es relativ viele, die wichtige Elemente des sensitiven Beziehungswahns im Sinne Kretschmers aufwiesen, wenn auch nicht immer ganz rein. Die Nachuntersuchungen Kretschmers waren auch sehr wichtig, denn sie haben ja bewiesen, daß die Prognose dieser Psychosen recht gut ist.

Prof. Dr. G. Huber

Schon Schneider hat ja geschrieben, daß sich Kretschmers und sein Standpunkt einander nähern. Was Sie heute gesagt haben, steht so ungefähr schon in unseren Arbeiten aus den 60er Jahren. Wir haben damals betont, daß der sensitive Beziehungswahn sehr selten ist und haben versucht, das an Patienten zu verifizieren. Wir fanden, daß er noch seltener wird, wenn man die lebenslangen Verläufe berücksichtigt. Das sind typische Schizophrenien. Wir haben unter etwa 500 Patienten der Bonner Klinik nur ganz wenige Patienten gefunden, die nicht auf längere Sicht, nach Jahren oder Jahrzehnten, doch noch alle möglichen anderen, auch schizophrene Symptome ersten Ranges, geboten haben. Auch der junge Janzarik vertrat noch diesen Standpunkt in seiner Paranoia-arbeit, als er noch stärker unter dem Einfluß Kurt Schneiders stand als heute.

Sie sagten, es ist nur ein Syndrom. Auch Ernst Kretschmer hat ja gesagt, daß es sich auf „endogenen Rutschungen" aufbauen kann. Es braucht also nicht immer im Rahmen dessen aufzutreten, was andere psychiatrische Schulen als Schizophrenie bezeichnen, sondern es kann auch in anderem Zusammenhang vorkommen.

Daß die langfristige Prognose günstig ist, konnten wir auch bestätigen. Wir haben festgestellt, daß die psychisch-reaktiv, durch „life events" ausgelösten Schizophrenien, auch die Schneider-Schizophrenien, langzeitprognostisch hochsignifikant günstiger sind als andere Schizophrenieformen. Was war das Ergebnis Ihrer eigenen spätkatamnestischen Studien über den sensitiven Beziehungswahn?

Prof. Dr. W. Kretschmer

Ich habe zwar nicht sehr viele Katamnesen gemacht, aber in einzelnen Fällen konnte ich die Patienten schon weiterverfolgen. In der Tat erschien der Verlauf, wenn er nicht in eine Schizophrenie mündete, im allgemeinen eher günstig. Sicher gibt es auch spontane Besserungen, die einfach durch die Auseinandersetzung mit dem Leben, wenn es sich nicht zu ungünstig gestaltet, zustandekommen.

Was die Entstehung betrifft, kann man nicht nur von einer bestimmten Konstitution oder einem endogenen Kreis ausgehen. Auch zyklothyme Charakterzüge mit starkem sittlichem Bewußtsein und eher skrupulöser, moralischer Haltung können durchaus ein Mutterboden für sensitive Entwicklungen sein. Die Entstehung sollte man also sehr frei sehen, mehr von dem Stil der Entwicklung her. Der Hintergrund der Entstehung muß individuell erschlossen werden, er läßt sich nicht allgemein festlegen.

4 Erotomanie: Nosologie und Langzeitverlauf

S. OPJORDSMOEN und N. RETTERSTØL

Bei der Erotomanie, dem Liebeswahn, ist das Kernsymptom eine wohlentwickelte und systematisierte Wahnvorstellung. Normalerweise werden Frauen aus relativ einfachen Verhältnissen betroffen; sie glauben, von einer männlichen Person höheren Standes geliebt zu werden. S. Opjordsmoen, Oslo, berichtete über eine Erotomanie-Studie, die im Rahmen einer Untersuchung an Patientinnen mit paranoiden Psychosen durchgeführt wurde. Die Patientinnen waren bei Aufnahme durchschnittlich 40 Jahre alt und unverheiratet. Als Entlassungsdiagnose wurde bei allen nach DSM-III eine Schizophrenie oder paranoide Störung diagnostiziert. Während der Nachbeobachtungszeit von 22 bis 35 Jahren kamen die Patientinnen in der Regel ohne stationäre Behandlung aus, lebten jedoch meist sozial isoliert. Auffällig waren die prämorbiden Persönlichkeitszüge, die anscheinend das Eingehen zwischenmenschlicher Beziehungen erschwerten. Zusätzlich zur neuroleptischen Behandlung sollte man daher insbesondere bemüht sein, die Patientinnen beim Aufbau zwischenmenschlicher Beziehungen zu unterstützen.

4.1 Einleitung

Bei der Erotomanie handelt es sich um ein Leiden, dessen Kernsymptom eine wohlentwickelte und systematisierte Wahnvorstellung ist. Normalerweise werden Frauen aus relativ einfachen Verhältnissen betroffen, und die Wahnvorstellung besteht darin, daß eine männliche Person von höherem sozialen Stand ein amouröses Interesse für sie gefaßt habe. Das Verhalten anderer Menschen oder Ereignisse, wie z. B. Gesichtsausdrücke, Blicke oder aktuelle Themen in den Massenmedien, werden als Beweis für die Richtigkeit ihrer Annahme gedeutet. Die Patientin kann danach ihrer Umgebung davon erzählen, und weil die betroffene männliche Person in der Regel verheiratet ist, führt dies oft zu Komplikationen, die mit einem Gerichtsverfahren oder einer Einweisung enden können.

Dieser Zustand wurde zum ersten Mal von Kretschmer (1918) beschrieben, und er nannte ihn „Der erotische Beziehungswahn alter Mädchen". Er beschrieb 2 Frauen mit typischen Symptomen und untersuchte sie im Jahre 1926 nach. Die Symptome waren teilweise zurückgegangen, und die Patientinnen wurden als nicht psychotisch befunden, aber hatten ihre prämorbide hypersensitive Persönlichkeit beibehalten. Die deutsche Psychiatrie hat auch andere wichtige Beiträge zum Verständnis des Liebeswahns geleistet. Kehrer (1922) führte den Ausdruck „Erotische Wahnbildungen sexuell unbefriedigter weiblicher Wesen" ein. Er sichtete das Material der psychiatrischen Abteilung der Universität in Breslau und fand insgesamt 6 Patientinnen, auf die seine Bezeich-

Tropon-Symposium, Bd. VII
Paranoide Störungen
Hrsg. W.P. Kaschka und E. Lungershausen
© Springer-Verlag Berlin Heidelberg 1992

nung zutraf. Bei allen Patientinnen fand er eine Interaktion zwischen seelischen und körperlichen Faktoren, Persönlichkeitsstruktur und Lebenssituation. Kraepelin (1909–1915) teilte die Größenwahnvorstellungen in verschiedene Typen ein: Die Wahnvorstellung, ein großer Erfinder zu sein, königliches Blut in den Adern zu haben, ein Prophet oder ein Heiliger zu sein und Erotomanie (eine Wahnvorstellung, heimlich geliebt zu werden). Kraepelin beschrieb eine stufenweise Entwicklung bei Erotomanie und beobachtete, daß die Patienten normalerweise Frauen waren, die ein Alter von 30 Jahre erreicht hatten, bevor die Krankheit ausbrach. Er behauptete, das Leiden sei chronisch, aber fügte hinzu, daß die Wahnvorstellungen mit den Jahren oft verblaßten.

Erotomanie ist auch als de-Clerambaults Syndrom bekannt, nach dem französischen Psychiater, der im Jahre 1921 5 Patienten beschrieb (De Clerambault 1921). De Clerambault beschrieb eine reine Form, die in das DSM-III-R (American Psychiatric Association 1987) als eine eigene Art von „delusional disorder" aufgenommen worden ist. Die meisten gegenwärtigen Autoren behaupten jedoch, das Syndrom sei meistens mit einer der großen Psychosegruppen verbunden, d. h. Schizophrenie oder schwereren affektiven Leiden. Erotomanie ist jedoch auch bei organischen Wahnvorstellungssyndromen beschrieben (El Gaddal 1989). Der Verlauf hängt demzufolge vom Grundleiden ab.

Mehrere Theorien über die Entwicklung des Leidens sind vorgelegt worden. Erotomanie ist als eine Abwehr gegen homosexuelle Wünsche oder als eine narzißtische Störung aufgefaßt worden (Segal 1989; Enoch u. Trethowan 1979), während Hollender u. Callahan (1975) mehr Wert auf das wenig attraktive Aussehen ihrer Patienten legen. Raskin u. Sullivan (1974) betonten daß ihre 2 Patienten kurze Zeit vorher ihre Gatten verloren hatten. Anderseits fand Seeman (1974), daß in einer Gruppe, in der die Patienten „Phantomliebhaber" hatten, der Verlauf weniger günstig war als in einer anderen Gruppe, in der die Patienten überzeugt waren, ein Verhältnis zu einer lebenden Person zu haben.

Retterstøl (1967) publizierte im Jahre 1967 eine Untersuchung, deren Material aus 6 Patienten mit Erotomanie bestand, die nach einer Beobachtungszeit von 4–17 Jahren nachuntersucht wurden. Alle wurden nach den skandinavischen Richtlinien als reaktive Psychosen diagnostiziert, und 5 der Patienten waren zum Zeitpunkt der Nachuntersuchung nicht psychotisch. Später sind die Patienten nochmals nachuntersucht worden, so daß die Beobachtungszeit auf 22–35 Jahre verlängert wurde; dies ist die längste Beobachtungszeit, die für diese Patientengruppe je mitgeteilt wurde. Die Patienten sind später nach den DSM-III-R Kriterien rediagnostiziert worden, und der Zweck dieser Untersuchung ist, den Verlauf und die Prognose zu studieren. Außerdem soll über das therapeutische Vorgehen berichtet werden.

4.2 Material und Methoden

Diese Untersuchung ist ein Teil einer größeren Studie über sämtliche Patienten mit paranoiden Psychosen, die fortlaufend in die Psychiatrische Klinik der Universität Oslo eingewiesen wurden, und zwar in 2 Zeiträumen, von 1946–1948 (die Gruppe mit langer Beobachtungszeit), bzw. 1958–1961 (die Gruppe mit kurzer Beobachtungszeit). Alle Patienten mit Psychosen, die von Wahnvorstellungen geprägt waren, wurden inkludiert, während Patienten mit bipolaren und konfusionellen Zuständen exkludiert wurden. Für diese Untersuchung wählten wir Patienten mit einem klinischen Bild aus, das dem von Kretschmer als „erotischer Beziehungswahn alter Mädchen" oder von Kehrer als „erotische Wahnbildungen sexuell unbefriedigter weiblicher Wesen" bezeichneten entsprach. Im Zusammenhang mit der ersten Nachuntersuchung in den Jahren 1963–1964 wurden alle Patienten von Retterstøl in ihrer Wohnung untersucht. In allen Fällen war es auch möglich, ihre Verwandten zu befragen. Retterstøl führte nach 3 Jahren eine neue Nachuntersuchung durch, und zwar bei den Patienten mit kurzer Beobachtungszeit, und etwa 20 Jahre danach, wurden alle Patienten, die noch am Leben waren, von Opjordsmoen nochmals nachuntersucht. Wiedereinweisungen in psychiatrische Anstalten wegen eines psychotischen Leidens wurden anhand des Zentralregisters der Psychosen kontrolliert. Dieses Register enthält Auskünfte über alle psychotischen Patienten, die stationär in eine psychiatrische Anstalt in Norwegen aufgenommen wurden. Zusätzlich wurden Informationen bei den Verwandten der Patienten und bei ihren Hausärzten eingeholt. Die Interviews bei der letzten Nachuntersuchung wurden mit Hilfe von SADS-L (Schedule for Affective Disorders and Schizophrenia, Life-time version; Endicott u. Spitzer 1978) durchgeführt. Die Global Assessment Scale (GAS; Endicott et al. 1976) wurde als Maß des psychosozialen Funktionsvermögens bei der Nachuntersuchung benutzt, und GAS wurde auch retrospektiv auf die Nachuntersuchung von Retterstøl angewandt, auf Grund seiner klinischen Beschreibung. Der Verlauf wurde nach den Kriterien von McGlashan (1984) beschrieben, mit longitudinalen Variablen der totalen Beobachtungszeit vom Erstaufenthalt bis zur letzten persönlichen Nachuntersuchung (Opjordsmoen 1989). Die Interraterreliabilität der Entlassungsdiagnose beim Erstaufenthalt wurde zwischen 2 Ratern berechnet, nach der identischen Information aus den Krankengeschichten der Patienten. Der Kappa-Wert für die DSM-III Diagnosen war 0,79 (Opjordsmoen 1988). Die Übereinstimmung der GAS-Werte wurde berechnet mittels der Intraklassenkorrelation, mit dem Wert 0,89 bei Retterstøls Nachuntersuchung und 0,87 bei der letzten Nachuntersuchung (Opjordsmoen 1989).

4.3 Ergebnisse

Von insgesamt 1802 fortlaufend stationär aufgenommenen Patientinnen in den beiden Zeiträumen hatten 6 (0,3 %) Symptome der Erotomanie. Sie waren zwischen 31 und 51 Jahre alt bei der Aufnahme, mit einem Durchschnittsalter von 40 Jahren. Alle waren unverheiratet, und blieben es auch während der ganzen Beobachtungszeit. Die Entlassungsdiagnosen laut DSM-III-R sind in Tabelle 1 aufgeführt, woraus ersichtlich ist, daß alle Patienten an Schizophrenie oder einer „delusional disorder" litten. Nach Gesprächen mit den Patientinnen und ihren Verwandten hat es sich erwiesen, daß nur eine der Patientinnen eine unauffällige prämorbide Persönlichkeit hatte. Übereinstimmend fand sich bei den übrigen eine mißtrauische Persönlichkeitsstruktur mit Hemmungen und/oder paranoiden Zügen. Drei der Patientinnen hatten niemals ein Liebesverhältnis. Zwei der schizophrenen Patientinnen (Fall 4 und 6) waren die jüngsten bei Krankheitsausbruch, und in beiden Fällen stand der Ausbruch in Zusammenhang mit einer abgebrochenen Liebesbeziehung. Bei den Fällen 1, 2 und 5 schien die unbefriedigende Lebenssituation ihrer noch zu Hause wohnenden, in mittlerem Alter stehenden Tochter eine schwere Belastung gewesen zu sein, und bei Fall 3 war es besonders demütigend, unverheiratet zu sein. Die 3 ersten Patientinnen gehörten der Gruppe mit langer Beob-

achtungszeit an und wurden aufgenommen, bevor die Neuroleptika auf den Markt
kamen. Zwei von ihnen wurden erfolgreich mit Elektrokrampftherapie (EKT) behandelt, während die dritte die Behandlung ablehnte. Fall 4 hatte phantastische sexuelle
Wahnvorstellungen und Halluzinationen, und wurde mit EKT und Neuroleptika behandelt, während die 2 letzten Patientinnen nur mit Neuroleptika (Chlorpromazin) behandelt wurden. Fall 1 bekam bei ihrem ersten Aufenthalt die Diagnose schizophrenifor-
mes Leiden mit guten prognostischen Zeichen. Sie wurde erfolgreich behandelt, aber
bekam nach kurzer Zeit einen Rückfall. Diesmal dauerte die Episode mehr als 6
Monate, so daß sie die Bedingungen für Schizophrenie erfüllte. Es gab 2 Fälle von
bipolarer Zyklothymie in ihrer Familie, und sie sprach zufriedenstellend auf EKT an.
Später in ihrem Krankheitsverlauf bekam sie 2 neue psychotische Episoden, in denen
sie die Bedingungen für eine schwere depressive Erkrankung erfüllte. Fall 2 hatte außer
Erotomanie auch Verfolgungswahnvorstellungen bei der Aufnahme, und sie sprach
auch zufriedenstellend auf EKT an. Ihr Vater bekam eine nicht näher beschriebene
Psychose in hohem Alter, aber sonst gab es keine anderen Fälle von psychotischen
Leiden in ihrer Familie. Fall 3 hatte bei der Aufnahme auch Symptome eines Verfol-
gungswahns zusätzlich zur Erotomanie. Später verblaßten die sexuellen Wahnvorstellungen, aber der Verfolgungswahn dauerte an. Es fanden sich keine anderen Fälle von
psychotischen Leiden in ihrer Familie. Bei Fall 4 waren sowohl der Vater als auch der
Bruder alkoholabhängig, aber es wurden keine Psychosen in der Familie angegeben.
Die Patientin wurde nach Behandlung allmählich beschwerdefrei und zeigte sich bei
der ersten Nachuntersuchung in ihren sozialen Funktionen unauffällig. Sie lehnte die
zweite Nachuntersuchung ab, schickte aber dann einen Brief, in dem sie berichtete, sie
sei voll berufstätig als Hausangestellte. Es war nicht möglich, sie bei der letzten
Nachuntersuchung anzutreffen, weil sie offensichtlich dauernd am Umziehen war.
Wahrscheinlich arbeitete sie kurzdauernd als Hausangestellte in verschiedenen Haus-
halten, und es ist auch anzunehmen, daß ihr Leiden, das anfänglich als episodisch
aufgefaßt wurde, nach und nach in eine chronische Verlaufsform übergegangen ist. Fall
5 hatte eine monosymptomatische Psychose bei der Aufnahme, welche gut auf die
Behandlung ansprach. Es gab keine Fälle einer Psychose in ihrer Familie. Sie erlitt
später einen Rückfall, während dessen sie ohne Zweifel für eine kürzere Zeit psychotisch war, aber diesmal mit Verfolgungswahnvorstellungen. Nach 4 Monaten stationärer Behandlung wurde sie nach Hause entlassen. Ein paar Jahre danach erfolgte die
Aufnahme in ein psychiatrisches Krankenhaus, wo sie ihr restliches Leben verbrachte.
Bei der letzten Nachuntersuchung wurde angeführt, daß sie mehrere Jahre lang eine
niedrige Dosis Chlorpromazin genommen hatte. Es mangelte ihr an Krankheitseinsicht,
aber sie war nicht eindeutig psychotisch. Sie war Frührentnerin und hielt sich langfristig
im Krankenhaus auf, weil der Bruder sie wegen familiärer Konflikte nicht nach Hause
ziehen lassen wollte. Die Patientin wünschte auch selbst, im Krankenhaus zu bleiben,
wo die Umgebung verständnisvoll war und wo sie provozierende zwischenmenschliche
Beziehungen meiden konnte. Ein abgesondertes Dasein und dauernde medikamentöse
Therapie sorgten dafür, daß sie ihr Leiden zu kompensieren vermochte. Beim Fall 6 gab
es unter den Verwandten zweiten Grades 2 mit Schizophrenie und einen mit „delusional
disorder". Die Patientin entwickelte offensichtlich auch ein chronisches Leiden.

Tabelle 1. Entlassungsdiagnose (DSM-III-R), somatische Behandlung während des ersten Aufenthalts und Verlaufstypus

Fall	Achse 1	Achse 2	Behandlung	Verlaufstypus
1	SFD	Normal	EKT	Episodisch
2	DD	„Avoidant" (d)	EKT	Episodisch
3	S	Paranoid (d) „Histrionic" (t)	–	Chronisch
4	S	Paranoid (t) „Avoidant" (t)	EKT + Neuroleptika	Episodisch ------> Chronisch?
5	DD	Paranoid (t) „Compulsive" (t)	Neuroleptika	Chronisch
6	S	„Avoidant" (t)	Neuroleptika	Chronisch

SFD „schizophreniform disorder"; *DD* „ delusional disorder"; *S* schizophrenia; *(d)* „disorder"; *(t)* „trait"

Tabelle 2 zeigt die Ergebnisse einiger Verlaufsvariablen. Es zeigt sich, daß die Patientinnen in der Beobachtungszeit meistens ohne stationäre Behandlung ausgekommen sind, daß sie durchschnittlich die Hälfte der Zeit gearbeitet haben, aber meistens sozial isoliert gelebt haben. Fünf der Patientinnen gaben an, ihr Zivilstand als Unverheiratete sei ihnen unangenehm gewesen, weil sie sich als unterschiedlich von anderen Frauen gefühlt hatten.

Tabelle 2. Verlaufsvariablen[a] während der Beobachtungszeit

Fall	Anstaltsaufnahmen	Arbeit	Sozialer Kontakt
1	3	3	3
2	4	2	0
3	4	?	0
4	4	?	?
5	1	1	0
6	4	2	1

[a] 4 am besten, 0 am schlechtesten

Tabelle 3 zeigt das globale psychosoziale Funktionsvermögen bei der ersten und letzten Nachuntersuchung, gemessen mittels GAS. Bei der ersten Nachuntersuchung wurde nur Fall 3 als psychotisch aufgefaßt. Bei der letzten Nachuntersuchung mit einer Beobachtungszeit von 22–35 Jahren war eine der Patientinnen gestorben, eine lehnte die Nachuntersuchung ab, aber schrieb einen aufschlußreichen Brief über ihren Zustand, und 2 waren nicht auffindbar. Der GAS-Wert bei Patientin 5, als „delusional disorder" diagnostiziert, war 60, und bei Patientin 6, als paranoide Schizophrenie diagnostiziert, war 40.

Tabelle 3. GAS-Werte bei der ersten und letzten Nachuntersuchung

Fall	1. Nachuntersuchung	Letzte Nachuntersuchung
1	75	Gestorben
2	67	?
3	30	?
4	72	?
5	60	60
6	63	40

4.4 Diskussion

Fünf der Patientinnen hatten eine abweichende Persönlichkeitsstruktur mit gehemmten und paranoiden Zügen, die es ihnen schwer gemacht hat, engeren Kontakt zu anderen Menschen aufzunehmen. Dies mag auch eine der Ursachen dafür sein, daß sie unverheiratet geblieben sind und daß sie ihr ganzes Leben einsam waren und ein Nischendasein geführt haben. Durchgehend haben wir durch die Interviews den klaren Eindruck bekommen, daß die Patientinnen mit diesem Dasein nicht zufrieden gewesen sind. Nur eine unserer Patientinnen hatte eine „reine" (monosymptomatische) Erotomanie. Diese Patientin wurde erfolgreich mit Chlorpromazin und unterstützender Psychotherapie behandelt. Später bekam sie einen Rückfall, aber diesmal mit reinen Verfolgungswahnvorstellungen, ohne daß sexuelle Wahnvorstellungen auftraten. Wir können deshalb aus unserem Material den Schluß ziehen, daß primäre Erotomanie ein sehr seltener Zustand ist, was auch mit den Ergebnissen anderer Autoren übereinstimmt (Gillett et al. 1990; Munro 1985). Es ist jedoch die Frage gestellt worden, ob es die reine Form oder primäre Erotomanie überhaupt gibt (Ellis u. Mellsop 1985). Munro (1985) hat Patienten mit monosymptomatischen Psychosen beschrieben, die verschiedene Typen von Wahnvorstellungen gehabt haben: körperbezogene, krankhafte Eifersucht und auch Erotomanie. Er behauptet, daß diese klinisch ein gleiches Erscheinungsbild haben, von dem Inhalt der Wahnvorstellungen abgesehen. Alle stimmen mit Kraepelins Beschreibung von Paranoia überein, und alle scheinen von Pimozid günstig beeinflußt zu werden. Auch Munro stimmt der Behauptung zu, diese Patienten seien selten.

Die meisten Patienten mit Erotomanie, die in der Literatur beschrieben sind, haben eine sekundäre Form gehabt, am häufigsten eine Form der Schizophrenie oder eines schweren affektiven Leidens. In unserem Material wurden Patienten mit bipolarer Erkrankung exkludiert, und dies mag der Grund dafür sein, daß wir keinen Fall von Erotomanie bei affektiver Psychose gefunden haben. Unser Material ist nicht umfassend, aber es scheint zu bestätigen, daß der klinische Verlauf – wie erwartet – dem des Hauptleidens folgt.

Zwei unserer Patienten wurden nach EKT symptomfrei, und bei 2 anderen war die Chlorpromazinbehandlung erfolgreich. Es ist vernünftig, bei der somatischen Behandlung sich nach dem zugrundeliegenden Leiden zu richten, aber i. allg. scheinen die Neuroleptika bei einem Teil dieser Patienten effektiv zu sein (Segal 1989). Psychosoziale Interventionen können ebenfalls von Nutzen sein. Eine Konfrontationsbehandlung hat einigen Patienten geholfen (Rudden et al. 1980), darüber hinaus kann sinnvolle Trennung vom Objekt therapeutische Wirkung zeigen (Segal 1989).

Abschließend können wir als Ergebnis festhalten, daß unsere Untersuchung darauf hindeutet, daß Erotomanie ein seltener Zustand ist, besonders in der primären Form. Auffällig bei unseren Patienten waren die abweichenden prämorbiden Persönlichkeitszüge, die, wie es scheint, zu Schwierigkeiten geführt haben, zwischenmenschliche Beziehungen einzugehen. Die meisten Patienten haben deshalb ein isoliertes Leben geführt und sind auch nach eigener Einschätzung eher unglücklich gewesen. Das globale psychosoziale Funktionsvermögen bei der Nachuntersuchung, mittels GAS gemessen, war jedoch relativ zufriedenstellend, und dies deutet darauf hin, daß das psychopathologische Bild mit der Zeit verblaßt ist. Zusätzlich zu der neuroleptischen Behandlung sollten wir jedoch größere Anstrengungen unternehmen, diesen Patienten zwischenmenschliche Unterstützung zu geben, um ihre Lebensqualität zu erhöhen.

Literatur

American Psychiatric Association (1987) Diagnostic and statistical manual of mental disorders. 3rd edn, revised. APA, Washington, DC

De Clerambault G (1921) Les psychoses passionnelles. In: Oeuvre Psychiatrique (1942) Presses Universitaires des France, Paris

El Gaddal Y Y (1989) De Clerambault's syndrome (erotomania) in organic delusional syndrome. Br J Psychiatry 154:714–716

Ellis P, Mellsop G (1985) De Clerambault's syndrome – a nosological entity. Br J Psychiatry 146: 561

Endicott J, Spitzer R L (1978) A diagnostic interview. The Schedule for affective disorders and schizophrenia. Arch Gen Psychiatry 35:837–844

Endicott J, Spitzer R L, Fleiss J L, Cohen J (1976) The Global Assessment Scale: a procedure for measuring overall severity of psychiatric disturbance. Arch Gen Psychiatry 33:766–771

Enoch M D, Trethowan W H (1979) Uncommon psychiatric syndromes. Year Book Medical Publishers, Chicago

Gillett T, Eminson S R, Hassanyeh F (1990) Primary and secondary erotomania: clinical characteristics and follow-up. Acta Psychiatr Scand 82:65–69

Hollender M H, Callahan A S (1975) Erotomania or de Clerambault's syndrome. Arch Gen Psychiatry 32:1574–1576

Kehrer F (1922) Erotische Wahnbildungen sexuell unbefriedigter weiblicher Wesen. Arch Psychiatr Nervenkr 65:315–385

Kraepelin E (1909–1915) Psychiatrie. Ein Lehrbuch für Studierende und Ärzte, 8. Aufl. Barth, Leipzig

Kretschmer E (1918) Der sensitive Beziehungswahn. Springer, Berlin

McGlashan T H (1984) The Chestnut Lodge follow-up study. II. Long-term outcome of schizophrenia and affective disorders. Arch Gen Psychiatry 41:586–601

Munro A (1985) De Clerambault's syndrome – a nosological entity. Br J Psychiatry 146: 561

Opjordsmoen S (1988) Long-term course and outcome in delusional disorders. Acta Psychiatr Scand 78:576–586

Opjordsmoen S (1989) Delusional disorders. I. Comparative long-term outcome. Acta Psychiatr Scand 80:603–612

Raskin D E, Sullivan K E (1974) Erotomania. Am J Psychiatry 131:1033–1035

Retterstøl N (1967) Erotic self-reference psychosis in old maids. A personal follow-up investigation. Acta Psychiatr Scand 43:347–359

Rudden M, Gilmore M, Frances A (1980) Erotomania: a separate entity. Am J Psychiatry 137: 1262–1263

Seeman M V (1978) Delusional loving. Arch Gen Psychiatry 35:1265–1267

Segal J H (1989) Erotomania revisited: from Kraepelin to DSM-III. Am J Psychiatry 146:1261–1266

Diskussion zu Vortrag 4

Priv.-Doz. Dr. J. Klosterkötter

Haben Sie bei Erotomanie auch Erfahrungen mit Pimozid? Wie hoch muß man dabei dosieren?

Prof. Dr. S. Opjordsmoen

Wir haben noch keine Erfahrungen mit Pimozid. Diese 6 Patientinnen wurden mit Chlorpromazin behandelt, wir wollen aber zukünftig Pimozid verwenden.

Prof. Dr. G. Huber

Sie sagten, der klinische langfristige Verlauf entspricht dem des Hauptleidens. Das Hauptleiden waren überwiegend Schizophrenien und schizophreniforme Störungen, die etwa zur Hälfte episodisch und zur Hälfte chronisch verliefen. Anscheinend bestehen also hinsichtlich des langfristigen Ausgangs keine wesentlichen Unterschiede zu den europäischen Langzeitstudien. Oder ist der Verlauf günstiger?

Wie definieren Sie die Erotomanie psychopathologisch? Nur bei einer Patientin blieb über längere Zeit eine reine Erotomanie. Wie war bei dieser Patientin das psychopathologische Syndrom? Entsprach das dem, war wir als Liebeswahn bezeichnen, waren es sexuelle Beeinflussungserlebnisse, also leibliche Halluzinationen, oder waren noch andere psychopathologische Symptome ersten Ranges dabei?

Prof. Dr. S. Opjordsmoen

Es handelt sich um die Kasuistiken von nur 6 Patientinnen. Diese Zahl ist zu gering, um allgemeingültige Schlußfolgerungen daraus ziehen zu können. Nur eine dieser Patientinnen hatte primär eine isolierte Erotomanie. Alle anderen litten unter verschiedenen Wahnvorstellungen und zeigten auch noch andere Symptome. Die Patientin mit der primär reinen Form der Erotomanie entwickelte später ebenfalls Verfolgungswahnvorstellungen. In der katamnestischen Beobachtung haben wir also keine Patientin mit reiner Erotomanie.

Prof. Dr. N. Retterstøl

Ich glaube, daß es sich in der Hälfte dieser Fälle um erotischen Beziehungswahn handelt. Einige Fälle waren ganz typisch. Wir hatten z. B. eine Tochter, die mit ihren Eltern auf einem Bauernhof lebte und ihnen jahrelang bei der Arbeit half. Die Mutter starb, später starb auch der Vater, und sie bewirtschaftete den Hof ganz allein. Übernommen hat ihn aber nicht etwa sie, sondern der ältere Bruder, der all die Jahre mit seiner Frau in der Stadt gelebt hatte. Sie spürte den Blick des Pfarrers jeden Sonntag in der Kirche und verbreitete, er wolle sie heiraten.

Doz. Dr. M. Musalek

Ich möchte im Zusammenhang mit der Geschlechtsverteilung auf unsere Studie hinweisen, in der wir über einen Zeitraum von 5 Jahren stationär behandelte Patienten untersuchten und dabei 40 Fälle von Liebeswahn, also nicht eine Erotomanie im weiten Sinn, sondern einen Liebeswahn diagnostizieren konnten. Darunter war nur ein Mann.

Häufigkeitsangaben zum Liebeswahn beziehen sich in der Regel auf stationär aufgenommene Patienten. Wenn man die Einweisungsgründe betrachtet, dann wird klar, daß diese Patienten eigentlich nicht wegen ihrer Wahnideen aufgenommen werden, sondern weil sie dem Objekt ihres Wahns Schwierigkeiten bereiten. Die Patientinnen werden also erst dann auffällig, wenn sie Handlungen setzen. Das muß man bei diesen Häufigkeitsangaben immer berücksichtigen. Ich glaube, der Liebeswahn dürfte tatsächlich wesentlich häufiger sein als die verfügbaren Zahlen glauben lassen.

Priv.- Doz. Dr. Dr. M. Spitzer

Wir behandeln gerade einen Mann mit Liebeswahn, einen monopolaren Maniker mit langer Vorgeschichte, der immer während seiner manischen Phase in einen Liebeswahn verfallen ist. Bisher haben schon 3 Objektwechsel stattgefunden. Sind Ihnen Häufigkeitsangaben über das Auftreten von Liebeswahn im Rahmen einer Manie und über den Wechsel des Wahnobjektes bekannt?

Prof. Dr. S. Opjordsmoen

Es gibt einige wenige Fälle, in denen ein Objektwechsel beschrieben wurde. Wir haben in unserem Patientengut nur bipolare Erkrankungsverläufe exploriert, aber es gibt auch Beschreibungen bei Manikern.

Dr. S. Haas

Nach meiner Erfahrung glauben die Angehörigen nicht selten, was die Patienten sehen. War das bei den von Ihnen geschilderten Patientinnen auch der Fall?

Prof. Dr. S. Opjordsmoen

Nein. Die Angehörigen glaubten, daß es eine Wahnvorstellung war.

Prof. Dr. W. Blankenburg

Die Dunkelziffer in der Gesamtbevölkerung ist bei diesem Syndrom wahrscheinlich relativ hoch, ebenso wie die Schwelle für eine stationäre Aufnahme.

5 Zur Klinik des Eifersuchtswahns

M. Soyka

Während die Grenzziehung zwischen „normaler" und krankhafter Eifersucht große Schwierigkeiten bereitet, ist der pathologische Charakter des Eifersuchtswahns evident: Der Kranke ist unkorrigierbar von der Untreue seines Partners überzeugt, führt oft lächerlich anmutende Beweise ins Feld und neigt zum Kontrollieren und Bespitzeln. M. Soyka, München, berichtete über eine retrospektive Studie, in der insbesondere gezeigt werden konnte, daß Eifersuchtswahn keineswegs fast beweisend für einen Alkoholismus sei, wie früher vermutet wurde. Er tritt außerdem zumindest bei Schizophrenen häufig nicht isoliert, sondern in Kombination mit anderen Wahngedanken und Halluzinationen auf. Unter forensischen Gesichtspunkten ist zudem die Erkenntnis wichtig, daß sich die Agressivität eines wahnhaft Eifersüchtigen fast immer gegen den der Untreue verdächtigten Partner und nur in seltenen Fällen gegen den vermeintlichen Rivalen richtet.

Das klinisch-psychiatrisch wie forensisch interessante Thema Eifersucht bzw. Eifersuchtswahn ist von der psychiatrischen Literatur lange Zeit eher vernachlässigt worden, obwohl v. Krafft-Ebing (1891) und in der Folge Liebers (1919), Freud (1924) und Gausebeck (1928) sich damit bereits früh auseinandergesetzt hatten. Die Nomenklatur ist verwirrend: Die Begriffe „krankhafte Eifersucht" (Bishay et al. 1989; Cobb 1979; Cobb u. Marrs 1979; Doherty u. Ellis 1976; Mooney 1965; Shepherd 1961; Tiggelaar 1956; Vauhkonen 1968), „sexuelle" (Shrestna et al. 1985) oder „psychotische" Eifersucht, „erotic jealousy syndrome" (Langfeldt 1961) oder, eine Referenz an den größten aller Dichter, „Othello-Syndrom" (Enoch u. Trethowan 1979), werden für verschiedene, z. T. wahnhafte, z. T. zwanghafte, nichtpsychotische Eifersuchtsgedanken verwendet. Die Definition der „normalen" Eifersucht ist schwierig. Handelt es sich um eine normale, menschlich verständliche Reaktion? Ist sie sozial erwünscht, nur lästig oder gar krankhaft? Ein Thema für die Nicht-Mode-Seiten von Frauenzeitschriften oder ein kulturell, philosophisch wie psychiatrisch interessantes Gebiet?

Die Zusammenhänge können hier nur kurz angerissen werden. In einem auch unter kulturhistorischen Aspekten lesenswerten Artikel hat Mullen (1991) dargestellt, wie unterschiedlich Eifersuchtsgedanken im Laufe der Jahrhunderte vor dem Hintergrund sozialer und kultureller Veränderungen gewertet wurden. Eifersucht kann hier am ehesten als „passion", Leidenschaft aufgefaßt werden. Dabei wurde Eifersucht nicht immer als sozial eher unerwünscht empfunden. Mullen schreibt dazu: „Wo die Monogamie ein moralischer und sozialer Imperativ war, wurde Eifersucht als Schutz für die Integrität der Familie angesehen". Zur heutigen Einschätzung von Eifersucht schreibt

Tropon-Symposium, Bd. VII
Paranoide Störungen
Hrsg. W.P. Kaschka und E. Lungershausen
© Springer-Verlag Berlin Heidelberg 1992

er dagegen: „Der Modernismus läßt keinen Platz sowohl für den eifersüchtigen Anspruch auf Exklusivität, der die individuellen Rechte und liberale Ansichten über Freiheit verletzt, noch für die eifersüchtige Person, die einen emotionellen Bankrott auf dem Marktplatz der Liebe verkörpert." Der im 19. Jahrhundert beginnende Wertewandel von der monogam geführten Ehe hin zu freier, individuell bestimmter Partnerwahl bis hin zur gesellschaftlich sanktionierten Promiskuität führt Mullens Ansicht nach zu einer zunehmenden Stigmatisierung, man möchte sagen, Pathologisierung einer bestimmten menschlichen Reaktions- und Erlebnisform, der Eifersucht. Sie wurde denn auch konsequenterweise als Neurose oder neurotisches Symptom aufgefaßt (Cobb u. Marrs 1979; Freeman 1990; Hahn 1933; Tarrier et al. 1989).

Während die Grenzen zwischen normaler und krankhafter Eifersucht außerordentlich schwierig zu ziehen sind, ist der pathologische Charakter des Eifersuchtswahns dagegen evident: Beim Eifersuchtwahn ist der Kranke unkorrigierbar von der Untreue seiner Partnerin/Partners überzeugt, führt oft lächerlich anmutende Beweise für die vermutete Untreue ins Feld und neigt zum Kontrollieren und Bespitzeln der Partnerin (Enoch u. Trethowan 1979). Eigentlich sollte man, sachlich zutreffender, eher von einem Wahn der sexuellen oder ehelichen Untreue sprechen. Zum Unterschied der Eifersuchtsideen des Psychopathen vom echten Eifersuchtswahn schreibt Conrad (1958) im Anhang seines Buches die beginnende Schizophrenie anschaulich:

Nun gibt es auch hier, im Bereich des Formalen, eine Analogie zum Wach-Traum, das paranoide Erleben des Psychopathen. Auch er bezieht vieles auf sich, auch er deutet falsch, vermutet, wittert, argwöhnt, irrt sich fortwährend infolge seiner Fehldeutungen, verkennt Leute, verhört sich und lebt in einer veränderten, feindselig gegen ihn gerichteten Welt, deren Mittelpunkt er bildet. Aber dennoch ist es kein Wahn, sondern nur eine Persönlichkeitsreaktion bei Selbstunsicherheit und Egozentrik mit ihren Folgen für die Erlebnisstruktur. Zwischen der Eifersucht, als einer solchen Persönlichkeitsreaktion im Eifersuchtswahn, liegt eben der protopathische Funktionswandel, im Letzten ein somatischer und deshalb nicht verstehbarer Vorgang. Freilich bedarf es nicht viel, um den Schritt vom einen zum anderen zu vollziehen. Der Eifersüchtige kann schon durch die Alkoholintoxikation des Gehirns zu einem Eifersuchtswahn-Kranken werden, der Mißtrauische durch den Altersabbau des Gehirns zu einem Paranoischen. Immer aber muß eine Grenze überschritten werden, die letztlich im Somatischen liegt.

Das Auftreten eines Eifersuchtswahns wurde von vielen Psychiatern als Ausdruck einer organischen Erkrankung aufgefaßt. Die psychiatrische Literatur der Jahrhundertwende verstand den Eifersuchtswahn v. a. im Zusammenhang oder als Folge von chronisch-organischen Schädigungen. So sah von Krafft-Ebing (1991) den Eifersuchtswahn bei Männern als fast pathognomonisch für Alkoholismus an, Bonhoeffer (1901) rechnete ihn zum „psychischen Habitus" des chronischen Alkoholikers. Wahnhafte Eifersuchtsideen wurden darüber hinaus bei einer Vielzahl von anderen hirnorganisch begründbaren Erkrankungen (Halama et al. 1985; Langfeldt 1961) beschrieben. Dazu Schröder (1912) „Dem Eifersuchtswahn der Trinker besonders ähnliche Zustände trifft man bekanntlich vor allem bei Senilen, bei arteriosklerotisch Verblödeten und dem Beginn der progressiven Paralyse". Darüber hinaus fanden sich Fälle von Eifersuchtswahn aber auch bei Schizophrenen (Gruhle 1940; Jaspers 1910; Liebers 1919; Vauhkonen 1968), aber auch affektiven Psychosen, Neurosen und Persönlichkeitsstörungen (Langfeldt 1961; Shepherd 1961; Tiggelaar 1956; Todd u. Dewhurst 1955) sowie als monosymptomatische Störung bei der Paranoia (Pauleikoff 1977; Scholz 1930; Wendt 1951). Dabei kann die Diagnose des Eifersuchtswahns große diagnostische Probleme bereiten, sowohl wegen der Weigerung des Patienten als auch der Angehörigen, darüber zu sprechen. Darüber hinaus ist es in vielen Fällen tatsächlich schwierig, eine reale oder vermeintliche Untreue des Partners/Partnerin zu verifizieren oder auszuschließen. Schließlich ist auch darauf hinzuweisen, daß selbst dann ein Eifersuchtswahn vorliegen kann, wenn der Ehepartner tatsächlich untreu ist (Jaspers 1910), was besondere differentialdiagnostische Probleme aufwerfen kann (Spitzer 1989). So gesehen erfordert die Diagnose eines Eifersuchtswahns insbesondere dann, wenn er das einzige Symptom einer paranoiden Entwicklung darstellt und nicht eingebettet ist in ein weiter ausgreifendes paranoides oder halluzinatorisches Erleben, wie z. B. bei einer schizophrenen Psychose oder im Rahmen einer hirnorganisch begründbaren Störung, oft ein besonderes psychiatrisches Geschick und manchmal fast detektivische Fähigkeiten. Auffallenderweise haben sich in den letzten Jahren v. a. britische Autoren mit diesem Gebiet beschäftigt (Bishay et al. 1989; Cobb 1979; Cobb u. Marrs 1979; Freeman 1990; Mullen 1991; Tarrier et al. 1990). Es gilt darauf hinzuweisen, daß auch das Fehlen von Eifersucht pathologisch sein kann (Marcuse 1950). Im Französischen wurde dafür der Begriff „unaesthétique jalousie" geprägt (Enoch u. Trethowan 1979). Welche wissenschaftlich gesicherten Erkenntnisse zum Phänomen „Eifersuchtswahn" lassen sich vor dem Hintergrund der z. T. verwirrenden Nomenklatur und der besonderen (differential) diagnostischen Probleme formulieren?

Im folgenden soll versucht werden, epidemiologische, psychopathologische und therapeutische Aspekte des Eifersuchtswahns vor dem Hintergrund der bislang vorliegenden Literatur zu diskutieren.

5.1 Epidemiologie

Bislang liegen wenig gesicherte Erkenntnisse zur Häufigkeit von wahnhaften Eifersuchtsideen bei verschiedenen psychiatrischen Diagnosen vor. In einer eigenen retrospektiven Untersuchung an 8134 stationär behandelten Patienten (Soyka et al. 1991) konnten 93 Fälle von Eifersuchtswahn identifiziert werden [Definition nach dem AMDP-System (Guy u. Ban 1982)], was einer Prävalenz von Eifersuchtswahn für die Gesamtpopulation von 1,1% entsprach (Tabelle 1).

Dabei fanden sich wahnhafte Eifersuchtsideen relativ häufig bei organischen Psychosen (Prävalenzrate 7,0%), paranoiden Störungen (6,7%), Alkoholpsychosen (5,6%) und schizophrenen Psychosen (2,5%), während sich bei affektiven Psychosen nur äußerst selten Fälle von Eifersuchtswahn nachweisen ließen (0,1%). Bei schizophrenen Psychosen litten häufiger Frauen als Männer an wahnhaften Eifersuchtsgedanken, während bei Alkoholabhängigen – wie aus der Literatur bekannt – (Kolle 1932 a, b; Krafft-Ebing 1891; Llopis 1962) fast ausschließlich Männer betroffen waren. Faßt man diese Ergebnisse zusammen, zeigt sich, daß sich wahnhafte Eifersuchtsideen, abgesehen von den hirnorganisch bzw. toxisch begründbaren Fällen, ganz überwiegend bei Patienten mit schizophrenen Psychosen oder paranoiden Störungen finden lassen. Musalek et al. (1989) wiesen dabei auf die Bedeutung von Alter und Geschlecht für die Entwicklung verschiedener Wahnthemen bei paranoiden Störungen hin und berichteten, daß 69,2% der von ihnen untersuchten Patienten mit Eifersuchtswahn männlich waren und daß die Eifersuchtsgedanken sich später im Leben entwickelt hatten als

Tabelle 1. Häufigkeit von Eifersuchtswahn bei verschiedenen psychiatrischen Störungen

ICD-9-Nr.	Diagnose	Gesamt n	Durch-schnitts-alter (Jahre)	n Männer	Durch-schnitts-alter (Jahre)	n Frauen	Durch-schnitts-alter (Jahre)	F./M.-Ratio
	Alle Patienten	6041	41,8	2452 (100 %)	37,7	3589 (100 %)	44,5	
	mit Eifersuchtswahn	93	41,6	42	39,5	51	42,3	
290	Organ. Psychose	86	70,4	36 (41,8%)	70,5	50 (58,2%)	70,3	1,38:1
	m. Eifersuchtswahn	6	55,0	3 (50 %)	44,7	3 (50 %)	65,3	
291	Alkoholpsychose	198	40,6	142 (71,7%)	40,5	56 (28,3%)	40,7	0,39:1
	m. Eifersuchtswahn	11	45,0	10 (90,9%)	45,7	1 (9 %)	43,0	0,1:1
295	Schizophrenien	2084	34,7	864 (41,4%)	31,3	1220 (58,6%)	36,8	1,41:1
	m. Eifersuchtswahn	52	38,1	16 (30,7%)	34,7	36 (69,3%)	39,0	2,25:1
296	Affektive Psychosen	2086	50,1	644 (30,8%)	45,2	1442 (69,2%)	52,3	2,17:1
	m. Eifersuchtswahn	3	47,0	2 (66,7%)	52,0	1 (33,3%)	37,0	0,5:1
297	Paranoide Syndrome	195	51,5	53 (27,1%)	43,0	142 (72,9%)	54,4	2,67:1
	m. Eifersuchtswahn	13	48,2	6 (46,1%)	42,0	7 (53,9%)	52,3	1,16:1
298	Andere, nicht organ. Psychosen	84	35,4	28 (33,3%)	32,8	56 (66,7%)	36,9	
	m. Eifersuchtswahn	2	33,5	1 (50 %)	26,0	1 (50 %)	41,0	
300	Neurosen	519	38,9	241 (46,6%)	38,1	278 (53,4%)	38,9	
	m. Eifersuchtswahn	3	32,0	2 (66,7%)	30,5	1 (33,3%)	35,0	
301	Persönlichkeits-störungen	250	34,3	146 (58,4%)	33,7	104 (41,6%)	35,1	
	m. Eifersuchtswahn	2	45,5	2 (100 %)	45,5	0	0	
309	Psychogene Reaktion	539	37,4	298 (55,2%)	36,2	241 (44,8%)	39,3	
	m. Eifersuchtswahn	1	41,6	0	–	1 (100 %)	42,3	

[a] in 2 Fällen mit Alkoholmißbrauch/-abhängigkeit

andere Wahnthemen, z. B. Verfolgungswahn. Crowe et al. (1988) berichteten dagegen bei paranoiden Syndromen mit Eifersuchtsgedanken ein Geschlechtsverhältnis von 28 Frauen zu 15 Männern, während er bei nichteifersüchtigen Paranoiden ein Geschlechtsverhältnis von 28 Frauen zu 30 Männern fand. Es gilt festzuhalten, daß sowohl im eigenen untersuchten Patientengut (Soyka et al. 1991) sowie in anderen größeren Fallsammlungen (Enoch u. Trethowan 1979) Alkoholiker unter den Patienten mit Eifersuchtswahn eine Minderheit bildeten, so daß die früher geäußerte Ansicht, daß ein Eifersuchtswahn fast beweisend für einen Alkoholismus ist, heute sicher nicht mehr aufrechtzuerhalten ist. Ob der Eifersuchtswahn der Trinker überhaupt eine berechtigte nosologische Einheit darstellt, ist dabei umstritten, wie ja überhaupt die Klassifizierung und der Verlauf rein paranoider Syndrome bei Alkoholikern ein vernachlässigtes Gebiet ist (Fodtstadt 1968; Räcke 1905). Während z. B. das ICD-9 (World Health Organization 1978) die Diagnose eines alkoholischen Eifersuchtswahns als eigene diagnostische Entität noch führt, kennen DSM-III (American Psychiatric Association 1980) und DSM-III-R diese Diagnose nicht mehr.

5.2 Psychopathologie

Mit dem Begriff eines Eifersuchtswahns wird häufig zweierlei assoziiert: Zum einen eine eher monosymptomatische Form, zum anderen Chronizität. Beide Annahmen stimmen so nicht: Wahnhafte Eifersuchtsideen können auch kurzzeitig auftreten, z. B. im Rahmen einer Alkoholhalluzinose (Postrach 1988) oder eines Delirium tremens (Soyka et al. 1988). Hier sei daran erinnert, daß früher eine enge Verwandtschaft insbesondere der Alkoholhalluzinose mit den Schizophrenien postuliert wurde (Huber 1939; Wolfensberger 1923), wobei sich beide Störungen allerdings sowohl psychopathologisch (Soyka 1990) wie in Ersterkrankungsalter und Verlauf (Soyka 1989) voneinander unterscheiden.

Außerdem tritt ein Eifersuchtswahn zumindest bei Schizophrenen häufig nicht isoliert (Gruhle 1940), sondern in Kombination mit anderen Wahngedanken und Halluzinationen auf, wobei das Auftreten sexuell getönter Halluzinationen als recht typisch für den Eifersuchtswahn schizophrener Patienten (Jaspers 1910) gilt. Offensichtlich sind weibliche Schizophrene bevorzugt betroffen (Vollmoeller 1983). Auch der alkoholische Eifersuchtswahn, der umgekehrt fast ausschließlich Männer betrifft, scheint, wie schon Kolle (1932 b) feststellte, psychopathologisch in unterschiedlicher Form aufzutreten. In einer eigenen Auswertung von 15 Fällen von alkoholischem Eifersuchtswahn konnten dabei 2 verschiedene psychopathologische Verlaufstypen differenziert werden (Soyka et al. 1989), zum einen ein häufigerer „monosymptomatischer" Typ mit schleichendem Beginn, zum anderen ein akut im Rahmen einer Alkoholpsychose einsetzender Eifersuchtswahn, zu dessen klinischem Bild weitere Wahnsymptome wie z. B. ein Verfolgungswahn und akustische Halluzinationen gehörten (Tabelle 2) und der psychopathologisch einer chronischen schizophrenen Psychose sehr ähnelt.

Tatsächlich galt und gilt das psychiatrische Interesse besonders den überwiegend monosymptomatisch verlaufenden Fällen von Eifersuchtswahn, die sich v. a. im Rahmen paranoider Entwicklungen und bei Alkoholikern finden.

Dabei fällt der Erkrankte gerade durch ein mit wahnhafter Gewißheit Festhalten an seiner Überzeugung, betrogen zu werden, auf. Häufig bleibt der vermeintliche Nebenbuhler oder Konkurrent unbekannt, ja der Patient versucht nicht einmal, diesen aufzuspüren. Zwar werden Beweise für die Untreue der Ehefrau/des Partners gesucht und vermeintlich auch gefunden, das ganze Denken, auch mögliche aggressive Impulse richten sich aber dabei auf die Partnerin, selten auf den vermeintlichen Nebenbuhler. Mit Ausnahme hirnorganisch oder toxisch begründeter Fälle, in denen sich häufig ganz abstruse Eifersuchtsgedanken finden – in einem selbst beobachteten Fall berichtet z. B. ein dementer Patient, daß sein Sohn mit seiner Ehefrau ein Verhältnis habe –, bleibt der vermutete Ehebrecher häufig im Dunkeln. Gar nicht so selten werden von Patienten mit Eifersuchtswahn dem Partner auch sehr ungewöhnliche und bei näherer Exploration offensichtlich unsinnige Sexualkonstellationen (gleichgeschlechtliche Verhältnisse, Inzest etc.) unterstellt.

Tabelle 2. Psychopathologische Befunde bei 15 Patienten mit alkoholischem Eifersuchtswahn

Befund	Alle	Typ A	Typ B
Gesamt (n)	15	4	11
Affekt			
– depressiv	13	4	9
– ängstlich	11	3	8
– gereizt	5	4	1
– ambivalent	0	0	0
Antrieb			
– motorisch unruhig	4	3	1
– Stereotypien	1	1	0
– manieriert, bizarr	0	0	0
Formale Denkstörungen			
– Verlangsamung	11	4	7
– Inkohärenz	8	3	5
– Konzentrationsstörungen	10	3	7
Ich-Störungen			
– Derealisation	0	0	0
– Depersonalisation	3	3	0
– Gedankenausbreitung	0	0	0
– Gedankenentzug	1	1	0
– Gedankeneingebung	1	1	0
Sinnestäuschungen			
– Halluzinationen	4	4	0
– optische, vom deliranten Typus	0	0	0
– mit konkretem Inhalt	2	2	0
– akustische Halluzinationen	4	4	0
– Körperhalluzinationen	0	0	0
– Geschmackshalluzinationen	1	1	0
Wahn			
– Wahneinfall	15	4	11
– Wahnwahrnehmung	8	4	4
– Eifersuchtswahn	15	4	11
– Verfolgungswahn	4	4	0
– Systematisierter Wahn	4	4	0
Suizidversuche	6	1	5

Typ A: Chronische Halluzinose mit Eifersuchtswahn
Typ B: Monosymptomatischer Eifersuchtswahn
(Erläuterungen siehe Text)

Immer wieder fiel hier die „bemerkenswerte Kritiklosigkeit" auf (Sattes 1977), mit der der Patient an seinen unbegründeten Eifersuchtsideen festhält. Enoch u. Trethowan (1979) schrieben dazu in ihrem lesenswerten Übersichtsartikel zum „Othello-Syndrom": „It is striking that the imagined lover is often unidentified and not even the simplest details of the imagined lover can be given, e. g. name, address or description". Gerade bei paranoiden Entwicklungen ist ein Eifersuchtswahn häufig ein oder das zentrale psychopathologische Symptom. Interessanterweise fanden Crowe et al. (1988), daß verglichen mit anderen paranoiden Patienten, Kranke mit einem Eifersuchtswahn häufiger nur dieses eine Wahnsymptom hatten und einen, im Vergleich mit anderen paranoiden Entwicklungen, eher günstigen Verlauf der Erkrankung aufwiesen.

Die zugrundeliegenden konstitutionellen, hereditären oder psychologischen Faktoren, die die Entwicklung eifersüchtiger Ideen und eines Eifersuchtswahns begünstigen (Fenichel 1935; Ortega 1959; Tellenbach 1967), werden sehr unterschiedlich beurteilt. Für die Fälle von alkoholinduziertem Eifersuchtswahn wurde häufig das Auftreten von Potenzstörungen als ätiologisch bedeutsam herausgestellt. Diese sind aber beim alkoholinduzierten Alkoholwahn keineswegs obligat (Laux u. Reimer 1979), Shrestna et al. (1985) konnten z. B. auch keine Beziehung zwischen den bei Alkoholabhängigen häufigen Eifersuchtsideen und eventuellen sexuellen Funktionsstörungen finden; zudem sind sexuelle Funktionsstörungen bei Alkoholabhängigen unter Abstinenz häufig reversibel (Castilla-Garcia et al. 1987; Fahrner 1987), nur selten aber ein Eifersuchtswahn. Schließlich leiden auch viele weibliche Alkoholabhängige an sexuellen Funktionsstörungen (Heiser u. Hartmann 1987), ohne daß hier Wahnbildungen mit Eifersuchtsthematik auffallend häufig beobachtet werden konnten. So erscheinen durch einen chronischen Alkoholismus bedingte sexuelle Störungen, insbesondere eine Impotenz, zwar als mögliche prädisponierende Faktoren für die Bildung eines Eifersuchtswahns, stellen aber keineswegs eine Conditio sine qua non dar. Laux u. Reimer (1979) warnten daher auch zu Recht vor einer vereinfachenden Psychologisierung des alkoholischen Eifersuchtswahns.

Die kausale Bedeutung organischer bzw. toxischer Faktoren für die Entwicklung eines Eifersuchtswahns wird sehr differenziert beurteilt. Obwohl ein Alkoholismus häufig zu Eifersuchtsideen prädisponiert, wird er kaum als primäre Ursache (Langfeldt 1961; Shepherd 1961) angesehen. Auch bei anderen Suchterkrankungen, v. a. Amphetamin- und Kokainmißbrauch, finden sich häufig Eifersuchtsideen (Shepherd 1961). Kolle (1932 a) wies auch auf mögliche hereditäre Faktoren bei der Entwicklung eines Eifersuchtswahns hin. Enoch u. Trethowan (1979) gaben dazu an, daß ungefähr bei der Hälfte der Patienten mit Eifersuchtswahn auch bei den Eltern entweder eine krankhafte Eifersucht oder eine gestörte Persönlichkeit im Sinne einer gesteigerten Hypersensitivität oder Mißtrauens vorgelegen habe.

Bei der Genese eines Eifersuchtswahns können auch persönlichkeitsgebundene Faktoren wirksam werden. Die Primärpersönlichkeit von Patienten mit Eifersuchtswahn wurde als häufig narzißtisch und egozentrisch strukturiert (Enoch u. Trethowan 1979) beschrieben, Gefühle von Minderwertigkeit sollen vorherrschen (Kretschmer 1952), häufig werden sie von Angst, Unsicherheit und einer starken Sensitivität begleitet, wie überhaupt die sensitive Persönlichkeitsstruktur von Patienten mit Eifersuchtswahn immer wieder betont wurde. Zudem wurde wiederholt auf den Zwangscharakter von Eifersuchtsgedanken hingewiesen (Bechterew 1909; Cobb u. Marrs 1979. Eifersüchtige Frauen zeichneten sich im Eysenck-Persönlichkeitsinventar durch erhöhte Werte für Introversion, Neurotizismus und Psychotizismus aus (Tarrier et al. 1989). Als weiterer wichtiger psychologischer Mechanismus, der für die Genese eines Eifersuchtswahns bedeutsam sein könnte, wurde u. a. die Projektion eigener Ängste und Minderwertigkeitsgefühle auf den Partner angesehen. Enoch u. Trethowan (1979) resümierten, daß diese Minderwertigkeitsgefühle häufig mit Bedrohungsängsten, einer möglichen eigenen Untreue, homosexuellen Neigungen und einer Unfähigkeit zu lieben verbunden seien. Auf die Bedeutung möglicher homosexueller Veranlagungen für die Genese eines Eifersuchtswahns wurde auch schon früher von Freud (1924) und Lagache (1950) hingewiesen. Weitere psychopathologische Aspekte krankhafter und wahnhafter Eifersucht insbesondere bei Frauen wurden von Freeman (1990) dargestellt.

5.3 Forensische Aspekte

Die Bedeutung von krankhafter Eifersucht und Eifersuchtswahn für Aggressivität, Gewalttätigkeit und Delinquenz wurde vielfach wiederholt herausgestellt. In empirischen Studien hat sich Eifersucht als Hauptgrund für gewalttätige Konflikte in Ehen erwiesen (Daly et al. 1982; Hilberman u. Munson 1978; Rounsaville 1978). Tarrier et al. (1990) stellten fest, daß sich die Vorwürfe, Argumente und Gewalttätigkeiten im besten Falle gegen den potentiellen Rivalen, im schlimmsten Falle aber gegen den Partner selbst richteten. Wahnbildungen mit Eifersuchtsthematik sind gefürchtet wegen der daraus resultierenden Gefahr für Tötungsdelikte. Paranoide Gewalttäter sollen häufig an einem Eifersuchtswahn leiden (Benezech et al. 1984; Lanzkron 1961; Podolsky 1961). Auch Mowat (1966) unterstrich die Bedeutung einer krankhaften Eifersucht für Tötungsdelikte. Shepherd (1961) beschrieb Eifersucht als „notoriously dangerous passion". In mehreren Studien, die sich im wesentlichen auf die Analyse von Polizeiregistern stützen, konnte Eifersucht als wesentlicher ursächlicher Faktor von Tötungsdelikten identifiziert werden (Gillies 1976; West 1968). Auf dem Erfahrungshintergrund der Gutachten der forensischen Abteilung einer Universitätsklinik ergibt sich, daß bei Tötungsdelikten eine Wahnsymptomatik einschließlich der Eifersuchtsthematik eine vergleichsweise geringe Rolle spielt (Paul Hoff, persönliche Mitteilung). Wichtig ist festzuhalten, daß sich die Aggressivität eines wahnhaft Eifersüchtigen fast immer auf den der Untreue verdächtigten Partner, nur in seltenen Fällen auf die Umgebung oder den vermeintlichen Rivalen richtet.

5.4 Therapeutische Aspekte

Abschließend sei auf einige therapeutische Aspekte des Eifersuchtswahns eingegangen. Die Therapie richtet sich im wesentlichen nach der vorliegenden psychiatrischen Grundstörung, so wird eine schizophrene Psychose mit Eifersuchtswahn im wesentlichen neuroleptisch zu behandeln sein, während primär paranoide Syndrome auf eine psychopharmakologische Behandlung weniger ansprechen dürften. Immerhin liegen einige Untersuchungen zur Frage der Wirksamkeit von Neuroleptika bei Eifersuchtswahn vor. So stellten Bishay et al. (1989) zwar fest, ein Eifersuchtswahn sei „notoriously difficult to treat", immerhin fand Mooney (1965) bei einer Behandlung mit Neuroleptika gute Ergebnisse, wobei v. a. Pimozide sich in einigen Fällen von Eifersuchtswahn als sehr wirksam erwiesen hat (Munro 1984; Pollock 1982), so daß man in vielen Fällen zunächst zu einer Therapie mit dieser Substanz raten wird. Bei Alkoholabhängigen mit Eifersuchtswahn kann in manchen Fällen unter Abstinenz der Eifersuchtswahn abklingen (Vauhkonen 1962), in vielen Fällen aber wird er trotzdem persistieren. Interessant erscheinen die Befunde von Crowe et al. (1988), der nachwies, daß bei paranoiden Störungen ein Eifersuchtswahn prognostisch eher besser zu werten sei als paranoide Störungen mit anderen Wahninhalten, obwohl auch hier die meisten Fälle eher chronifizierten.

Für nichtwahnhafte Eifersuchtsformen, deren differentialdiagnostische Abgrenzung von einem echten Eifersuchtswahn in vielen Fällen ohnehin sehr schwierig sein wird, wurden eine erstaunliche Fülle von verschiedenen psychotherapeutischen Ansätzen, v. a. verhaltenstherapeutisch sowie kognitiv ausgerichtete Therapieformen, vorgeschlagen (Bishay et al. 1989; Tarrier et al.1990), darüber hinaus wurden aber auch psychoanalytische Verfahren angewendet (Freeman 1990). Vor allem der Zwangscharakter von Eifersuchtsgedanken wurde als Indikation für eine verhaltenstherapeutisch ausgerichtete Behandlung angesehen (Cobb u. Marrs 1979). Tarrier et al. (1990) haben anschauliche Modelle für die Entwicklung krankhafter Eifersuchtsgedanken formuliert. Die weitere psychische Stützung und Betreuung von Patienten mit krankhaften Eifersuchtsideen wird auch das häufig fehlende Selbstwertgefühl, die gesteigerte Sensitivität, Unsicherheit und Mißtrauen berücksichtigen müssen (Cobb 1979; Seeman 1979; Shepherd 1961).

Literatur

American Psychiatric Association (1980) Diagnostik and Statistical Manual of Mental Disorders (3rd edn) (DSM-III). APA, Washington DC

Bechterew W (1909) Über zwangsweise Eifersucht. Monatsschr Psychiatr Neurol 26: 501–510

Benezech M, Yesavage J A, Addad M D et al (1984) Homicide by psychotics in France: a fife-year study. J Clin Psychiatry 45: 85–86

Bishay N R, Petersen N, Tarrier N (1989) An uncontrolled study of cognitive therapy for morbid jealousy. Br J Psychiatry 154: 386–389

Bonhoeffer K (1901) Die akuten Geisteskrankheiten der Gewohnheitstrinker. Fischer, Jena

Castilla-Garcia A, Santolaria-Fernandez F J, Gonzales-Reimers L E et al (1987) Alcohol-induced hypogonadism: reversal after ethanol withdrawal. Drug Alcohol Depend 20: 255–260

Cobb J (1979) Marbid jealousy. Br J Hosp Med 21: 511–518

Cobb J, Marrs I (1979) Morbid jealousy featuring as obsessive-compulsive neurosis: treatment by behavioural psychotherapy. Br J Psychiatry 133: 679–683

Conrad K (1958) Die beginnende Schizophrenie. Thieme, Stuttgart

Crowe R R, Clarkson C, Tsai M, Wilson R (1988) Delusional disorder: jealous and nonjealous types. Eur Arch Psychiatr Neurol Sci 237: 179–183

Daly M, Wilson M, Weghorst S J (1982) Male sexual jealousy. Ethol Sociobiol 3: 11–27

Doherty J P, Ellis J (1976) A new concept and finding in morbid jealousy. Am J Psychiatry 133: 679–683

Enoch M D, Trethowan W H (1979) The Othello syndrome. In: Uncommon psychiatric syndromes. Wright, Bristol; pp 36–49

Fahrner E-M (1987) Sexual dysfunction in male alcohol addicts. Prevalence and treatment. Arch Sex Behav 16: 247–257

Fenichel O (1935) Beitrag zur Psychologie der Eifersucht. Imago 21: 143–157

Fodstadt H (1968) Untersuchung zur Frage der Alkoholparanoia. Schweiz Arch Neurol Neurochir Psychiatr 102: 432–439

Freeman T (1990) Psychoanalytical aspects or morbid jealousy in women. Br J Psychiatry 156: 68–72

Freud S (1924) Über einige neurotische Mechanismen bei Eifersucht, Paranoia und Homosexualität. Gesammelte Werke, Bd 13. Fischer, Frankfurt; S 195–207 (Complete Psychological Works of Sigmund Freud (1953–74). Hogarth Press, London)

Gausebeck H (1928) Über Eifersuchtswahn. Arch Psychiatr 84: 414–490

Gillies H (1976) Homicide in the west of Scotland. Br J Psychiatry 128: 105–127

Gruhle H (1940) Partielle Geschäftsfähigkeit, partielle Zurechnungsfähigkeit (Eifersucht). Nervenarzt 13: 544–549

Guy W, Ban T A (1982) The AMDP-system. Manual for the Assessment and Documentation of Psychopathology. Springer, Berlin Heidelberg New York

Hahn B (1933) Eifersucht als Neurose. Fortschr Med 53: 336–344

Halama J, Becker-Stone S, Halama J M (1985) Das Haemangiosarkom der Leber bei Arbeitern in der PVC-Industrie und andere VC-bedingte Erkrankungen mit angiologisch-dermatologischer, hepatologischer, radiologischer und neurologischer Symptomatik. Radiologe 25: 22–29

Heiser K, Hartmann U (1987) Disorders of sexual desire in a sample of woman alcoholics. Drug Alcohol Depend 19: 145–157

Hilberman E, Munson K (1978) Sixty battered women. Victimology 2: 460–470

Huber H (1939) Über die Alkoholhalluzinose und ihre Beziehungen zur Schizophrenie. Schweiz Arch Neurol Psychiatr 44: 43–68

Jaspers K (1910) Eifersuchtswahn. Z Ges Neurol Psychiatr 1:567–637

Kolle K (1932 a) Die Nachkommen von Trinkern mit „Eifersuchtswahn". Monatsschr Psychiatr Neurol 83: 127–143

Kolle K (1932 b) Über Eifersuchtswahn bei Trinkern. Monatschr Psychiatr Neurol 83: 224–242

Krafft-Ebing R V (1891) Über Eifersuchtswahn beim Manne. Jahrb Psychiatr 10: 212–231

Kretschmer E (1952) A textbook of medical psychology. Hogarth, London: p 268

Lagache D (1950) Homosexuality and jealousy. Int J Psychiatry 31: 24–31

Langfeldt G (1961) The erotic jealousy syndrome. A clinical study. Acta Psychiatr Neurolog Scand [Suppl 151]

Lanzkron J (1961) Murder as a reaction to paranoid delusions in involutional psychosis and its prevention. Am J Psychiatry 113: 426–427

Laux G, Reimer F (1979) Zur Pathogenese des alkoholischen Eifersuchtswahns. Nervenarzt 50: 299–301

Liebers M (1919) Über nichtalkoholischen Eifersuchtswahn. Z Ges Neurol Psychiatr 51: 109–112

Llopis B (1962) Die Eifersuchtsideen der Trinker. Fortschr Neurol Psychiatr 30: 543–564

Maier C (1985) Ein bemerkenswerter Fall von symbiotischer Psychose. Psychiatr Prax 12: 200–202

Marcuse M (1950) Zur Psychologie der Eifersucht und der Psychopathologie ihres Fehlens. Psyche 3: 759–777

Mooney H B (1965) Pathologic jealousy and psychochemotherapy. Br J Psychiatry 111: 1023–1042

Mowat R R (1966) Morbid jealousy and murder. Tavistock, London

Mullen P E (1991) Jealousy: the pathology of passion. Br J Psychiatry 158: 593–601

Munro A (1984) Excellent response of pathologic jealousy to pimozide. Can Med Ass J 131: 852–853

Musalek M, Berner P, Katsching H (1989) Delusional theme, sex and age. Psychopathology 22: 260–267

Ortega N J (1959) Delusions of jealousy. Psychoanal Psychoanal Rev 46: 102–103

Pauleikoff B (1977) Methodologische Probleme der Psychologie und Psychopathologie – zugleich ein Beitrag zur Eifersuchtsparanoia. Z Klin Psychol Psychother 25: 293–301

Podolsky E (1961) Jealousy as a motive in homicide. Dis Nerv Syst 22: 438–441

Pollock B G (1982) Successful treatment of pathological jealousy with pimozide. Can J Psychiatry 27: 86–87

Postrach F (1988) Bemerkungen zu einem Fall von akuter Alkoholhalluzinose mit Eifersuchtswahn. Psychiatr Neurol Med Psychol (Leipzig) 40: 46–50

Räcke U (1905) Zur Abgrenzung der chronischen Alkoholparanoia. Arch Psychiatr 39: 462–498

Retterstøl N (1967) Jealous-paranoial psychoses: a personal follow-up study. Acta Psychiatr Scand 43: 75–107

Rounsaville B J (1978) Theories in marital violende: evidence from a study in battered women. Victimology 3: 11–31

Sattes H (1977) Psychopathologie des chronischen Alkoholismus und der Trunksucht. Monatsk Ärztl Fortbild 273: 151–157

Scholz W (1930) Charakter, Erlebnis und Wahn-Sinn bei der Paranoia. Eine Untersuchung an Fällen von Eifersuchtswahn. Z Ges Neurol Psychiatr 127: 755–776

Schröder P (1912) Intoxikationspsychosen. In: Aschaffenburg G (Hrsg) Handbuch der Psychiatrie. Deuticke, Leipzig Wien, S 319–323

Seeman M V (1979) Pathological jealousy. Psychiatry 42: 351–358

Shepherd M (1961) Morbid jealousy: some clinical and social aspects of psychiatric symptoms. J Mental Sci 107: 687–753

Shrestna K, Rees D W, Rix K J B et al (1985) Sexual jealousy in alcoholics. Acta Psychiatr Scand 72: 283–290

Soyka M (1989) Die Alkoholhalluzinose – einige Überlegungen zu Ätiologie, Verlauf und Therapie. Nervenheilkd 8: 128–133

Soyka M (1990) Psychopathological charakteristics in alcohol hallucinosis and paranoid schizophrenia. Acta Psychiatr Scand 81: 255–259

Soyka M, Raith L, Steinberg R (1988) Mean age, sex ratio and psychopathology in alcohol psychoses. Psychopathology 21: 19–25

Soyka M, Sass H, Völcker A (1989) Der alkoholische Eifersuchtswahn – psychopathologische Charakteristika und Versuch der Differenzierung verschiedener Verlaufstypen. Psychiatr Prax 16: 189–193

Soyka M, Naber G, Völcker A (1991) Prevalence of delusional jealousy in different psychiatric disorders. Br J Psychiatry 158: 549–553

Spitzer M (1989) Ein Beitrag zum Wahnproblem. Nervenarzt 60: 95–101

Tarrier N, Beckett R, Harwood S et al (1989) Comparison of a morbidly jealous and a normal female population on the EPQ. Personal Indiv Diff 10: 1327–1328

Tarrier N, Beckett R, Harwood S, Bishay N (1990) Morbid jealousy: a review and cognitive-behavioral formulation. Br J Psychiatry 157: 319–326

Tellenbach H (1967) Zur Phänomenologie der Eifersucht. Nerverarzt 38: 333–336

Tiggelaar J (1956) Pathological jealousy and jealous delusions. Folia Psychiatr Neurol Neurochir Nederland 59: 522–541

Todd H, Dewhurst K (1955) The Othello syndrome. A study in the psychopathology of sexual jealousy. J Nerv Ment Dis 122: 367–374

Vauhkonen K (1968) On the pathogenesis of morbid jealousy. Acta Psychiatr Scand [Suppl 202]

Vollmoeller W (1983) Alters- und Geschlechtsabhängigkeiten schizophrener Wahnthematik. – Ein Beitrag zum Verständnis des krankhaften Denkens? Psychiatr Prax 10: 194–199

Wendt C F (1951) Die „Eifersuchtsparanoia" im psychotherapeutischen Aspekt. Arch Psychiatr Nervenheilkd 186: 496–515

West D J (1968) A note on murders in Manhattan. Med Sci Law 8: 249–255

Wolfensberger M (1923) Der Alkoholwahnsinn und seine Beziehungen zu den Schizophrenien. Z Neurol 82: 385–418

World Health Organization (1978) Mental Disorders: Glossary and Guide to their Classification in Accordance with the Ninth Revision of the International Classification of Diseases (ICD-9), WHO, Geneva

Diskussion zu Vortrag 5

Prof. Dr. N. Retterstøl

Unter den 3450 Patienten der norwegischen Untersuchung waren 18 mit einem Eifersuchtswahn nach den Kraepelinschen Kriterien, also eine aus inneren Ursachen erfolgende, schleichende Entwicklung eines dauernden, unerschütterlichen Wahnsystems mit vollkommener Erhaltung der Klarheit im Denken, Handeln und Wollen. Das entspricht einer Häufigkeit von 0,5%. Zwei dieser Patienten, eine Frau und ein Mann, zeigten nach vielen Jahren eine schizophrene Entwicklung, aber die übrigen 16 Patienten waren reine Eifersuchtswahnpsychosen. Überraschenderweise war bei all diesen Patienten die soziale Funktion während der gesamten Zeit sehr gut, alle waren berufstätig. Abgesehen von den beiden schizophrenen Patienten entwickelten sich auch in keinem Fall Zeichen einer Demenz.

Prof. Dr. P. Berner

Daß Sie nur sehr wenige manisch-depressive Patienten in Ihrer Untersuchung gefunden haben, hängt möglicherweise auch damit zusammen, wie Sie die Grenze zwischen schizophren und manisch-depressiv ziehen. Mich würde daher interessieren, wieviel Schizoaffektive darunter waren. Und ein zweiter Punkt: Wir haben festgestellt, daß das Eifersuchtsthema das am spätesten im Leben auftretende ist. Konnten Sie das auch bei Ihren Patienten sehen?

Dr. M. Soyka

Die Patienten mit Eifersuchtswahn waren im Durchschnitt etwa 5 bis 6 Jahre älter als die übrigen. Es ist also offenbar ein eher später im Leben auftretendes Wahnthema. Das trifft auch dann noch zu, wenn man die dementen Patienten nicht mit einbezieht.

Schizoaffektive Psychosen bestanden m. W. nicht bei den Patienten mit Eifersuchtswahn. Wir haben im Bezirkskrankenhaus Haar gerade eine konsekutive Studie zur Frage von Suchterkrankungen bei Schizophrenien durchgeführt, in der wir eine ähnliche Häufigkeit von Eifersuchtswahn finden. Interessanterweise ist bei diesen wenigen schizophrenen Patienten mit Eifersuchtswahn nicht selten ein – möglicherweise sekundärer – Alkoholismus anzutreffen.

Priv.-Doz. Dr. W. Maier

Sie erwähnten den möglichen Zusammenhang des Auftretens eines Eifersuchtswahns mit den sozialen Moralvorstellungen, der sozialen Bewertung von Eifersucht. Wenn Sie ihre Patienten nach Stadt- und Landbevölkerung aufteilen, ergibt sich dann eine andere Häufigkeitsverteilung?

Dr. M. Soyka
Das haben wir nicht untersucht. Es gibt auch in der Literatur keine Hinweise dafür.

Priv.-Doz. Dr. W. Maier
Bestanden Unterschiede zwischen Ausländern und Inländern?

Dr. M. Soyka
Ausländer waren nicht überrepräsentiert.

N. N.
Haben Sie Unterschiede im Eifersuchtswahn von alkoholabhängigen und nichtalkohol-abhängigen Patienten gefunden?

Dr. M. Soyka
Monosymptomatische Wahnerkrankungen findet man bei Eifersuchtswahn und als paranoide Störung, nicht aber bei Schizophrenen. Die haben immer zusätzlich einen Beziehungswahn, einen Verfolgungswahn oder Halluzinationen. Daß die Eifersuchts-symptomatik ganz im Vordergrund steht, haben wir bei unseren schizophrenen Patienten nicht gefunden, das entspricht auch der Literatur.

Wir haben keine Katamnesen gemacht, so daß wir nichts zum Verlauf sagen können. Eifersuchtswahn bei schizophrenen Psychosen kann sehr häufig remittieren, während gerade der alkoholinduzierte Eifersuchtswahn, soweit wir das überblicken konnten, fast immer chronisch war. Wir fanden auch bei Abstinenz nur ganz wenige reversible Fälle. Die Symptomatik persistiert offensichtlich unabhängig von einer weiteren Alkoholzufuhr.

6 Zur Differentialtypologie des Dermatozoenwahns

M. MUSALEK und P. BERNER

Entsprechend den Jaspersschen Wahnkriterien ist der Dermatozoenwahn definiert durch die unkorrigierbare subjektive Gewißheit, auf, in oder unter der Haut von Parasiten befallen zu sein, ohne daß aus dermatologischer Sicht Hinweise darauf bestehen. Dieses phänomenologisch so einheitliche Krankheitsbild wird vorzugsweise bei Frauen mittleren bis höheren Lebensalters beobachtet, berichtete M. Musalek, Wien. Polydiagnostische Untersuchungen ergaben, daß es sich beim Dermatozoenwahn um ein nosologisch unspezifisches Syndrom multifaktorieller Genese handelt. Therapiestudien weisen darauf hin, daß bei einer sich auf eine sorgfältige Differentialdiagnose stützenden und sich an den zugrundeliegenden Störungen orientierenden, sowohl psychopharmakologische, psychotherapeutische und soziotherapeutische Maßnahmen umfassenden Behandlung bei der Hälfte der Patienten eine restitutio ad integrum und bei zwei Dritteln zumindest eine Verbesserung der Wahnsymptomatik zu erwarten ist.

Entsprechend den Wahnkriterien Jaspers (Jaspers 1975) ist der Dermatozoenwahn definiert durch die unkorrigierbare subjektive Gewißheit auf, in bzw. unter der Haut von Parasiten befallen zu sein, ohne daß aus dermatologischer bzw. parasitologischer Sicht Hinweise für einen solchen Befall bestehen. Dieses phänomenologisch so einheitliche Krankheitsbild gelangt vorzugsweise bei Frauen mittleren bis höheren Lebensalters zur Beobachtung, wobei jedoch darauf hinzuweisen ist, daß keineswegs nur dieser Personenkreis betroffen wird. Der Dermatozoenwahn kann prinzipiell in jeder Altersstufe sowohl bei Frauen wie auch bei Männern auftreten (Kutzer u. Musalek 1990). Viele der Patienten beklagen nicht nur den Parasitenbefall, sondern bringen auch die vermeintlichen „Parasiten" (meist gut verpackt, um ihnen ein Entfliehen vor der Untersuchung unmöglich zu machen – „match-box sign") zur Begutachtung mit (Hamann u. Avustorp 1982; Leader 1983; Mester 1977; Munro 1983).

Im Gegensatz zur hohen phänomenologischen Einheitlichkeit des Dermatozoenwahns wurden seit den ersten Beschreibungen dieses Krankheitsbildes durch die französischen Hautärzte Thibierge (1984) und Perrin (1986) Ende des vorigen Jahrhunderts in bezug auf Pathogenese und nosologische Stellung dieser Wahnform unterschiedlichste und z. T. kontroversielle Anschauungen vertreten (Bers u. Conrad 1954; Freinhar 1984; Heim u. Morgner 1980; Huber u. Gross 1977; Maier 1988; Morris u. Jolley 1987; Munro 1980, 1983; Schwarz 1959; Skott 1978; Wilson u. Miller 1946). Die Gründe für die unterschiedlichen Ansichten liegen einerseits in den divergierenden nosologischen Konzepten verschiedener psychiatrischer Schulen und andererseits in dem Umstand,

Tropon-Symposium, Bd. VII
Paranoide Störungen
Hrsg. W.P. Kaschka und E. Lungershausen
© Springer-Verlag Berlin Heidelberg 1992

daß nahezu alle diese Hypothesen auf nur einigen wenigen Einzelfallbeschreibungen beruhen und systematische Untersuchungen auf diesem Gebiet weitgehend fehlen.

Das Hauptproblem einer systematischen psychopathologischen Untersuchung des Dermatozoenwahns besteht darin, daß die betroffenen Patienten vorzugsweise Dermatologen und Parasitologen konsultieren und verständlicherweise einer psychiatrischen Untersuchung bzw. Behandlung ablehnend gegenüberstehen. Als Basis für ein umfassendes Forschungsprojekt auf diesem Gebiet ist daher eine enge Zusammenarbeit zwischen Dermatologie, Parasitologie und Psychiatrie unabdingbar. Dies war der Ausgangspunkt dafür, 1986 an der II.Universitätshautklinik Wien eine psychiatrische Spezialambulanz für Dermatozoenwahnkranke (D.P.P.Ambulanz: Liaisonambulanz für Dermatologie, Parasitologie und Psychiatrie, „Ambulanz für dermatologisch-parasitologische Problemfälle") zu gründen, die in enger Zusammenarbeit mit dermatologischen und parasitologischen Abteilungen sowie Kammerjägern steht. Die Zuweisung an diese Ambulanz erfolgt ad personam, zu einem „Spezialisten für die Beschwerden und Leiden des Patienten" ohne näher die Profession des ihn dann behandelnden Arztes zu beschreiben. Durch diese Zuweisungsform wird einerseits erreicht, daß der Patient eine psychiatrische Einrichtung aufsucht, gleichzeitig aber vermieden, ihm falsche Informationen zu geben (wie z. B. „sie werden von einem Dermatologen bzw. Parasitologen untersucht"), die in der Folge dann das Vertrauensverhältnis äußerst belasten würden. Nach Aufbau einer tragfähigen Vertrauensbasis (im Rahmen meist mehrerer Konsultationen) mit dem Arzt akzeptiert der Patient in der Regel,von einem Nervenarzt betreut und behandelt zu werden. Seit 1986 wurden in dieser Ambulanz mehr als 120 Dermatozoenwahnkranke persönlich untersucht und behandelt.

Im folgenden soll anhand psychopathologischer, polydiagnostischer und psychometrischer Studien auf die Fragen zur nosologischen Stellung des Dermatozoenwahns eingegangen werden und anschließend deren Bedeutung für differentialdiagnostisches Vorgehen und Therapieplanung dargestellt werden. Wesentliches Merkmal des Dermatozoenwahns sind taktile Sensationen. Von vielen Autoren wurden diese Phänomene als zentrales Symptom und Ausgangspunkt der wahnhaften Interpretationen angesehen (Bergmann 1957; Campanella 1969; Conrad 1955; Ekbom 1938; Lyell 1983, McNamara 1928; Munro 1980, 1983; Musalek et al. 1989). Die hohe Bedeutung, die taktilen Sensationen im Rahmen der Pathogenese des Dermatozoenwahns beigemessen wurde, spiegelt sich in der Forderung von Bers u. Conrad (1954) wider, den Dermatozoenwahn nosologisch den taktilen Halluzinosen zuzurechnen. Es gibt allerdings auch Patienten, die solche Sensationen aufweisen, diese aber nicht wahnhaft interpretieren. Die Kernfrage hinsichtlich der Pathogenese des Dermatozoenwahns ist demnach: Welche Bedingungskonstellationen führen von den taktilen Sensationen zur wahnhaften Gewißheit, von Parasiten befallen zu sein?

Zur Beantwortung dieser Frage führten wir eine Vergleichsstudie zwischen 85 konsekutiv selektierten Dermatozoenwahnkranken und 40 konsekutiv selektierten Patienten mit taktilen Sensationen ohne wahnhafte Interpretation derselben durch. Zur Untersuchung der Zusammenhänge verschiedener körperlicher, psychischer und sozialer Faktoren, denen im Rahmen der Wahnentstehung in der Vergangenheit Bedeutung beigemessen wurde, mit der Pathogenese des Dermatozoenwahns wurde ein spezielles Erhebungsinstrument entwickelt (Musalek 1991). Dieses umfaßt die Bereiche Geschlecht, Alter, Dauer des Wahns, Zivilstand, Beruf, finanzielle Situation, Schulausbildungsgrad sowie Schulerfolg, Anzahl und Intensität der sozialen Kontakte, Kontakte zu den Kindern, Haushaltsgröße, Ortswechsel, Kindheitsfaktoren (Beurteilung der Kindheit im allgemeinen, Alter der Mutter und des Vaters bei der Geburt, Zivilstand der Eltern, berufliche und finanzielle Situation der Familie, soziale Kontakte der Familie, Einstellung der Eltern zum Kind, Abwesenheiten der Mutter und des Vaters während der Kindheit, Stellung in der Geschwisterreihe, Beziehungen zwischen Eltern und Kind, chronische Leiden in der Familie während der Kindheit) sowie eine ausführliche psychiatrische und dermatologische Anamnese in vorgegebenen Kategorien. Darüber hinaus wurden auch Lebensgewohnheiten, im besonderen Hygienegewohnheiten, sowie der Wahn hinsichtlich thematischer Ausgestaltung, Struktur, Aufbauelemente und psychiatrische Allgemeinsymptomatik beschrieben (Berner 1982; Musalek 1991). Mit Hilfe dieses Erhebungsinstrumentes wurden nicht nur die einzelnen genannten Faktoren erfaßt, sondern auch deren zeitliche Zusammenhänge – v. a. auch mit dem Auftreten der Wahngewißheit – dokumentiert.

Faßt man die diesbezüglichen Untersuchungsergebnisse zusammen, so fand sich eine Reihe von signifikanten Unterschieden zwischen Dermatozoenwahnkranken und Patienten der Kontrollgruppe (und damit Hinweise dafür, daß diese Unterschiede auf charakteristische Merkmale von Dermatozoenwahnkranken zurückzuführen sind, denen im Rahmen der Wahngenese Bedeutung beizumessen ist): Im Bereich des Zivilstandes war der Anteil an Verheirateten in der Gruppe der Wahnpatienten wesentlich kleiner als bei der Kontrollgruppe. Dermatozoenwahnpatienten wiesen eine signifikant höhere Schulausbildung und auch besseren Schulerfolg auf. Sie zeigten einen signifikant höheren Grad an sozialer Isolation nicht nur bei bestehendem Wahn, sondern auch bereits vor Auftreten des Wahngeschehens. Dermatozoenwahnpatienten wiesen sowohl bei bestehendem Wahn wie auch vor seinem Auftreten einen wesentlich höheren Sauberkeitsgrad und -anspruch auf als Patienten der Kontrollgruppe. Während hinsichtlich der topographischen Verteilung der Hautsensationen keine wesentlichen Verschiedenheiten zwischen Dermatozoenwahnkranken und Kranken der Kontrollgruppe nachzuweisen waren, berichteten die Wahnpatienten signifikant häufiger über bewegte Sensationen nicht nur auf der Haut, sondern auch in und unter der Haut. Gerade solche Empfindungen lassen die Vermutung, es könnte sich dabei um durch kleine Tierchen verursachte Sensationen handeln, gut nachvollziehbar erscheinen. Bei Dermatozoenwahnkranken waren signifikant häufiger frühere Hauterkrankungen im allgemeinen und solche mit Juckreiz im besonderen zu erheben und sie berichteten signifikant häufiger frühere psychiatrische Erkrankungen sowie psychiatrische Störungen bei Blutsverwandten. Keine wesentlichen Unterschiede waren hingegen zwischen den beiden Untersuchungsgrupppen hinsichtlich Geschlecht, Alter, Beruf und finanzieller Situation festzustellen, so daß die oben beschriebenen Unterschiede nicht auf diese Faktoren zurückgeführt werden können. Auch in den Bereichen Migration, Kindheitsfaktoren und Tierphobien waren keine signifikanten Unterschiede nachzuweisen, woraus zu schließen ist, daß diesen Faktoren im Rahmen der Wahngenese keine wesentliche Bedeutung beizumessen ist.

Wie unsere psychopathologischen Analysen unter Hinzuziehung der Ergebnisse hinsichtlich der Aufbauelemente des Dermatozoenwahns (Musalek 1991) sowie Resultate früherer Studien zur Themenwahl von Wahnkranken (Musalek et al. 1989) zeigten, spielen die Faktoren Geschlecht, Alter, Zivilstand, spezielle Erlebnisse und Erfahrungene sowie soziale Isolation v. a. allem im Rahmen der Themenwahl eine wesentliche Rolle. Durch das komplexe Zusammenspiel insbesondere der Faktoren soziale Isolation, hoher Sauberkeitsanspruch, spezielle taktile Sensationen sowie Erinnerungen an bzw. Erleben von Hauterkrankungen der Patienten selbst bzw. von Personen in ihrer näheren Umgebung wird dem einzelnen Patienten das ubiquitär vorkommende Parasitenthema in besonderer Weise nahegelegt. Dabei ist jedoch besonders zu betonen, daß nicht einer der genannten Faktoren alleine, sondern in jedem Einzelfall mehrere derselben mit oft unterschiedlicher Gewichtung die Themenwahl bedingen. Für die Fixierung eines auf diese Weise nahegelegten Themas sind jedoch andere Faktoren von wesentlicher Bedeutung, wie v. a. noopsychische und thymopsychische Störungen (die in der den Wahn begleitenden psychiatrischen Allgemeinsymptomatik in Erscheinung treten), Persönlichkeitsstörungen und bis zu einem gewissen Grad auch die soziale Isolation (Berner u. Musalek 1989; Mester 1981; Musalek 1991). Die Pathogenese des Dermatozoenwahns stellt sich demnach als ein multifaktorielles Geschehen dar, wobei verschiedene soziale, psychische und körperliche Faktoren mit unterschiedlicher Gewichtung in einem komplexen Zusammenspiel diese spezielle Wahnform bedingen.

Zur weiteren Untersuchung der nosologischen Stellung des Dermatozoenwahns führten wir polydiagnostische Analysen durch, wobei die Kriterien des DSM-III (1980), DSM-III-R (1987) und die Wiener Forschungskriterien (VRC) zur Anwendung gelangten (Berner et al. 1983). Die bereits andernorts publizierten Ergebnisse (Musalek et al. 1990) dieser Untersuchungen an insgesamt 34 konsekutiv selektierten Dermatozeonwahnkranken zeigten, daß der Dermatozoenwahn praktisch im Rahmen aller psychiatrischen Erkrankungen auftreten kann und es sich demnach dabei um ein nosologisch unspezifisches Syndrom handelt. Mittels der Wiener Forschungskriterien war bei 13 Patienten ein organisches Achsensyndrom, bei einem Patienten ein schizophrenes Achsensyndrom (und damit der Hinweis auf das Vorliegen einer Erkrankung aus dem schizophrenen Formenkreis) bei 12 Patienten ein endogenomorph depressives Achsensyndrom (und damit der Hinweis auf eine Erkrankung aus dem manisch-depressivem Formenkreis), bei 4 eine Kombination eines zyklothymen mit einem organischen Achsensyndrom zu diagnostizieren; 4 Patienten wiesen keine typischen Zeichen eines der 3 Achsensyndrome auf (Musalek et al. 1990).

Zwischen DSM-III-und DSM-III-R-Diagnosen waren keine wesentlichen Divergenzen in der untersuchten Gruppe von Wahnpatienten zu beobachten. Der wesentliche Unterschied zwischen DSM-III-und VRC-Diagnosen lag in dem Umstand, daß nahezu die Hälfte der Patienten (insgesamt 16) im DSM-III in die Restkategorie „atypische Psychosen" (DSM-III 298.90) entfielen, da sie nicht die DSM-III-Kriterien für organische, schizophrene bzw. affektive Psychosen erfüllten, während bei 13 dieser Patienten jedoch eines der 3 Achsensyndrome zu diagnostizieren war. Bei den 3 Patienten, die im DSM-III der Gruppe der atypischen Psychosen zuzuordnen waren und die keine typischen Zeichen eines der 3 Achsensyndrome aufwiesen, waren ausgeprägte Persönlichkeitsstörungen festzustellen. Der Unterschied zwischen den mit dem DSM-III und mit den VRC durchgeführten diagnostischen Zuordnungen ist darin begründet, daß im Gegesatz zu den VRC, im DSM-III nicht nur qualitative, sondern auch quantitative Aspekte Berücksichtigung finden. So erfüllen z. B. leicht- bis mittelgradige depressive Störungen, auch wenn sie in Kombination mit typischen Biorhythmusstörungen (Tagesschwankungen und typischen Schlafstörungen) auftreten und demnach als endogenomorph depressives Achsensyndrom zu diagnostizieren sind, nicht die Kriterien der „Major Depression" des DSM-III.

Jene Dermatozoenwahnsyndrome, die im DSM-III als atypische Psychosen zu bewerten sind, stehen in engem Zusammenhang mit dem Konzept des sogenannten „reinen bzw. primären Dermatozoenwahns" („primary delusion of parasitosis", Freinhar 1984, Maier 1988). Im Lichte unserer polydiagnostischen Analysen wird deutlich, daß die Anzahl von Fällen reinen Wahns von den zur Anwendung gelangten diagnostischen Kriterien abhängig ist. Im DSM-III waren nahezu die Hälfte der Patienten als sog. „reiner" Wahn zu diagnostizieren, während mit Hilfe der Wiener Forschungskriterien unter Einbeziehung von ausgeprägten Persönlichkeitsstörungen kein einziger Fall „reinen" Wahns festzustellen war. Obwohl wir nach dieser Untersuchung nicht ausschließen können, daß Fälle reinen Wahns auftreten können, erscheint doch dieses Konzept nach den VRC-Ergebnissen äußerst fragwürdig.

In den letzten Jahren wurde v. a. im angloamerikanischen Raum der Dermatozoenwahn den sog. monosymptomatisch-hypochondrischen Psychosen zugeordnet (Munro 1978; Reilly u. Beard 1976). Zur Beantwortung der Frage, inwieweit der Dermatozoenwahn als eine hypochondrische Wahnform anzusehen ist, führten wir psychometrische Untersuchungen mittels MMPI an insgesamt 22 konsekutiv selektierten Dermatozoenwahnkranken durch, wobei vorläufige Resultate an 13 Patienten bereits publiziert sind (Musalek et al. 1988). Die Ergebnisse dieser Studien machten deutlich, daß keineswegs alle Dermatozoenwahnfälle dem hypochondrischen Wahn zuzuordnen sind. Unter Miteinbeziehung unserer an Einzelfallbeobachtungen gewonnenen Erfahrungen werden drei verschiedene Formen von Dermatozoenwahn deutlich: der sogenannte „hypochondrische Dermatozoenwahn" (gekennzeichnet durch typisch hypochondrische Merkmale), der „Ungezieferbefallswahn" (gekennzeichnet durch typisch persekutorische Merkmale im Sinne eines Verfolgungswahnes, wobei die Verfolger in Form von Parasiten auftreten bei Fehlen von hypochondrischen Klagen und Verhaltensweisen) und der „hypochondrische Ungezieferbefallswahn" (bei dem sowohl hypochondrische wie auch paranoide Inhalte festzustellen sind). Eine Zuordnung aller Dermatozoenwahnfälle in die Gruppe der monosymptomatisch-hypochondrischen Psychosen ist nach unseren Erfahrungen und Untersuchungsergebnissen daher als nicht zielführend anzusehen.

Zusammenfassend stellt sich der Dermatozoenwahn als ein nosologisch unspezifisches Syndrom multifaktorieller Genese dar. Daraus folgt im Rahmen der Diskussion zur Entwicklung effektiver Behandlungsstrategien die Forderung nach einer genauen differentialdiagnostischen Abklärung unter Berücksichtigung aller körperlichen, psychischen und sozialen Faktoren, denen im Rahmen der Dermatozoenwahngenese Bedeutung beizumessen ist. Als Leitlinie kann dabei der „Entscheidungsbaum zur Differentialdiagnose des Dermatzoenwahns" (Musalek 1991) dienen, welcher unter Miteinbeziehen und Modifikation des Wiener Entscheidungsbaumes zur ätiologischen Zuordnung von Wahnsyndrome (Berner et al. 1986) entwickelt wurde (s. Abb.1).

Berichtet ein Patient, von Parasiten befallen zu sein, so ist vorerst durch eine genaue parasitologische und dermatologische Untersuchung festzustellen, ob ein realer Befall vorliegt und – wenn nicht, – ob der Kranke die typischen Merkmale des Wahns die subjektive Gewißheit und deren Unkorrigierbarkeit – aufweist. Lassen sich die Annahmen des Untersuchten zumindest z. T. korrigieren, so sind differentialdiagnostisch Parasitophobien, überwertige Ideen, chronischer Kokainismus, taktile Sensationen ohne wahnhafte Interpretation bzw. „factitious disorders" in Betracht zu ziehen. Tritt die Dermatozoenwahnsymptomatik im Rahmen eines Delirs bzw. einer akuten Noxenein-

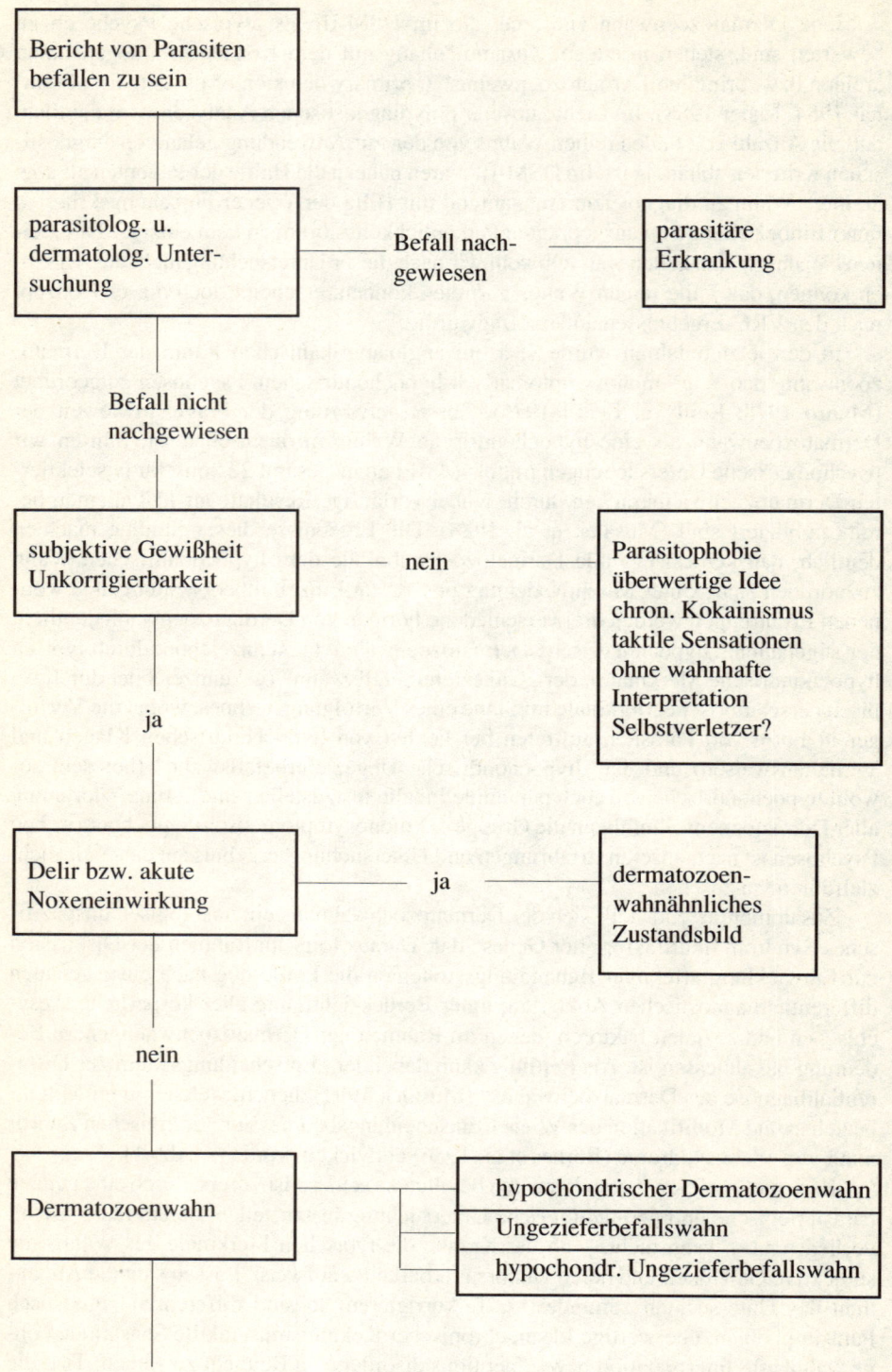

(Fortsetzung nächste Seite)

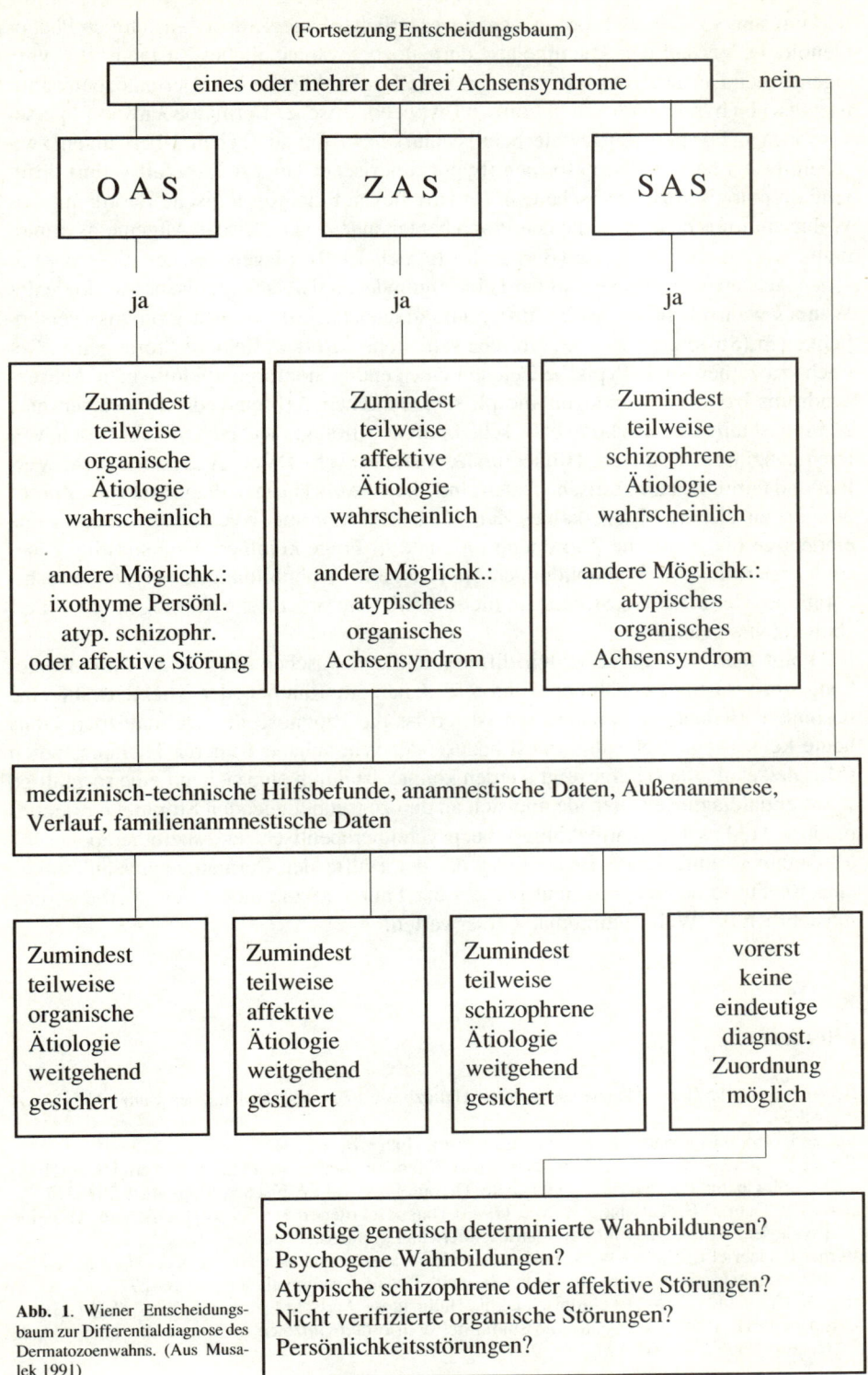

(Fortsetzung Entscheidungsbaum)

eines oder mehrer der drei Achsensyndrome ———— nein ————

O A S   **Z A S**   **S A S**

ja   ja   ja

Zumindest teilweise organische Ätiologie wahrscheinlich

andere Möglichk.: ixothyme Persönl. atyp. schizophr. oder affektive Störung

Zumindest teilweise affektive Ätiologie wahrscheinlich

andere Möglichk.: atypisches organisches Achsensyndrom

Zumindest teilweise schizophrene Ätiologie wahrscheinlich

andere Möglichk.: atypisches organisches Achsensyndrom

medizinisch-technische Hilfsbefunde, anamnestische Daten, Außenanmnese, Verlauf, familienanmnestische Daten

Zumindest teilweise organische Ätiologie weitgehend gesichert

Zumindest teilweise affektive Ätiologie weitgehend gesichert

Zumindest teilweise schizophrene Ätiologie weitgehend gesichert

vorerst keine eindeutige diagnost. Zuordnung möglich

Sonstige genetisch determinierte Wahnbildungen?
Psychogene Wahnbildungen?
Atypische schizophrene oder affektive Störungen?
Nicht verifizierte organische Störungen?
Persönlichkeitsstörungen?

Abb. 1. Wiener Entscheidungsbaum zur Differentialdiagnose des Dermatozoenwahns. (Aus Musalek 1991)

wirkung auf, so ist diese Störung wegen wesentlicher Unterschiede hinsichtlich Phänomenologie, Verlauf und Therapie als „dermatozoenwahnähnliches Zustandsbild" vom
eigentlichen Dermatozoenwahn abzugrenzen. Bei Vorliegen eines Dermatozoenwahns
ist zwischen hypochondrischen Formen (hypochondrischer Dermatozoenwahn), perse-
kutorischen Formen (Ungezieferbefallswahn) bzw. mannigfachen Übergängen zwischen diesen beiden Extremformen (hypochondrischer Ungezieferbefallswahn) diffe-
rentialtypologisch zu unterscheiden. Im Hinblick auf die nosologische Zuordnung des
Wahnsyndroms bietet v. a. die den Wahn begleitende psychiatrische Allgemeinsymptomatik wesentliche Hinweise (Berner u. Musalek 1989). Liegen Zeichen eines organischen Achsensyndroms vor, so wird eine zumindest teilweise organische Ätiologie des
Wahnes wahrscheinlich, wobei differentialdiagnostisch dann auch ixothyme Persönlichkeiten (Strömgren 1957), atypische schizophrene oder affektive Störungen in Betracht zu ziehen sind. Typische Zeichen eines endogenomorph zyklothymen Achsensyndroms bzw. eines endogenomorph schizophrenen Achsensyndroms machen eine
zumindest teilweise affektive bzw. schizophrene Ätiologie wahrscheinlich. Durch weitere medizinsch-technische Hilfsbefunde, anamnestische Daten, Außenanamnese, Verlauf und familienanamnestische Daten sind dann die vorläufigen diagnostischen Zuordnungen zu sichern. Liegt keines der 3 Achsensyndrome vor, so ist vorerst keine
eindeutige diagnostische Zuordnung möglich. In Frage kommen dann sonstige genetisch determinierte Wahnbildungen, psychogene Wahnbildungen, atypische schizophrene oder affektive Störungen, nicht verifizierte organische Störungen bzw. Persönlichkeitsstörungen.

Folgt man dem dargestellten differentialdiagnostischen Weg unter Miteinbeziehung der eingangs erwähnten Faktoren, denen im Rahmen der Themenwahl eine
besondere Bedeutung beizumessen ist, so ist die Prognose des Dermatozoenwahns
heute keineswegs mehr als infaust anzusehen. Wie anhand früherer Therapiestudien
(Musalek et al. 1989) aufgezeigt werden konnte, ist durch eine sich auf eine sorgfältige
Differentialdiagnose stützende und sich an den zugrundeliegenden Störungen orientie-
rende sowohl psychopharmakologische, psychotherapeutische und soziotherapeutische
Maßnahmen umfassende Behandlung bei der Hälfte der Dermatozoenwahnkranken
eine Restitutio ad integrum und bei 2/3 der Patienten zumindest eine Verbesserung
hinsichtlich der Wahnsymptomatik zu erwarten.

Literatur

Bergmann B (1957) Zur Genese der taktilen Halluzinose bzw. des Dermatozoenwahns. Nervenarzt
    28:22–27
Berner P (1982) Psychiatrische Systematik, 3. Aufl. Huber, Bern
Berner P, Musalek M (1989) Schizophrenie und Wahnkrankheiten. In: Platt D, Oesterreich K (Hrsg)
    Neurologie und Psychiatrie. Handbuch der Gerontologie, Bd IV. Fischer, Stuttgart, S 297–317
Berner P, Gabriel E, Katschnig H et al (1983) Diagnosekriterien für Schizophrenie und Affektive
    Psychosen. Weltverband für Psychiatrie. American Psychiatric Press
Berner P, Gabriel E, Kieffer W, Schanda H (1986) Paranoid Psychosis. New aspects of classification
    and prognosis coming from the Vienna Research Group. Psychopathology 19:16–29
Bers N, Conrad K (1954) Die chronisch taktile Halluzinose. Fortschr Neurol Psychiatr 22:254:270
Campanella G (1969) Contributo allo studio del delirio dermatozoico (sindrome di Ekbom). Acta
    Neurol (Napoli) 24:903–927

Conrad K (1955) Zum Problem der chronischen taktilen Halluzinose. Arch Psychiatr Z Neurol 193:601–606
Diagnostical and Statistical Manual of mental disorders (1980) 3rd edn. American Psychiatric Association, Washington DC
Diagnostic Criteria from DSM-III-R (1987) American Psychiatric Association, Washington, D C
Ekbom KA (1938) Der praesenile Dermatozoenwahn. Acta Psychiatr Neurol Scand 13:227–259
Freinhar JP (1984) Delusions of parasitosis. Psychosomatics 25:47–53
Hamann K, Avnstorp C (1982) Delusions of infestation treated by pimozide: a double blind cross over clinical study. Acta Dermatol Venereol 62:55–58
Heim M, Morgner J (1980) Zur Problematik der chronischen taktilen Halluzinose. Psychiatr Neurol Med Psychol 32:405–411
Helmchen H (1961) Zur Analyse des sogenannten Dermatozoenwahnes. Beitrag zur Syndrom-Genese. Nervenarzt 32:509–513
Huber G, Gross G (1977) Wahn. Eine deskriptiv-phänomenologische Untersuchung schizophrenen Wahns. Enke, Stuttgart
Jaspers K (1975) Allgemeine Psychopathologie ; 8.Aufl. Springer, Berlin Heidelberg New York
Kutzer E, Musalek M (1990) Der sogenannte Ungezieferbefallswahn des Menschen. Wien Tierärztl Monatsschr 77:300–305
Leader (1983) The matchbox sign. Lancet 30:261
Lyell A (1983) Delusions of parasitosis. Br J Dermatol 108:485–499
Maier C (1988) Differentialdiagnostik und Behandlung des Dermatozoenwahnsyndroms. Zentralbl Neurol 250:138–142
Mallet R, Male P (1930) Délire cénesthesique. Ann Med Psychol 88:198–201
McNamara D (1928) A note on cutaneous and visual hallucinations in the chronic hallucinatory psychosis. Lancet i:807-808
Mester H (1977) Das Syndrom des wahnhaften Ungezieferbefalles Angew Parasitol 18:70-84
Mester H (1981) Der Ungezieferwahn – ein Beitrag über die Ätiologie und den Aufbau dieser Halluzinose. Fortschr Neurol Psychiatr 49:136–144
Morris M, Jolley DJ (1987) Delusional infestation in late life. Br J Psychiatry 151:272
Munro A (1978) Monosymptomatic hypochondriacal psychosis manifesting as delusions of parasitosis. Arch Dermatol 114:940-943
Munro A (1980) Monosymptomatic hypochondriacal psychoses (MHP): new aspects of an old syndrome. J Psychiatr Treat Eval 2:79–86
Munro A (1983) Delusional parasitosis: a form of monosymptomatic hypochondriacal psychosis. Semin Dermatol 2:197–202
Musalek M (1991) Der Dermatozoenwahn. Thieme, Stuttgart New York
Musalek M, Grünberger J, Lesch OM et al (1988) Zur Psychopathologie des Dermatozoenwahnkranken. Nervenarzt 59:603–609
Musalek M, Podreka I, Walter H et al (1989) Regional Brain Function in Hallucinations. Compr Psychiatry 30:99–108
Musalek M, Bach M, Gerstberger K et al (1989) Zur Pharmakotherapie des Dermatozoenwahns. Die Bedeutung der Differentialdiagnose für die psychopharmakologische Behandlung von Dermatozoenwahnkranken. Wien Med Wochenschr 139:297–302
Musalek M, Berner P, Katschnig H (1989) Delusional theme, sex and age. Psychopathology 22:260–267
Musalek M, Bach M, Passweg V, Jaeger S (1990) The position of delusional parasitosis in psychiatric nosology and classification. Psychopathology 23:115–124
Perrin L (1896) Des névrodermies parasitophobiques. Ann Dermatol Syphil 7:129–138
Reilly TM, Beard AW (1976) Monosymptomatic hypochondriasis. Br J Psychiatry 129:191–192
Schwarz H (1959) Cirkumskripte Hypochondrie, Dermatozoenwahn oder taktile Halluzinose? Nervenarzt 30:203–211
Skott A (1978) Delusions of infestation. Gotab, Kungälv
Strömgren E (1957) Om den ixothyme Psyke. Zit.n. Bohm E (1957) Lehrbuch der Rohrschach-Psychodiagnostik. Huber, Bern Stuttgart
Thibierge G (1894) Les acarophobes. Rev Gen Clin Ther 32:373–376
Wilson WJ, Miller ME (1946) Delusions of parasitosis (acarophobia). Arch Dermatol Syphil 54:39–56

Diskussion zu Vortrag 6

Priv.-Doz. Dr. Fritze
Als Methode zur Validierung der Ätiologie einer Wahnkrankheit kommt ja nur die Response auf die Therapie in Betracht. Bei organischer Ätiologie würde sich ja eine ätiologisch orientierte Therapie anbieten. Gibt es bei organisch erklärbarem Dermatozoenwahn eine ätiologische Therapie?

Doz. Dr. M. Musalek
Gerade die organischen Patienten sind nicht das beste Beispiel für eine solche Vorgehensweise, da wir für dementielle Prozesse bzw. organische Psychosyndrome bis heute kaum wirklich effektive Therapiemöglichkeiten haben. Es gibt in der Literatur einige Fälle von taktilen Sensationen bei Diabetes oder Hypertonie, die nach Einstellung des Diabetes bzw. Behandlung der Hypertonie abklangen, womit auch die Wahnsymptomatik sehr oft an Bedeutung verlor. Als ätiologische Therapie würde ich das aber nicht bezeichnen, weil es sich hier um die Ätiologie der taktilen Sensationen handelt und nicht so sehr um die der wahnhaften Gewißheit. Es wurden auch einige Fälle in der Literatur beschrieben, wo die Wahnideen weiter bestanden, obwohl die taktilen Sensationen wesentlich geringer wurden.

Dieses Vorgehen bietet sich aber sehr gut bei depressiven Störungen an, was wir auch getan haben. Wir haben alle Patienten mit einem endogenomorph depressiven Achsensyndrom mit trizyklischen Antidepressiva behandelt, die bekanntermaßen gut wirksam sind. Nur in Fällen, wo das nicht möglich war, haben wir Maprotilin eingesetzt. Es waren insgesamt 16 Patienten, davon ließ sich bei 13 eine Restitutio ad integrum erreichen, bei zweien wanderte der Wahn in Juxtaposition, und nur bei einem Patienten sahen wir keinen Therapieerfolg. In diesem Fall bestanden allerdings erhebliche Complianceprobleme.

Frau Prof. Dr. G. Gross
Bei der psychopathologischen Differenzierung des Dermatozoenwahns habe ich auf Ihrer Tabelle die Zönästhesien vermißt. Haben Sie die Patienten auch danach befragt, ob sie qualitativ abnorme Leibgefühlsstörungen hatten? Und wenn ja, haben Sie dann bestimmte Typen häufiger gefunden? Bei unserer Untersuchung zum Dermatozoenwahn fanden wir hauptsächlich umschriebene Schmerzsensationen, Sensationen von Kälte und Hitze, kinästhetische Sensationen, sensorisch ausgelöste Dysästhesien und Zug- oder Druckempfindungen im Körperinneren oder an der Körperoberfläche.

Doz. Dr. M. Masulek

Im Rahmen der Überlegungen zur Pathogenese hat mich diese Frage besonders interessiert. Bei unseren Patienten waren kaum Zönästhesien im klassischen Sinne zu finden. Das hängt wahrscheinlich damit zusammen, daß es sich hier nicht um stationär aufgenommene Schizophrene handelt. Unsere Patienten waren großteils ambulant behandelte Dermatozoenwahnkranke.

Wir haben auch die zeitlichen Zusammenhänge des Auftretens der einzelnen Sensationen mit der Wahngewißheit untersucht. Dabei zeigte sich, daß bei einem Großteil der Patienten die taktilen Sensationen, also die direkt auf, in oder unter der Haut empfundenen Sensationen, schon vor den Wahnideen aufgetreten waren. Die Sensationen im Körperinneren waren dagegen in keinem einzigen Fall schon vor Auftreten des Wahnes vorhanden, sondern immer erst später, sozusagen als Ausgestaltung im Sinne einer Generalisierung der Wahnideen. Das waren also wahrscheinlich keine Primärerlebnisse, sondern sekundäre Interpretationen. Es zeigte sich auch, daß in dem Primärerlebnis der taktilen Sensation die Wahnidee offenbar noch nicht impliziert war, sondern daß sich die wahnhafte Interpretation oft erst nach längerem Bestehen einschlich, nachdem noch andere Faktoren hinzutraten.

Prof. Dr. G. Huber

Sie haben sicher recht, daß die Mißempfindungen ein zentrales Symptom sind. Ich verstehe sie aber eher als Zönästhesien und nicht im Sinne von Conrad als chronische taktile Halluzinose. Es sind noch keine Halluzinationen mit dem Kriterium des von außen Gemachten. Es sind qualitativ eigenartige Mißempfindungen, jedenfalls bei den Fällen, die wir beobachtet haben. Insofern sollte man nicht von Hypochondrie sprechen, denn die Zönästhopathie ist etwas grundlegend anderes, auch wenn es in der psychiatrischen Literatur weitgehend unbekannt ist. Man kann sie nicht mit Hypochondrieskalen erfassen. Die Zönästhopathie entspricht den thalamogenen Spontansensationen bei Hirntumoren oder zerebralen Gefäßprozessen, die den Neurologen schon vor 70 Jahren bekannt waren.

Doz. Dr. M. Musalek

Ich bin völlig Ihrer Meinung, daß man den Dermatozoenwahn nicht den hypochondrischen Wahnsyndromen zurechnen kann. Die Differenz zwischen Ihren und unseren Ergebnissen erklärt sich letzlich sicher aus der Selektion. Wir haben zu Beginn ebenfalls praktisch nur hypochondrische Formen gesehen. Seitdem wir aber mit den Parasitologen zusammenarbeiten, sehen wir plötzlich paranoide Patienten mit Verfolgungswahn, die oft gar nichts an der Haut haben. Das trifft auch auf die 3 stationär aufgenommenen Patienten zu. Alle anderen waren ambulante Patienten. Ich glaube, bei Ihren und unseren Patienten handelt es sich um ganz verschiedene Gruppen von Dermatozoenwahnkranken.

Prof. Dr. W. Blankenburg

Wir haben vor kurzem in Marburg einen sehr eindrucksvollen Fall von familiärem Dermatozoenwahn gesehen, wobei die induzierende Person später weitgehend zurücktrat. Es handelte sich um Familienangehörige, die nicht einmal zusammen wohnten, sondern z.T. weit verstreut lebten. Wie häufig gibt es so etwas?

Doz. Dr. M. Musalek
Der induzierte Dermatozoenwahn ist insgesamt gesehen ein relativ seltenes Krankheitsbild. Wir haben erst vor kurzem dazu eine Studie publiziert, die ich gemeinsam mit Herrn Kutzer von der Veterinärmedizinischen Fakultät durchgeführt habe. Unter 137 Patienten mit primärem Dermatozoenwahn fanden wir nur 10 oder 11 Fälle von familiärer Induktion. Die taktilen Sensationen werden sehr häufig induziert. Aber für die feste Überzeugung, tatsächlich von Parasiten befallen zu sein, sind anscheinend noch andere psychiatrische Störungen erforderlich.

N. N.
Wurde ausgeschlossen, daß die Patienten möglicherweise tatsächlich von Parasiten befallen waren?

Doz. Dr. M. Musalek
Natürlich, das war auch ein Grund für unsere Zusammenarbeit mit der Parasitologie. Der andere Grund war, überhaupt an diese Patienten zu kommen. Bestimmt gibt es auch Fälle, bei denen tatsächlich eine Parasitose vorliegt. Die Unmöglichkeit des Inhaltes ist sicher kein obligatorisches Kriterium des Dermatozoenwahns.

Priv.-Doz. Dr. W. Maier
Die These der nosologischen Heterogenität des Dermatozoenwahns ließe sich vielleicht noch weiter untermauern, indem man die Qualität der Erkrankungen bei den Angehörigen der Patienten genauer untersucht. Ich würde auch dort eine deutliche Heterogenität der zu findenden Erkrankungen erwarten und daß beispielsweise affektive und paranoide Störungen nicht notwendigerweise vergesellschaftet sein müssen. Insbesondere ließe sich damit das mögliche Argument entkräften, die aufgefundene Assoziation beruhe letztlich auf dem Hilfesuchverhalten der Patienten, die bei zwei gleichzeitigen Erkrankungen eben wahrscheinlicher zur Behandlung kommen als bei einer.

Doz. Dr. M. Musalek
Den letzten Punkt sehe ich nicht so, denn der Druck, zu einem Parasitologen oder Dermatologen zu gehen, ist extrem groß, egal, ob zusätzlich eine psychiatrische Störung besteht oder nicht. Die Patienten werden auch nicht wegen einer psychiatrischen Störung zu mir geschickt, sondern wegen des parasitären Befalles.

Im erstgenannten Punkt stimme ich Ihnen absolut zu, ich würde bei den Angehörigen ebenfalls eine Heterogenität der Erkrankungen erwarten. Wir haben aber nur die Patienten selbst hinsichtlich der Familienanamnese befragt, es war keine direkte Familienuntersuchung. Aber genau das wird man brauchen. Allerdings weisen unsere Daten in die von Ihnen skizzierte Richtung.

N. N.
Wie sah die Therapie praktisch aus? War es eine Einzeltherapie, eine Familientherapie, psychoedukative Maßnahmen, Instruktionen? Hat sich an der sozialen Situation im Rahmen der Therapie etwas geändert?

Doz. Dr. M. Musalek

Was ich mit dem Terminus „Psychotherapie" umfaßt habe, waren nicht psychoanalytischen Maßnahmen. Es sollte zunächst durch Gespräche eine Vertrauensbasis für die Patienten hergestellt werden, damit sie mich als Psychiater auch akzeptieren. Sie wissen ja nicht, daß ich Psychiater bin, wenn sie zu mir kommen, sie werden von den Parasitologen zu einem „Spezialisten" geschickt. Erst im Laufe der Therapie wird klar, daß ich Psychiater bin, und das erfordert eine sehr feste Vertrauensbasis. Sonst besteht die große Wahrscheinlichkeit, daß der Patient die Therapie abbricht.

Darüber hinaus ist durch medikamentöse Therapie allein der Wahn nicht heilbar. Es genügt sicher nicht, ein Antidepressivum oder Neuroleptikum zu verabreichen. Dadurch löst sich aber die Wahnfixierung etwas, und man kann dann im Rahmen von Gesprächen alternative Erklärungsmodelle anbieten und den Patienten langsam dazu bringen, solche Alternativen zu akzeptieren. Dieses Vorgehen ist unter „Psychotherapie" zu verstehen.

Das größte Problem ist sicher die soziale Isolation. Bei den sozialtherapeutischen Maßnahmen schaut es ziemlich schlecht aus. Bei den meisten Patienten schaffen wir es einfach nicht, sie in irgendeiner Form wieder sozial einzugliedern. Viele von ihnen haben wirklich überhaupt niemanden außer ihren Parasiten. Bei diesen Patienten sollte man sich fragen, ob eine Therapie überhaupt sinnvoll ist, um ihnen nicht das Letzte, das ihnen geblieben ist in dieser Gesellschaft, auch noch zu nehmen.

7 Die Dysmorphophobie

P. JORASCHKY und T. A. MOESLER

Dysmorphophobie ist das subjektive Gefühl der Häßlichkeit oder der körperlichen Mißgestaltung trotz normalen Aussehens, wobei der Patient glaubt, von anderen in gleicher Weise wahrgenommen zu werden. Diese Vorstellung bezieht sich jedoch nicht wie beim hypochondrischen Patienten auf eine generelle Körperstörung, sondern auf das Körperäußere, speziell auf einzelne Körperteile. Dies wirkt sich ganz besonders auf das Kontaktverhalten aus, so daß die Dysmorphophobie auch als Soziophobie angesehen werden kann, wie P. Joraschky, Erlangen, in seinem Vortrag ausführte. Die Patienten der klassischen Gruppe der Dysmorphophoben mit schwerer Selbstwertproblematik neigen dazu, alle negativen Selbst-Aspekte auf ein einzelnes Körperteil zu projizieren, Dem konkretistischen Denken dieser Patienten kommt dabei entgegen, daß in diesem Bereich „Reparaturen" in Form kosmetischer Operationen angeboten werden. Die Indikation zu einem solchen plastisch-chirurgischen Eingriff sollte nur unter Berücksichtigung des psychopathologischen und psychodynamischen Befundes gestellt werden.

7.1 Einleitung

Der Begriff der Dysmorphophobie beschreibt, wie normal aussehende Personen von vorgestellten Defekten im Erscheinungsbild okkupiert sind, oder falls eine leichte körperliche Anomalität vorhanden ist, wie diese stark übertrieben wahrgenommen wird. Betroffene können z. B. über teuflisch aussehende Augenbrauen, eine riesige Nase, kleine Genitalien oder einen zu großen Mund klagen. Aufgrund dieser Deformation erleben sich die Patienten als ungeheuer häßlich, abstoßend, lächerlich. Ins Bewußtsein rückt dieses Krankheitsbild häufiger im Zusammenhang mit plastisch-chirurgischen Eingriffen, auf die diese Patienten mit großem Nachdruck drängen können. Adressaten dieser Patienten sind in der Regel Dermatologen, HNO- und Zahnärzte oder plastische Chirurgen. Zu differenzieren ist bei der Diagnostik die Phobie von der wahnhaften Überzeugung, mißgestaltet zu sein, dem Dysmorphiewahn.

7.2 Definition und diagnostische Kriterien

In den psychiatrischen Diagnosesystemen taucht die Dysmorphophobie erst seit kurzem auf. Während sie im DSM II noch nicht, im DSM III als atypische somatoforme Störung ohne diagnostische Kriterien dargestellt wurde, wird sie nun im DSM III-R als „körperdysmorphe" Störung klassifiziert, wobei wahnhafte von nichtwahnhaften Phä-

Tropon-Symposium, Bd. VII
Paranoide Störungen
Hrsg. W.P. Kaschka und E. Lungershausen
© Springer-Verlag Berlin Heidelberg 1992

nomenen differenziert werden. Der Begriff „Dysmorphophobie" wird abgelehnt, weil die Störungen keine phobische Vermeidung enthalten würden.

Nun geht bei dem tautologisch unklaren Begriff „körperdysmorphe Störung" verloren, daß es sich um ein Angstphänomen handelt. Weiterhin wird in der dürftigen Beschreibung im DSM III-R unter anderem davon ausgegangen, daß bei dieser Erkrankung keine oder nur geringe Beeinträchtigungen in der sozialen Anpassung vorliegen würden. Hier ist die Erstbeschreibung von Morselli vor 100 Jahren wesentlich genauer.

1. Morselli (1886) definiert die Dysmorphophobie als das *subjektive Gefühl der Häßlichkeit* oder der körperlichen Mißgestaltung trotz normalen Aussehens, wobei der Patient glaubt, *von anderen in gleicher Weise wahrgenommen* zu werden.
   Der Begriff „Dysmorfia" stammt nach Phillippopoulos (1979) aus den Geschichten von Herodot, wo sich dieser auf den Mythos „des häßlichsten Mädchens in Sparta" bezieht. Das männliche Pendant ist Thersites von Homer
2. Diese Vorstellung der Häßlichkeit bezieht sich nun nicht auf eine generelle Körperschemastörung oder verzerrte Erfahrung verschiedener Körperbereiche wie bei der Anorexia nervosa, sondern auf *einzelne Körperteile* (Tabelle 1). Im Mittelpunkt der überwertigen, körperbezogenen Ängste steht vor allem das Gesicht (Zaiden 1950), als Ort der Schamexpression. Patienten klagen über eine riesige Nase (Dietrich 1962; Fukuda 1977), exzessive Gesichtsbehaarung, die Form des Mundes, des Kiefers oder Gesichtsschwellungen, Veränderungen von Ohren, Lippen, Zunge, Zähne, Kinn oder Wangen. Häufig sind auch die Genitalien und Hautveränderungen, seltener Brust, Bauch oder Hände betroffen.
3. Im Gegensatz zu der auf Krankheitsvorstellungen zentrierten Hypochondrie geht es hier also um das Körperäußere, um Körperzonen, die *Kontakt zur Umwelt* halten, wo Zeigen und Gesehenwerden im Mittelpunkt stehen. Da hiermit eng das Gefühl des Andersseins, des Unterscheidens von den anderen verbunden ist, haben *Beschämungsängste* eine besondere Bedeutung. Hierauf hat bereits Janet (1908) hingewiesen.
4. Diese Beschämungsängste und Minderwertigkeitsgefühle wirken sich entscheidend auf das Kontaktverhalten, die Beziehungen der Patienten aus. Die Patienten isolieren sich sozial, fühlen sich *von der Umgebung stark* beachtet, so daß Peters sie im Zusammenhang mit dem Beachtungswahn sieht. Sie glauben, ihre Umgebung zu belästigen, mit ihrer Häßlichkeit aufdringlich zu sein. Aufgrund dieser ausgeprägten Beziehungsstörungen werden z.T. Parallelen zu Soziophobien wie der Erythrophobie gezogen (Yamada 1977).
5. Sexuelle Beziehungen sind in der Regel gestört. Hier wurde schon früh auf die „Sexualasthenie" hingewiesen (Kaan 1892).
6. Die Störung ist in der Regel mit Persönlichkeitsstörungen verbunden. Kraepelin (1909) stellt sie in die Nähe der großen Klasse der Zwangsstörungen. 1949 schrieb Stekel über „diese besondere Gruppe mit Zwangsideen, die sich auf den Körper beziehen".

Man muß also die körperbezogenen Ängste im Zusammenhang mit dem gestörten Selbstgefühl, dem gestörten Umweltbezug, der Persönlichkeitsstörung sehen.

Zusammenfassend kann festgestellt werden, daß bis 1960 nur eine kleine Zahl von Publikationen zu diesem Thema erschien. Die sich dann anschließende Häufung dürfte

Tabelle 1. Lokalisation vermeintlicher Anomalien bei Dysmorphophobie

Körper:
- Körpergröße und -gewicht
- Handgröße
- Beinform

Gesicht:
- Nase – Form und Größe –
- Mund, Wangen, Kinn, Zunge
- Zahnstellung, Zahnform, Zahnfarbe
- Kiefer – Größe, Symmetrie, Haltung, Form –
- Sommersprossen; Neavi
- Erröten, Schwitzen
- Hypertrichose, Allopezie

Primäre und sekundäre Geschlechtsmerkmale:
- Bartwuchs
- Stimme
- Busen
- Penis
- Fettpolsterverteilung

nicht zuletzt damit zu tun haben, daß durch die kosmetische Chirurgie Korrektur-
möglichkeiten angeboten werden, die es nahelegen, auf mechanistische Weise Reparaturen am Körperbild vornehmen zu können. So sind die Patienten, die wir an der
Psychiatrischen Universitätsklinik Erlangen gesehen haben, in der Regel über die
Dermatologie oder Kieferklinik zu uns gelangt (Hertrich et al. 1989). Insgesamt ist
jedoch auffallend, daß auch in der Hals-Nasen-Ohren-Heilkunde oder plastischen Chirurgie noch unverständliche Unkenntnis über diese Störungsbilder besteht.

7.3 Psychopathologische Einordnung

Zur Frage nach der psychopathologischen Einordnung war Morselli (1986) von der
nosologischen Forschung seiner Zeit geprägt und versuchte Störungen der „rudimentä-
ren Paranoia" und der „Monomania abortiva" zu klassifizieren. Kaan (1892) sah die
Dysmorphophobie bereits unter dem Aspekt der kommunikativen Bedingungen, er
betont die „furchtvolle Häßlichkeit", die Scham gegenüber dem Mitmenschen und
machte ätiologisch die sexuelle Hemmung verantwortlich. In der Folgezeit hatte es der
Begriff der „Dysmorphophobie" schwer, sich in der psychiatrischen Fachsprache
durchzusetzen. Das Phänomen wurde in der Regel unter die Hypochondrien subsu-
miert.

   Unterscheidungen von wahnhaften Verläufen führte schon Janet (1908) durch, der
die „obsession de la honte du corps" als Neurose, als Zwangssymptomatik von wahnhaften Verläufen abgrenzt. Meynert (1890) hebt die vermehrte Eigenbeziehung am
Anfang jedes Wahns hervor, wo es dann zur Wahrnehmungskoppelung der krankhaften
Eigenbeziehung und schließlich zur gesteigerten Beziehung auf den eigenen Körper
kommt. In diesem Sinne betont auch Peters den „Beachtungswahn" bei der Dysmorphophobie.

Jahrreiss (1930) führt in seiner Monographie über das hypochondrische Denken das dysmorphophobe Syndrom als „Schönheitshypochondrie" auf. Ladee (1966) nennt die Dysmorphophobie „body-image-Hypochondrie", obwohl er gerade den Unterschied zu hypochondrischen Verläufen herausstellt: „Phänomenologisch haben der *Kommunikationsaspekt*, die Verunsicherung im Kontakt mit anderen, die vorgestellte Abwertung durch sie und die Peinlichkeitsgefühle eine konstitutive Bedeutung für dieses Syndrom, in scharfer Abgrenzung zum normalen hypochondrischen Bild." Diese unterschiedliche Eigenbeziehung sollte als Differenzierungskriterium herausgestellt sein.

In diesem Sinne betont Walter (1965) das „phobische Beziehungssyndrom". Er hebt den Situationsbezug hervor, in Einsamkeit oder im vertrauten Umfeld der Familie treten die dysmorphophoben Ängste zurück.

Wir plädieren ähnlich wie Küchenhoff (1984) für eine *Trennung der Dysmorphophobie von hypochondrischen Entwicklungen*.

Der Begriff Phobie sollte beibehalten werden, auch wenn er im DSM III-R kritisiert wird. Die Verwendung in deskriptiver Hinsicht rechtfertigt sich ähnlich wie bei der Herzphobie, die neurosenpsychologisch nicht zu den Phobien gehört. Auch die Dysmorphophobie ist nicht an spezifische situative Bedingungen gebunden, sondern eine globale Störung der zwischenmenschlichen Begegnung. Das Vermeidungsverhalten läßt nicht angstfreie Kontakte offen, sondern ist generell, der Patient kann die Ängste nur mit umfassendem sozialen Rückzug vermeiden. Im Gegensatz zu den an Zwangsbefürchtungen leidenden Zwangskranken hat er in der Regel nicht die Möglichkeit, sich kritisch von der Angst zu distanzieren und intellektuell die objektive Unbegründetheit einzusehen. Diese mangelnde Distanzierungsfähigkeit kann unterschiedlich sein, kann den Charakter von Wahngewißheit annehmen, hier bleiben Übergangsfelder (s. unten) zu diskutieren.

7.4 Häufigkeit und Alter

In der Regel sind die Patienten Jugendliche (Braddock 1982). Die starke Beschäftigung des Adoleszenten mit seinem Körper dürfte hieran großen Anteil haben. Hier wird auch der enge Zusammenhang zwischen Störungen des Körperschemas, des Selbstkonzept und der interpersonalen Beziehungen deutlich (Hardy 1982; Joraschky 1983). In der Vorgeschichte finden sich jedoch schon häufig Schamgefühle, Ängste, Außenseiter zu sein, Selbstunsicherheit, insbesondere sexuelle Hemmungen.

Selbstunsicherheit und Unzufriedenheit mit der äußeren Gestalt sind bei Adoleszenten ubiquitär. Fitts et al. (1989) fanden sie bei 70 % von 258 Studenten, 46 % waren mit bestimmten Aspekten ihrer Erscheinung stark beschäftigt, 28 % schienen Kriterien für eine krankhafte Störung zu erfüllen. Allerdings rechneten die Autoren auch Fälle mit Anorexia nervosa hinzu. Insgesamt werden jedoch Körpererfahrungsstörungen bei neurotischen Entwicklungen wie auch bei Psychosen sicher zu selten erfaßt, nicht zuletzt weil diese Symptome schambesetzt sind und eine psychiatrische Hilfe in der Regel zurückgewiesen wird. Die Geschlechtsverteilung beträgt 1,3:1 zugunsten der Frauen (Phillips 1991). 62 % einer japanischen Untersuchung über dysmorphophobe Patienten, die plastisch-chirurgische Eingriffe suchten, waren Männer (Fukuda 1977). Barsky (1989) gibt als Durchschnittsalter 19 Jahre (15.–30. Lebensjahr) an, 85 % seiner Patienten waren unverheiratet.

7.5 Persönlichkeitsstörungen

Die Persönlichkeit wird häufig als sensitiv beschrieben (Hay 1970), schizoid (Braddock 1982), zwanghaft, narzißtisch (Badee 1966). Andreasen u. Bardach (1977) betonen die Mischung dieser verschiedenen Persönlichkeitsstrukturen. Verbindungen finden sich v. a. in der leichten Kränkbarkeit, Verletzbarkeit, das Zurückweichen von zwischenmenschlichen Beziehungen, eingeschränkte Ausdrucksfähigkeit grüblerische Beschäftigung mit den Veränderungen (Tabelle 2). Die „sensitive Persönlichkeit" im Sinne Kretschmers (1966) faßt diese Merkmale am besten zusammen.

Tabelle 2. Persönlichkeitscharakteristika dysmorphophober Patienten

– tiefergehende Minderwertigkeitsgefühle
– narzißtische Überschätzung der eigenen Person
– übertriebene Selbstbeobachtung
' übersteigerte Normvorstellungen
– idealisierter Schönheitsbegriff
– Sensitivität mit depressiver Neigung
– betonte Introversion
– krankhafte Scheu
– Kommunikationsschwäche
– Beziehungsstörungen

Psychopathologische Untersuchungen mit Meßskalen sind v. a. im Hinblick auf depressive Verstimmungen erfolgt. Cotterill (1981) fand mit der Beck-Skala signifikant höhere Depressionswerte, 5 von 16 Patienten waren depressiv, 2 begingen Suizid. Hay (1970) fand nur bei einem Patienten eine Depression, bei 11 von 17 jedoch eine schwere Persönlichkeitsstörung. Connolly u. Gipson (1978) stellten bei 6 von 86 Patienten, die aus ästhetischen Gründen eine Nasenoperation durchführen ließen, eine Schizophrenie fest.

7.6 Verhaltensauffälligkeiten

Häufige Selbstbespiegelungen, Haarekämmen oder Haarezupfen sind typisch, gelegentlich vermeiden Patienten auch den Spiegel völlig. Patientinnen schminken sich häufig stark, vergleichen sich mit anderen und fühlen sich verlacht. Gelegentlich sind sie mit tatsächlichen körperlichen Mängeln überhaupt nicht beschäftigt.

7.7 Nosologie

Liegen keine wahnhaft ausgestalteten Beziehungsideen vor, werden die dysmorphophoben Ängste einer transitorischen Adoleszenzproblematik zugeschrieben (Andreasen 1977; Philippopoulos 1979). Nur sehr grob sind typische Entwicklungsgeschichten und der familiäre Hintergrund untersucht worden. Hier wird auf die Entwicklung der Selbstunsicherheit, von Minderwertigkeitsgefühlen und der Stellenwert, den die Körperlichkeit in diesen Familien besessen hat, betont. Ladee (1966) stellt das Vorhandensein einer ausgeprägten ambivalenten Abhängigkeit der Patienten zu den Eltern, in der Regel zur Mutter, heraus, für die die körperliche Schönheit einen großen Stellenwert habe. Er betont Fusionierungen zwischen dem Elternteil und einem Kind im Sinne einer engen dyadischen Bindung.

Für die neurosendiagnostische Einordnung und Einschätzung der Patienten für die Therapie ist die Ergänzung des deskriptiven psychopathologischen Befundes durch die Psychodynamik unverzichtbar.

Ältere psychodynamische Theorien gehen v. a. auf die unbewußten Determinanten der sexuellen Hemmungen ein (Dosuzkov 1969; Mester 1982). Die unbewußte Gleichsetzung von Genitale und Gesicht, die hinter der Scham begründeten körperlichen Defektvorstellungen des Genitales sind häufige Interpretationen. Verwiesen sei noch auf die zweite Analyse von Freuds früherem Patienten „der Wolfsmann" (Mack Brunswick 1982), dessen Leben auf den kleinen Spiegel in seiner Tasche zentriert war.

Neuere tiefenpsychologische Beiträge beziehen sich auf die narzißtische Pathologie (Mester 1982) und die autoprotektive, eine weitere psychotische Desintegration abwehrende Schutzfunktion der Symptomatik ähnlich wie bei der chronischen Hypochondrie. Körperliche Symptome können eine Abwehr gegenüber einer schwachen Identität, eines zugrundeliegenden Ich-Defizits und Störungen interpersoneller Kommunikation darstellen. Hierzu soll anhand von Fallbeispielen näher eingegangen werden.

7.8 Verlauf

Beschrieben ist ein überwiegend chronischer Verlauf. Übergänge zu einer Schizophrenie finden sich selten. Die Zahlenangaben hierzu sind schwierig zu interpretieren, da sie sich in der Regel auf kleine Fallzahlen, die in der Psychiatrie behandelt werden, beziehen. Wenn man größere Patientengruppen aus dem Bereich der kosmetischen Chirurgie betrachtet, dürften die Zahlen etwa bei 5–10 % liegen (Connolly u. Gipson 1978). Insgesamt jedoch besteht ein ausgesprochener Mangel an Längsschnittuntersuchungen.

7.9 Differentialdiagnose

Die Dysmorphophobie tritt als unspezifisches Symptom sowohl bei neurotischen Entwicklungen wie bei affektiven und schizophrenen Psychosen auf. In der Literatur wird das Symptom Dysmorphophobie in einem Kontinuum von leichten Störungen der Unzufriedenheit mit dem Körperäußeren über neurotische Entwicklungen bis hin zum Dysmorphiewahn gesehen (Abb. 1).

Die leichten Störungen treten insbesondere ins Blickfeld bei plastischen Operationen. Spektakuläre Beispiele wie die 200 Gesichtsoperationen des Popsängers M. Jackson sind mitbeteiligt, daß das öffentliche Interesse an diesen Störungsbildern stark zugenommen hat. Insgesamt kann gesagt werden, daß bei sog. angemessenem Leidensdruck bezüglich ästhetischer Probleme des Körperäußeren die Operationserfolge generell als gut zu bezeichnen sind, daß jedoch bei neurotischen Verarbeitungen dringend eine zusätzliche psychopathologische und psychodynamische Diagnostik durchgeführt werden muß (Maier 1989).

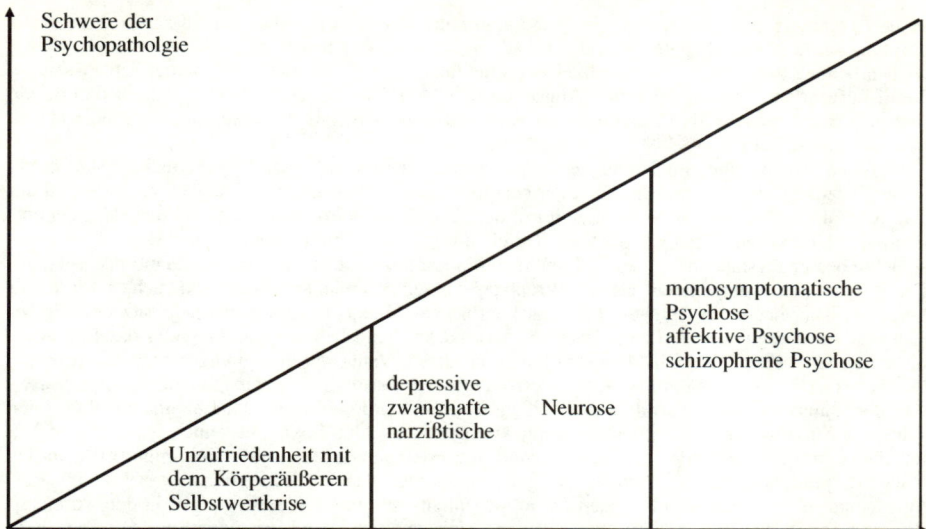

Abb. 1. Zunehmende Ausprägung dysmorphophober Symptomatik, in Abhängigkeit von der Schwere der Psychopathologie.

Die eigentliche Kerngruppe der Dysmorphophobie stellt eine narzißtische Neurose mit schweren Identitätsproblemen dar.

Psychopathologisch interessant sind häufig fluktuierende Übergangsbereiche zu überwertigen Ideen bis hin zu wahnhafter Verarbeitung, die von Bishop (1980) sowie Munro et al. (1982) als monosymptomatische hypochondrische Psychosen beschrieben wurden. Insgesamt fehlen zu diesem Dysmorphiewahn genauere Längsschnittuntersuchungen, um Übergänge in schizophrene Psychosen oder den Stellenwert der narzißtischen Störung genauer einschätzen zu können.

Leibmißempfindungen, wie sie bei zönästhetischen Psychosen vorkommen, müssen differentialdiagnostisch abgegrenzt werden (Dietrich 1962). Yamada et al. (1978) sowie Moesler (1988) beschreiben das gemeinsame Auftreten von Eigengeruchswahn und Dysmorphophobie. Bei der zönästhetischen Psychose stehen jedoch die wahnhaften Körperbeeinflussungserlebnisse, weniger die Beziehungsideen im Vordergrund. Eindeutiger sind die differentialdiagnostischen Abgrenzungen bei den affektiven Psychosen.

Es sollen nun insbesondere, um die Persönlichkeitsstörungen, die Psychodynamik sowie Aspekte aus dem Therapieverlauf, die bislang in der Literatur wenig dargestellt werden, herauszugreifen, Einzelfälle dargestellt werden.

7.10 Die Dysmorphophobie

Die typische Dysmorphophobie ist v. a. durch die *schwere Selbstwertproblematik* charakterisiert.

Fallbeispiel:
Ein 22jähriger Krankenpfleger kam nach seinem 2. Suizidversuch – er hatte sich eine große Zahl von Benzodiazepin-Ampullen injiziert – zur stationären Aufnahme. Vorausgegangen war eine mehr-

fache Ablehnung von Zahnärzten, die er bedrängt hatte, ihm sein gesamtes Gebiß zu überkronen. Er empfand seine Zähne als gelb, abstoßend, häßlich. Er hatte mit Scheuermitteln versucht, die Zähne zu bearbeiten. Von seiner Persönlichkeitsstruktur her war er anankastisch, er hatte sich in seinem Beruf aufgearbeitet und hatte große Angst, falsche Medikamente zu verteilen, er kontrollierte sie mehrfach nach. Er war als Krankenpfleger aufgrund seiner intensiven Bemühung, es allen recht zu machen, sehr beliebt.

Während der Behandlung konnte er sich zunächst kaum von seiner Symptomatik distanzieren, seine Gedanken kreisten um die Zähne, er bespiegelte sich ständig und putzte sich etwa 20 mal am Tag die Zähne. In enger Zusammenarbeit mit der Zahnklinik wurde sein Leidensdruck ernst genommen, die Überkronung jedoch dilatiert. Durch diese Kooperation konnte seine Beschämungsgeschichte besser verstanden werden, er konnte zumindest teilweise seine Konfliktsituation bearbeiten: Die Ängste waren aufgetreten, als die Beziehung zu seiner Freundin zunehmend dichter wurde. Er befand sich in einem ausgeprägten Loyalitätskonflikt zur Mutter, für die er Partnerersatz war. Es bestand hier eine regressive Abhängigkeit. Auf der anderen Seite ließ er seine Freundin das Elternhaus nicht betreten, er schämte sich für seinen hirngeschädigten Vater, der hochgradig gereizt von morgens bis abends in der Wohnung brüllte. Er verbarrikadierte sich förmlich in seinem Zimmer vor dem Vater. Als der Vater zu einem Familiengespräch eingeladen wurde, floh der Patient und machte einen schweren Suizidversuch mit einer Insulininjektion. Im Anschluß konnte er seinen Haß auf den Vater, die Scham und Schande vor Nachbarschaft und Freunden darstellen, die ihn immer mehr in den Rückzug getrieben hatte. Je mehr er sich zurückzog, desto aufdringlicher wurden die Rettungsversuche seiner Freundin, gegen die er sich nicht wehren konnte aus Angst, in der Auseinandersetzung wie der Vater zu brüllen, daß dann sein genauso „dreckiges Maul" an das Tageslicht kommen würde.

Zusammengefaßt kann der Therapieverlauf folgendermaßen dargestellt werden: der Patient war bei der Aufnahme völlig gefangen von dem Gedanken der Zahnkorrektur. Der hartnäckig vorgetragene Behandlungswunsch, das zwanghafte Kreisen seiner Gedanken unterschieden sich von einer Zwangsvorstellung dadurch, daß sich der Patient kaum von seiner Idee distanzieren konnte, sie war für ihn bedrängend und oft überwertig. In der analytischen Psychotherapie konnte der Patient, nachdem er mit seinem Anliegen nicht entwertet wurde, sich zunehmend affektiv entspannen und die Einengung auf die Idee und die Angst lächerlich gemacht zu werden, nahm deutlich ab. Es konnten Verknüpfungen mit seinen Minderwertigkeiten zunehmend auf psychologischer Ebene hergestellt werden. Als sich seine Freundin zwischenzeitlich distanziert hatte, war die Symptomatik deutlich abgeklungen.

Ein chirurgischer Eingriff als Reparationsversuch fand nicht statt, obwohl ihm zuletzt ein Chefarzt das Angebot einer Überkronung machte. Zu diesem Zeitpunkt war der Patient jedoch schon zuhause ausgezogen, wobei ihm nach dem Suizidversuch die Ablösung von der Mutter gelang. Gleichzeitig hat sich die sexuelle Problematik gegenüber der Freundin verbessert. In der Dreijahreskatamnese konnte der Patient sein Gebiß tolerieren.

Zur Psychodynamik

1. Es findet sich die typische sensitive Charakterstruktur (Tabelle 2). Im Vordergrund steht die narzißtische Problematik. In Identifikation mit dem verachteten kleinbürgerlichen Elternhaus und dem ausfälligen Vater schirmte er seinen familiären Hintergrund vor der Umgebung ab und verheimlichte die innerfamiliäre Situation. Er hatte große Angst vor Beachtung, gleichzeitig blieb der Wunsch wahrgenommen zu werden, unterdrückt. Das Selbstgefühl war fragil, gekennzeichnet durch die Identifikation mit dem negativ erlebten Vater.

2. Verbunden hiermit ist die Neigung zu *Depressionen*, zu Suizidversuchen. Von besonderer Bedeutung ist sein hohes Ich-Ideal, sein rigides über-Ich im Rahmen der *Zwangsstruktur*.

3. Das Symptom als Symbolisierung: der Patient möchte sich von dem häßlichen Mund seines Vaters differenzieren, gleichzeitig eine neue Ausdrucksform für seine aggressiven Impulse finden.

4. Das Symptom hat weiterhin interaktive Funktion: der immer schon gehemmte, selbstunsichere und kontaktscheue Patient konnte seine Kommunikationsschwierigkeiten mit dem Symptom begründen und dadurch seinen Rückzug rechtfertigen.

Im Mittelpunkt der narzißtischen Störung stehen Beziehungsstörungen und Selbst-wertprobleme: mit dem Rückzug korrespondieren Sehnsüchte nach einer Beziehung, nach einem guten Objekt. Gravierende Beziehungskonflikte sind die Regel. 80 % der Patienten mit Dysmorphophobie erleben sich als kontaktunfähig, v. a. im sexuellen Bereich. Die Minderwertigkeitsgefühle machen gleichzeitig abhängig von der Bestäti-gung von außen, von Beachtung. Im Gegensatz etwa zur Hypochondrie, wo die Aus-einandersetzung mit dem Körper als Objekt stattfindet, ist der Dysmorphophobe objekt-abhängig, er muß die Bestätigung suchen.

Typische Auslöseereignisse sind schamverletzende Bemerkungen, die sich häufig auf den Körper beziehen oder aus Beziehungskonflikten abgeleitet werden.

Unter psychodynamischen Aspekten ist die Einschätzung der Störungsebene, das Strukturniveau der narzißtischen Störung, die Qualität der Introjekte und der Ich-Funk-tionen sowie die Ebene der Triebkonflikte wichtig.

Es kann hier nicht auf Einzelheiten der Psychodynamik der narzißtischen Störung eingegangen werden, sondern nur die Besonderheit des Selbstheilungsversuchs dieser Patienten hervorgehoben werden, da in der Projektion auf ein Körperteil in verdichteter Form alle negativen Selbstaspekte repräsentiert sind. Diese Abwehr kann als Verschie-bung auf eine Körperzone, als pars pro toto im Sinne eines Erhaltungsversuches verstanden werden, Erhaltung vor dem Abgelehntwerden in toto. Gleichzeitig kann eine Reparatur dieses Teilbereichs phantasiert werden, was dem konkretistischen Den-ken dieser Patienten entgegenkommt.

7.11 Der Dysmorphiewahn als „monosymptomatische Psychose"

Auch die *wahnhafte* Mißgestaltsangst geht in der Regel mit schweren Persönlichkeits-störungen und Selbstwertproblemen einher. Es kann also nicht, wie Munro et al. (1982) schrieben, von einer Monosymptomatik gesprochen werden. Vielmehr finden sich die narzißtischen Züge in Kombination mit der Zwangssymptomatik und depressiven Ein-brüchen auch bei diesen Patienten, wobei interessant ist, wie im Rahmen von Ich-Schwächungen bei Patienten flukturierend wahnhafte Gewißheit auftreten kann, wäh-rend sie in vertrauter Umgebung wieder entlastet sich im Sinne einer Als-ob-Erfahrung von den Symptomen distanzieren können.

Fallbeispiel

Ein 23jähriger Ingenieur kam über die Hautklinik zu uns, wo er wegen einer Lingua geographica und Zungenrandimpressionen mit leichten Brennschmerzen in Behandlung war. Der Patient hatte diese Beschwerden seit 3 Jahren und führte eine dicke Akte mit minutiösen Zeichnungen, wo er systematisch darstellte, welche Defekte seine Zunge hatte und wie seine Zähne abgeschliffen bzw. mit Plastiküberzügen verarbeitet werden müßten, damit diese Eindrücke nicht mehr stattfinden wür-den.

Er hatte in typisch zwanghafter Weise Tagebuch geführt über seine Symptomatik und immer wieder verschiedene Konstruktionspläne entworfen, wobei es ihm darauf ankam, daß die Zunge unberührt blieb oder keine Reibung zustande kommen durfte.

Der Patient konnte kaum Augenkontakt aufnehmen, war hochgradig mißtrauisch und fragte stän-dig nach, ob man sich über ihn lächerlich machen würde. Nach langem geduldigen Anerkennen seines großen Leidensdrucks konnte er in eine Behandlung einwilligen. Voraussetzung war jedoch, daß er zuvor noch in der plastischen Chirurgie um eine Teilresektion seiner Zunge nachsuchte. Er konnte akzeptieren, daß der Therapeut hier völlig anderer Meinung war, daß jedoch seine Welt und seine Wahrnehmung unter Hinweis auf die unterschiedlichen Standpunkte respektiert wurde. Die auf die Zunge eingeengte Welt konnte, nachdem unter der Behandlung mit Pimozide etwas von dem affektiven Druck gewichen war, geöffnet werden. der Patient hatte große Schwierigkeiten, seinen Heimatdialekt – oberpfälzisch – mit der Sprache der Siemens-Mitarbeiter zu verbinden. Das Leben in 2 Welten, auf der einen Seite das Verlachtwerden wegen seines schweren Dialekts wie auch die Überanpassung an die idealisierte Arbeitswelt deckte auf, welche vielfältigen Spaltungen vorlagen, die auch in die familiäre Welt zurückzuverfolgen waren. Im Vergleich zum vorangegangen Patienten fand sich jedoch eine völlige Isolation, eine paranoide Abkapselung, eine systematisierte Zwangswelt, die Überzeugung, daß seine Zunge zu breit und gespalten sei in Kombination mit dem Gefühl, beachtet und verlacht zu werden. Zusätzlich bestand eine AIDS-Phobie. Es kann hier nicht auf die schwerwiegende sexuelle Problematik vor dem Hintergrund von Mißbrauchserfahrungen, die Beziehungs- und Verlassenheitsängste des Patienten eingegangen werden, die dann in der Therapie wichtig wurden. Die Zungensymptomatik ließ sich im Laufe eines Jahres unter intensiver Psychotherapie auflösen, und in der Folge traten dann seine Beziehungs- und Selbstwertkonflikte in den Mittelpunkt der Therapie.

Bei anderen Patienten fanden wir Kombinationen und Dysmorphiewahn mit sensitivem Beziehungswahn und Eigengeruchswahn (Moesler 1988).

Eine Differenzierung zur narzißtischen Neurose ist unter psychodynamischen Aspekten häufig schwierig, weil die Dynamik sich sehr ähnelt. Jedoch war in der Ausprägung des destruktiven Narzißmus die Angst vor dem Objektuntergang und damit auch des Selbstverlusts bei diesen Patienten gravierend. Wir verstanden die Symptomatik als Versuch einer Reparation, eines Erhaltungsmechanismus, einer Rettung des Ganzen unter Opferung von Teilen bei einem hochgradig gefährdeten Selbstgefühl.

7.12 Die Dysmorphophobie bei schizophrenen und affektiven Psychosen

Hier sind die diagnostischen Kriterien eindeutiger, ähnlich schwierig jedoch sind die therapeutischen Ansätze.

Fallbeispiel

Ein 28jähriger Designer, Sohn einer ledigen schizophrenen Mutter, hatte eine Irrfahrt durch verschiedene kieferchirurgische Kliniken in Deutschland und Besuche bei vielen Chefärzten hinter sich. Er war getrieben von panischer Angst, daß ihm nachts im Schlaf der Unterkiefer *wegfliegen* könnte, so daß er verschiedene Gummizugfixierungen im Kiefer erhalten hatte, was zur Folge hatte, daß sich die Zähne lockerten. Außerdem stellte ihn diese Lösung nicht zufrieden.

Der Patient, den ich in der Zahnklinik sah, zeigte deutliche formale Denkstörungen und Beziehungs- und Verfolgungsideen. Er raste oft in Panik tagelang durch Deutschland, war jedoch in der Lage, als Designer offensichtlich über Phasen stabil zu arbeiten. Er lebte völlig beziehungslos als verschrobener Sonderling mit exaltierter Note und Sportwagen und schmetterte mein Angebot einer stationären Psychotherapie mit der Forderung nach einem eigenen Tennisplatz ab. Es gelang dann den Kieferorthopäden unter psychotherapeutischer Supervision mit Hilfe einfacher Aufbißschienen als Stabilisierungsinstrumente und begleitenden Gesprächen, die ihn in seinem Selbstwert bestätigten, Klarheit und Sicherheit zu geben. Es wurde deutlich, wie wichtig bei all diesen Patienten konkrete Handlungen für die narzißtische Stabilisierung waren, so daß wir hier auch von „Selbstwertprothesen" sprechen, unter deren Schutz dann eine psychodynamisch orientierte stützende Psychotherapie durchgeführt werden konnte. Der Patient lehnte eine neuroleptische Medikation ab, ebenso war die Überweisung an einen Psychiater oder Psychotherapeuten aussichtslos.

Die Symptomatik konnte vom Patienten soweit kontrolliert werden, daß er mit der Symptomatik deutlich besser leben konnte und insgesamt kompensiert blieb. Beruflich war der Patient nicht eingeschränkt, die Schlafstörungen traten zurück. Insgesamt stellt sich v. a. in diesem Zusammenhang die Frage der Differentialdiagnose zur zönästhetischen Schizophrenie, die wir bei diesem Patienten diagnostizierten.

7.13 Die Dysmorphophobie bei der endogenen Depression

Fallbericht

Eine 26jährige Logopädin setzte mit ihrem Wunsch nach einer Nasenkorrektur die HNO-Ärzte so unter Druck, daß diese schließlich unter massiven Drohungen der Patientin nachgaben. Sie führten eine Art Placebooperation durch, da es an ihrer Nase in keiner Weise etwas zu korrigieren gab. Die Patientin erlebte das Operationsergebnis als so niederschmetternd, daß sie einen schweren Suizidversuch durchführte. Daraufhin wurde sie in unsere stationäre psychotherapeutische Behandlung aufgenommen. Es ergaben sich im Auslösezeitpunkt Hinweise für eine depressive Phase, unter der der Veränderungwunsch mit massivem affektiven Druck vorgetragen wurde. Ihre Mutter litt ebenfalls an einer endogenen Depression. Die Patientin hatte jedoch schon vor der depressiven Phase erhebliche Ablösungsprobleme und neurotische Konflikte im Elternhaus. Enttäuscht vom Vater, der sich während ihrer Pubertät von der Mutter trennte, hatte die Patientin schon in den Jahren vor der Operation den Wunsch geäußert, daß ihre dem Vater so ähnliche Nase operiert werden sollte, damit sie sich von ihm unterscheide. Wie bei den dargestellten Fällen stellt sich auch hier eine narzißtische Problematik dar. Das Ringen um die Identität im Rahmen der neurotischen Entwicklung konnte psychotherapeutisch gut angegangen werden, nachdem unter antidepressiver Medikation die depressive Phase abgeklungen war und sich dadurch auch die dysmorphophobe Symptomatik gebessert hat.

Es kann zusammengefaßt werden, daß bei allen Fällen neben den Grundkrankheiten immer auch im Zusammenhang mit der Dysmorphophobie schwere Störungen des Selbstwertgefühls, der Identität, insbesondere der Geschlechtsidentität, vorlagen, welche angesichts der großen Beschämungsängste die psychotherapeutische Technik noch vor große Aufgaben stellen.

7.14 Therapie

Die Therapieergebnisse werden als sehr unterschiedlich eingeschätzt (Hay 1970). Antidepressiva wie Fluoxetin und Clomipramin werden als teilweise (in 4 Fällen) erfolgreich eingeschätzt (Hollander et al. 1989). In einer Übersicht über 10 Studien (Phillips 1991) ergeben sich jedoch sehr inkonsistente Ergebnisse mit meist nicht anhaltendem Effekt. Lithium, Benzodiazepine, Alprazolam (Hollander et al. 1989) und EKT (Marks u. Mishan 1988) zeigten negative Ergebnisse. Wie auch bei der dargestellten Patientin finden sich naturgemäß bei den affektiven Psychosen als Grunddiagnose die besten Ergebnisse, die zwanghafte Symptomatik war besonders therapieresistent. Insgesamt kann festgestellt werden, daß keine kontrollierten Studien vorliegen, daß sich die Einzelberichte auf zu ungenaue Psychodiagnostik stützen und daß v. a. allem keine Langzeitverlaufsstudien durchgeführt wurden.

Die Therapie mit Neuroleptika wird als unwirksam beschrieben (de Leon et al. 1989; Hollander et al. 1989), jedoch konnten wir bei 2 Fällen mit Dysmorphiewahn in Kombination mit Psychotherapie Neuroleptika (Pimozide, Flupenthixol) erfolgreich einsetzen.

Über den Einsatz von Verhaltenstherapie liegen nur wenige Behandlungsberichte (Braddock 1982; Vitiello et al. 1990) mit unterschiedlichem Ergebnis vor.

Über psychoanalytische Psychotherapien gibt es verschiedene Einzelfallberichte, die z.T. genauer auf den Therapieverlauf eingehen und somit besser die Kriterien der zu diesem Thema dringend zu fordernden Einzelfallstudien erfüllen (Philippopoulos 1979; v. Haustein et al. 1988; Dosuzkov 1969; Mester 1982).

Die plastische Chirurgie hatte bei leichten körperlichen Mängeln mit Selbstwertkonflikten dann Erfolg, wenn nicht überhöhte Erwartungen an die Operation gestellt wurden. Bei schwererer Symptomatik wird auf die dringend notwendige Psychodiagnostik verwiesen und vor Operationen dringend gewarnt (Fukuda 1977; Hay et al. 1973). Ladee (1966) fand bei seiner Studie an Nasenoperierten v. a. Fehlindikationen bei Männern. Auch Edgerton (1990) und Strian (1982) fordern vor kosmetischen Operationen bei unangemessenem Behandlungswunsch die Einschaltung des Psychiaters und Psychotherapeuten. Verwiesen sei darauf, daß schon Updegraff u. Menninger (1939) auf die Notwendigkeit der klaren Indikationsstellung von Psychotherapie bei plastischen Operationen hingewiesen haben. Hier sind Vorgehensweisen wie in der Schweiz, wo für die Kassenleistung bei kosmetischen Operationen die Psychodiagnostik obligat ist, sinnvoll zu erachten, da bei der Beurteilung des Selbstwertproblems die Organmediziner sich in der Regel überfordert fühlen.

Aufgrund unserer eigenen Behandlung von 10 Patienten aus der Kerngruppe der Dysmorphophobie mit schweren narzißtischen Störungen konnten wir mit anayltischer Langzeittherapie (im Durchschnitt 3 Jahre) in allen Fällen gute Erfolge erreichen, wobei die Dysmorphophobiesymptomatik bei allen Patienten sistierte und sich die Therapie dann stärker an den schweren Beziehungsstörungen orientierte.

Literatur

Andreasen NC, Bardach J (1977) Dysmorphophobia: symptom or disease? Am J Psychiatry 134:673–676

Barsky AJ (1989) Somatoform disorders. In: Kaplan HI, Sadock BJ, (eds) Comprehensive Textbook of psychiatrie, 5th ed, vol 1. William & Wilkins, Baltimore

Beale S, Lisper H, Palm B (1980) A psychological study of patients seeking augmentation mammaplasty. Br J Psychiatryk 136:133–138

Birtchnell SA (1988) Dysmorphophobia a centenary discussion. Br J Psychiatry 153 [Suppl 2]:41–43

Bishop ER (1980) Monosymptomatic hypochondriasis. Psychosomatics 21:731–747

Bloch S, Glue P (1988) Psychotherapy and dysmorphophobia: a case report. Br J Psychiatry 152:271–274

Braddock LE (1982) Dysmorphophobia in adolescence: a case report. Br J Psychiatry 140:199–201

Brotman AW, Jenike MA (1984) Monosymptomatic hypochondriasis treated with tricyclic antidepressants. Am J Psychiatry 141:1608–1609

Brotman AW, Jenike MA (1985) Reply to CS Thomas: Dysmorphophobia and monosymptomatic hypochondriasis (letter). Am J Psychiatry 142:1121

Connolly FH, Gipson M (1978) 'Dysmorphophobia - a long-term study. Br J Psychiatry 132:568–570

Cotterill JA (1981) Dermatological non-disease: a common and potentially fatal disturbance of cutaneous body image. Br J Dermatol 104:611–619

Crisp AH (1981) Dysmorphophobia and the search for cosmetic surgery. Br Med J 282:1099-1100

de Leon J, Bott A, Simpson GM (1989) Dysmorphophobia: body dysmorphic disorder or delusional disorder, somatic subtype? Compr Psychiatry 30:457–472

Dietrich H (1962) Über Dysmorphophobie (Mißgestaltfurcht). Arch Psychiatr Zeit Neurol 203:511–518

Dosuzkov T (1969) Zur Frage der Dysmorphophobie. Psyche 23:683–699

Edgerton MT, Langman MW, Pruzinsky T (1990) Patients seeking symmetrical recontouring for „perceived" deformities in the width of the face and skull. Aesthetic Plast Surg 14:59–72

Fitts SN, Gibson P, Redding CA, Deiter Pi (1989) Body dysmorphic disorder: implications for its validity as a DSM-III-R clinical syndrome. Psychol Rep 64:655-658

Fukuda 0 (1977) Statistical analysis of dysmorphophobia in outpatient clinic. Jpn J Plast Reconstr Surg 20:569-577

Gipson M, Connolly FH (1975) The incidence of schizophrenia and severe psychological disorders in patients 10 years after cosmetic rhinoplasty. Br J Plast Surg 28:155–159

Hardy GE (1982). Body image disturbance in dysmorphophobia. Br J Psychiatr 141:181–185

Hardy GE, Cotterill JA (1982) A study of depression and obsessionality in dysmorphophobic and psoriatic patients. Br i Psychiatry 140:19–22

Hay GG (1970) Dysmorphophobia. Br J Psychiatry 116:399–406

Hay GG (1970) Psychiatric aspects of cosmetic nasal operations. Br J Psychiatry 116:85–97

Hay GG (1983) Paranoia and dysmorphophobia (letter). Br J Psychiatry 142:309–310

Hay GG, Heather BB (1973) Changes in psychometric test results following cosmetic nasal operations. Br J Psychiatry 122:89–90

Hertrich K, Fleischer-Peters A, Joraschky P (1990) Zur Dysmorphophobie in der Zahnheilkunde. Dtsch Zahnärztl Z 45 387–390

Hollander B, Liebowitz MR, Winchel R, Klumker A, Klein DF (1989) Treatment of body-dysmorphic disorder with serotinin reuptake blockers. Am J Psychiatry 146:768–779

Hollander E, Decaria C, Liebowitz MR, Klein DF (1990) Reply to CS Thomas: Body-dysmorphic disorder (letter). Am J Psychiatry 147:817

Hollander E, Neville D, DeCaria C, Mullern L, Schneier FR, Liebowitz MR (1990), On dysmorphophobia misdiagnosed as obsessive-compulsive disorder (letter). Psychosomatics 31:468–469

Insel TR, Akiskal HS (1986) Obsessive-compulsive disorder with psychotic features: a phenomenologic analysic. Am J Psychiatry 143:1527–1533

Jahrreiss W (1930) Das hypochondrische Denken. Arch Psychiatr Nervenkr 92:686–823

Janet P (1908) Obsession de la honte du corps. In: Janet P (eds) Les obsessions et la psychasthénie, 2. edl, vol 2, Alcan, Paris

Jenike MA (1984) A case report of successful treatment of dysmorphophobia with tranylcypromine. Am J Psychiatry 141:1463–1464

Joraschky P (1983) Das Körperschema und das Körper-Selbst. Minerva, München

Jungbluth B (1979) Zur Psychopathologie der Dysmorphophobie. Med. Diss, Aachen

Kaan H (1892) Der neurasthenische Angsteffekt bei Zwangsvorstellungen und der primordiale Grübelzwang. Deutike, Wien Leipzig

Kenyon FE (1976) Hypochondriacal states. Br J Psychiatry 129:1–14

Klages W, Hartwich P (1982) Die Clowndysmorphophobie. Psychother Med Psychol 32:183–187

Kohlmeyer K (1964) Dysmorphophobie als unspezifisches klinisches Syndrom. Med Welt 3

Kraepelin E (1909) Psychiatrie, 8th ed. Barth, Leipzig

Kretschmer E (1966) Der sensitive Beziehungswahn, 4. Aufl. Springer, Berlin Heidelberg New York

Küchenhoff J (1984) Dysmorphophobie. Nervenarzt 55:122

Ladee GA (1966) Hypochondriacal syndromes. Elsevier, Amsterdam London New York

Langen D (1972) Wiederherstellungschirurgie. In: Hahn P (Hrsg) Die Psychologie des 20. Jahrhunderts, Bd IX. Kindler, Zürich, S 609–617

Mack Brunswick P (1982) Ein Nachtrag zur Freuds Geschichte einer infantilen Neurose. In: Gardiner M (Hrsg) Der Wolfsmann von Wolfsmann. Fischer, Frankfurt, S 297–348

McKenna PJ (1984) Disorders with overvalued ideas. Br J Psychiatry, 145:579–585

Maier C (1989) Selbsterleben und Wunsch nach kosmetischer Brustoperation. Prax Psychother Psychosom 34:133–142

Marks I, Mishan J (1988) Dysmorphophobic avoidance with disturbed bodily perception: a pilot study of exposure therapy. Br J Psychiatry 152:674–678

Mester H (1982) Der Wunsch einer Frau nach Veränderung der Busengröße – Ein Beitrag zur Frage der Dysmorphophobie. Z Psychosom Med 28:69-91

Meynert T (1890) Klinische Vorlesungen über Psychiatrie. Braumüller, Wien

Moesler, T A (1988) Dysmorphophobie in Verbindung mit anderen psychischen Störungen. Nervenheilkunde 7:41–45

Morselli E (1886) Sulla dismorfofobia e sulla tafefobia. Boll Acad Med Genova VI:110

Munro A, Chmara J (1982) Monosymptomatic hypochondriacal psychosis: a diagnostic checklist based on 50 cases of the disorder. Can J Psychiatry 27:374–376

Philippopoulos GS (1979) The analysis of a case of dysmorphophobia (psychopathology and psychodynamics). Can J Psychiatry 24:397–401

Philips KA (1991), Body dysmorphic disorder: the distress of imagined ugliness. Am J Psychiatry 148:1138–1149

Riding J, Munro A (1975) Pimozide in the treatment of monosymptomatic hypochondriacal psychosis. Acta Psychiatr Scand 52:23–30

Strian F (1984) Die Dysmorphophobie als Kontraindikation kosmetischer Operationen. Handchir Mikrochir Plast Chir 16:243–245

Thomas CS (1984) Dysmorphophobia: a question of definition. Br J Psychiatry 144:513–516

Thomas CS (1985), Dysmorphophobia and monosymptomatic hypochondriasis (letter). Am J Psychiatry 142:1121

Thomas CS (1987) Anorexia nervosa and dysmorphophobia (letter). Br J Psychiatry 150:406

Updegraff HL, Menninger KA (1939) Some psychoanalytic aspects of plastic surgery. Am J Surg 25:554–558

Vitiello B, de Leon J (1990) Dysmorphophobia misdiagnosed as obsessive-compulsive disorder. Psychosomatics 31:220–222

Walter K (1965) Über das „phobische Beziehungssyndrom". Nervenarzt 36:7–11

Yamada M, Kobashi K, Shigemoto T, Ota T (1978) On dysmorphophobia. Bull Yamguchi Med School 25:47–54

Zaiden SH (1950) Dermatologic hypochondriasis. A form of schizophrenia. Psychosom Med 12:250–253

Diskussion zu Vortrag 7

Frau Prof. Dr. G. Gross
Haben Sie diese Patienten nach ihren primären Erlebnissen befragt, weshalb sie eigentlich davon überzeugt sind, entstellende Veränderungen ihres Gesichtes oder ihres
Körpers zu haben? Denn gerade im Prodromalstadium endogener Psychosen finden
sich nicht selten zönästhesien, die schon ein Übergang zu Körperschemastörungen sind,
die häufig solchen Dysmorphophobien zugrundeliegen. Beispielsweise der Patient, der
das Gefühl schilderte, daß ihm der Kiefer wegfliegt – das sind u. E. Zönästhesien mit
Elevations- und Levitationsphänomen, die wahrscheinlich auch auf eine neurothymo-
leptische Medikation angesprochen hätten. Haben Sie diese Patienten auch medika-
mentös oder rein psychotherapeutisch behandelt?

Prof. Dr. P. Joraschky
Nein, wir haben nicht auf Medikamente verzichtet. Aber mein Ansatz war, auch einmal
die Möglichkeiten und Erfolge der psychotherapeutischen Therapie darzustellen. Wir
brauchen sicher dringend eine Klassifikation der Untergruppen. Diese Patienten haben
zunächst keine besondere körperliche Störung, sondern einen Beziehungswahn, eine
intersubjektive Störung. Sie fühlen sich beobachtet. Später sehen sie dann, nachdem sie
über lange Zeit eine sehr schwere selbstunsichere Entwicklung genommen haben, den
Grund für diese Selbstunsicherheit in einem veränderten Gesichtsareal. Sie erleben das
Gesicht nicht vom Empfinden her verändert, sondern sehen die Gesichtsveränderung
als Begründung.
    Anders verhält es sich bei dem als schizophren eingestuften Patienten; hier besteht
eine zönästhetische Schizophrenie. Dieser Patient sollte nur als ergänzendes Beispiel
dienen, wie es durch psychotherapeutische Maßnahmen gelingen kann, diese Patienten,
die nie zu uns kommen würden und niemals eine Medikation akzeptieren würden,
trotzdem erfolgreich mit dieser Krankheit zu führen.

N.N.
Kam es auch zu offener Aggressivität?

Prof. Dr. P. Joraschky
Im allgemeinen waren alle Patienten aggressiv sehr gehemmt. Es besteht aber eine
Impulsivität, die dem Patienten immer bedrohlich ist. Das heißt, die Zwangskontrolle
ist nicht ganz gesichert. Sie sind ja keine Zwangskranken, sondern die Zwangskontrolle ist instabil, obwohl so viele Zwangsmechanismen da sind. Ich kann mir durchaus
vorstellen, daß diese Zwangsvorstellungen einen sehr beängstigenden Charakter annehmen können. Bei meinen Patienten war das aber weniger der Fall.

Dr. J. Trabert

Sie haben darauf hingewiesen, daß v. a. in der angloamerikanischen Literatur sehr streng zwischen den wahnhaften Formen und den nicht wahnhaften Formen unterschieden wird. Auf der anderen Seite haben Sie aber auch von Übergängen und häufigen Wechseln gesprochen. Welche Bedeutung haben solche Übergangsformen letztlich für die Klassifikation, und für wie gültig kann man dieses Konzept ansehen?

Prof. Dr. P. Joraschky

Das ist die zentrale Frage. Wir hatten eigentlich, wenn eine Wahngewißheit da war, bei diesen Patienten bis auf den Schizophrenen doch immer den Eindruck, daß das fluktuiert, und daß eine gewisse Parallele zu den Zwangsvorstellungen besteht, bei denen ja oft auch keine Distanz möglich ist. Die Patienten erleben, daß sie ihren Kindern etwas antun können, sie sind voller Panik und können sich nicht distanzieren. Aber nach einer gewissen Zeit, wenn das Vertrauen hergestellt ist, nehmen sie es wieder zurück. Da sehe ich durchaus qualitative Unterschiede. Es ist auch vielleicht nicht von ungefähr, daß Neuroleptika bei diesen fluktuierenden Patienten bis auf eine gewisse affektive Distanzierung keine deutliche Besserung der Wahninhalte erzielen.

Doz. Dr. M Musalek

Sind das wirklich Übergänge von phobisch-anankastischer Symptomatik, wo noch gar keine Wahnsymptomatik besteht, und Wahn? Oder sind die Wahnideen vielleicht schon vorher vorhanden, und nur das Verhalten ihnen gegenüber wirkt zwanghaft? Das haben wir nämlich beim Dermatozoenwahn festgestellt. Auch dort ist vielfach diskutiert worden, ob es sich um Zwangssymptome handelt. Wir haben das nur extrem selten gefunden, meist war es eine Reaktion auf die Wahnidee. Gibt es solche Übergänge tatsächlich, oder ist das nur superponiert?

Prof. Dr. P. Joraschky

Nach Erhebungen der Johns-Hopkins-Klinik zeigen von 700 Nasenoperierten immerhin 200 psychisch auffällige Persönlichkeitszüge, 2 % sind Schizophrene. Unsere Patienten blieben im Verlauf konstant, sie zeigten keine Übergänge in eine Schizophrenie. Ich denke, hier besteht doch ein gewisser Unterschied zum Dermatozoenwahn. obwohl ich auch meine, daß wir auch von der anderen Seite her diese Idee verfolgen müssen, wieweit hinter dieser Beschämungsangst erf. latent ein Wahn vorhanden ist.

Prof. Dr. G. Huber

Sie haben mit Recht herausgehoben, daß man die Dysmorphophobie von den Metamorphopsien unterscheiden muß. Das ist oft sehr schwer. Liegen kognitive Wahrnehmungsstörungen vor, wie z. B. ein Spiegelphänomen, wo der Patient wirklich glaubt, Veränderungen an seinem Gesicht wahrzunehmen, dann braucht man nicht zu warten, bis sich ein Vollbild eines Wahns entwickelt hat. Denn es geht ja um die Früherkennung idiopathischer Psychosyndrome im Janzarikschen Sinne. Wenn man feststellt, daß kognitive Wahrnehmungsstörungen und auch Denk- und Handlungsstörungen bestehen, dann ist das Risiko, daß sich später ein idiopathisches Psychosyndrom entwickelt, sehr hoch.

Wir plädieren zwar schon seit langem für eine Kontakt- oder supportive Psychotherapie und führen sie auch bei all unseren psychotischen Kranken durch. Aber wenn

schon kognitive Wahrnehmungsstörungen vorliegen, dann sollte man keine Zeit und
Kraft mit psychotherapeutischen Maßnahmen verschwenden, sondern die Medikamente geben, die man heute an der Hand hat. Dann kommt man sehr häufig auch bei
Patienten zum Ziel, die jahrelang vergeblich psychotherapeutisch oder analytisch behandelt wurden.

Prof. Dr. P.Joraschky

Ich möchte nicht mißverstanden werden: Alle diese Patienten mit Metamorphopsien,
also mit Körperwahrnehmungs-, Körperschemastörungen und beginnender Schizophrenie, zeigten Zusatzsymptome und wurden sofort und ohne Ausnahme als schizophren erkannt. Es gab keine Übergangszone. Wir müssen uns klarmachen, daß die
Psychiatrie nicht vor unseren Türen aufhört, sondern daß es z. B. in der plastischen
Chirurgie riesige Gruppen von Patienten gibt, die wegen ihrer narzißtischen Neurosen
zunächst eine Psychotherapie brauchen, bei denen aber dann häufig in Kombination mit
Antidepressiva gute Behandlungsergebnisse zu erzielen sind. Die medikamentöse Therapie sollte man sicher nicht unterlassen.

8 Eigengeruchswahn

T. A. MOESLER

Der Geruchssinn ist von allen Sinnen derjenige, der mit der emotionalen Befindlichkeit am engsten verknüpft ist. Daraus läßt sich ableiten, daß Störungen des Geruchserlebens Zeichen einer tiefgreifenden, abnormen Veränderung des Selbst- und Weltverhältnisses sein müssen. Der Eigengeruchswahn ist gekennzeichnet durch die Überzeugung, einen unangenehmen Geruch auszuströmen, der den Patienten für andere Menschen abstoßend macht. Als Reaktion darauf versucht er in der Regel, seinen vermeintlichen Eigengeruch mit zahlreichen Maßnahmen zu bekämpfen, oder aber er macht sich für die Mitwelt unriechbar, indem er sich zurückzieht. Der Eigengeruchswahn als zirkumskripter Wahn wird, so T. A. Moesler, Erlangen, meist den wahnähnlichen Reaktionen zugeschrieben. In der Regel geht er einher mit anderen psychischen Störungen. Es sollte daher immer in Erwägung gezogen werden, ob eine psychotherapeutische Therapie nicht wirkungsvoller als eine medikamentöse sein könnte.

8.1 Einführung

Der Geruchssinn ist für den Menschen zwar nicht von einem so offenkundig existentiellen Gewicht wie der Gesichts-, Gehör- oder auch der Tastsinn, aber er ist von allen Sinnen derjenige, der mit der emotionalen Befindlichkeit am engsten verknüpft ist (Plattig 1987, 1981). Wie kein anderer Sinn ermöglicht er die Erfahrung des Atmosphärischen und erregt zugleich beim Riechenden ein starkes Sich-affiziert-fühlen (Tellenbach 1968). Durch das ausgeprägte Erspüren des Atmosphärischen wie durch die enge Koppelung an Affekt und Erinnerung ist das Erleben des Geruchs ein wesentlicher Bestandteil der Mensch-Umwelt-Beziehung. Dies hat auch in vielen alltagssprachlichen Ausdrücken seinen Niederschlag gefunden wie z. B. in den Redewendungen „Jemanden nicht riechen können", „Stinksauer sein", „Hier ist dicke Luft" oder „Lunte riechen". Wenn auch die Worte „anrüchig", „ruchbar", „berüchtigt" oder das Wort „Geruch" in der Redewendung „in keinem guten Geruch stehen" etymologisch letztlich auf „rufen" zurückzuführen sind, so sind sie doch hier anzuführen; denn bereits im 16. Jahrhundert ist die Bedeutung von „Riechen" in diese Begriffe eingeflossen und hat die ursprünglichen Sinninhalte weitgehend verdrängt (Grebe 1963; Röhrich 1973). Aus dieser Relevanz des Geruchssinns für die Stimmung, die Befindlichkeit und die Sozialisation des Menschen ist ableitbar, daß Störungen des Geruchserlebens Zeichen einer tiefgreifenden, abnormen Veränderung des Selbst- und Weltverhältnisses des Betroffenen sein müssen (Brill 1932; Klages u. Klages 1964).

Tropon-Symposium, Bd. VII
Paranoide Störungen
Hrsg. W.P. Kaschka und E. Lungershausen
© Springer-Verlag Berlin Heidelberg 1992

8.2 Phänomenologie des Eigengeruchswahns

Die Bezeichnung „monosymptomatischer Eigengeruchswahn" bezieht sich wohl nach stiller Übereinkunft auf das Fehlen zusätzlicher, unstrittiger – exogen oder endogen – psychotischer Symptome (s. auch später Eigengeruchswahn in Verbindung mit anderen psychischen Störungen).

Der Eigengeruchswahn ist gekennzeichnet durch die bei dem Patienten aufkommende Überzeugung, einen unangenehmen Geruch auszustrahlen, der ihn für andere Menschen abstoßend macht. Er wird gewöhnlich als stechend, süßlich-faulig, als Leichen-, Eiter-, Mund-, Schweiß-, Flatusgeruch, in der Regel aber als ein körpereigener Geruch beschrieben. Die unkorrigierbare Überzeugung von dem objektiv nicht bestehenden, die Mitwelt aber abstoßenden Eigengeruch wird vom Kranken in der Regel durch Ausdeutung des Verhaltens der Umwelt belegt: Äußerungen oder Handlungen Anwesender wie Hüsteln, Nase putzen, Sich-abwenden, Fenster öffnen, Verlassen des Raumes sowie leises Sprechen und anderes werden vom Patienten als Beweis der Ablehnung auf diesen Geruch hin aufgefaßt und verarbeitet. Die Erlebnisrichtung der Patienten wurde von K. Walter (1962), der das Symptom vorwiegend bei jungen Männern beobachtet hatte, in folgende Worte gefaßt: „ich rieche, ich stinke durch mich selbst; alle wenden sich begreiflicherweise ab, wollen verständlicherweise nichts mit mir zu tun haben. Man kann mich nicht riechen, weil ich eben stinke."

Die Patienten versuchen daraufhin in der Regel mit vielen Maßnahmen wie übertriebenen Waschungen und Gebrauch von Parfüms ihren Eigengeruch zu bekämpfen, oder aber sie machen sich für die Mitwelt unriechbar, indem sie sich zurückziehen. So werden alle nur in Gemeinschaft möglichen Aktivitäten, wie Beruf, Freundschaft, Ehe, Familie und anderes gemieden oder erschwert. Der Leidensdruck spitzt sich nicht selten bis zur Verzweiflung zu. Die Patienten halten sich für krank, meist organisch, wobei Haut-, Magen- und Darmerkrankungen bei ihren Vermutungen im Vordergrund stehen.

Besteht bei der oberflächlichen Beschreibung des Phänomens „Eigengeruchswahn" noch weitgehende Übereinstimmung, so unterscheiden sich die einzelnen Autoren doch wesentlich in der Beurteilung und Gewichtung der maßgebenden Faktoren, die dieses Phänomen bedingen und über seine nosologische Zuordnung entscheiden, wie prämorbide Persönlichkeit, Biographie oder auch halluzinatorische Erlebnisse. Einige Autoren (Souchanoff 1908; Walter 1962) vermuten, daß es sich bei den von ihnen beobachteten Fällen um keine echten „Halluzinationen" handelt. Andere Autoren (Popella u. Greger 1965) weisen auf die großen praktischen und theoretischen Schwierigkeiten bei der Unterscheidung von Halluzinationen und illusionärer Verkennung gerade bei Geruchstäuschungen hin. Nach Durchsicht der in der Literatur beschriebenen Fälle ist anzunehmen, daß Eigengeruchswahn ohne Halluzinose – wie er für unsere Patienten angenommen wird – jedenfalls öfters auftritt als in den bisherigen Arbeiten angegeben. Das mag daran liegen, daß die einzelnen Fälle im Hinblick auf echte oder unechte Halluzinose nicht ausführlich genug exploriert oder wiedergegeben wurden. Auf die Bedeutung der Explorationstechnik für die Beurteilung der Wahnphänomene hat Paul Matussek (1963) wiederholt hingewiesen. Die Vermutung liegt nahe, daß durch die selbstverständliche Annahme einer Halluzinose das Krankheitsbild zu oft und ohne weitere Differenzierung den Schizophrenien zugeordnet wird.

8.3 Nosologische Zuordnung

Bei der Beurteilung von Wahn oder wahnähnlichen Phänomenen stoßen die Richtungen und Schulen in der Psychiatrie aufeinander, und nicht selten „spiegeln sich in den Diagnosen" – wie Janzarik (1978, 1986) sagt – „die augenblicklichen Machtverhältnisse im psychiatrischen Wissenschaftsbetrieb" wider.

Die nosologische Zuordnung gerade von monosymptomatischen Wahnerkrankungen scheint noch mehr als die anderen psychiatrischen Krankheitsbilder abhängig vom jeweiligen Zeitgeist und den jeweiligen Machtverhältnissen an den psychiatrischen Lehrstühlen, die die diagnostischen Denkmodelle bestimmen. Dies mag mit eine Erklärung dafür sein, daß vergleichbare Fälle in der Literatur von manchen Autoren den Schizophrenien und von anderen den neurotischen Entwicklungen zugeordnet werden (Birnbaum 1915; Bishop 1980; Bourgeois 1973; Brill 1932; Cremmiter et al. 1984; Davidson 1938; Davidson u. Mukhergie 1982; Fazal u. Shah 1985; Forte 1952; Freud 1916; Garoux 1979; Gattaz u. Haas 1982; Goldberg et al. 1985; Habeck 1965; Janzarik 1978; Johanson 1984; Kluge 1957; Malasi et al. 1990; Masurik 1985; Moesler 1987, 1988, 1991; Moesler et al. 1989; Munro u. Pollock 1981; Nakazawa 1963; Pethö et al. 1979; Popella u. Greger 1965; Pryse-Phillips 1971; Rubert et al. 1962; Souchanoff 1908; Videbech 1966; Walter 1962).

Der Eigengeruchswahn als ein *zirkumskripter* Wahn, der sich auf die umschriebene, unkorrigierbare, aber objektiv falsche Überzeugung beschränkt, einen abstoßenden Geruch zu verströmen mit einer Penetranz, daß ihn jedermann bemerken müsse, ist in unseren Untersuchungen wiederholt den neurotischen Störungen – hier also den wahnähnlichen Reaktionen (Moesler 1987, 1988, 1991; Moesler et al. 1989) – zugeschrieben worden. Selbstverständlich schließt das Wort monosymptomatisch schon Symptome einer exogenen oder endogenen Psychose aus. Die uns wichtigen Charakteristika dieser Patienten sind Tabelle 1 und 2 zu entnehmen. Dabei legten wir zunächst besonderen Wert auf die Frage, ob der Betroffene sich selbst in der obengenannten Weise riecht oder nicht.

Tabelle 1. Patienten mit Eigengeruchswahn im Rahmen neurotischer Entwicklungen

1. Geruchsbezogene Erhebungen:
   – Überzeugung, einen abstoßenden Eigengeruch zu verbreiten
   – keine Objektivierung des Geruchs
   – keine subjektive Wahrnehmung des angeblichen Geruchs

2. Methodisches Vorgehen:
   – Ausschluß von körperlichen z. B. HNO-ärztlichen, insbesondere hirnorganischen Alterationen
   – Ausschluß von Symptomen 1. Ranges nach Kurt Schneider sowie von formalen Denkstörungen

Tabelle 2. Charakteristika von Patienten mit Eigengeruchswahn im Rahmen neurotischer Entwicklungen

– zu überwertigen Ideen neigende Charakterstruktur (sensitive Persönlichkeit)
– neurotisierender Konflikt in der frühen Entwicklung
– ein den frühen Konflikt aktualisierendes Auslösungsmoment, das unmittelbar zum Wahnphänomen führt
– der Sinneszusammenhang zwischen Wahninhalt und aktualisiertem frühen Konflikt
– kein Bruch in der Persönlichkeitsentwicklung (kein „Defekt")

8.4 Eigengeruchswahn und Eigengeruchsphobie
– Kurze Bemerkungen zu Ursachen und Psychodynamik

Personen mit sensitiven Charakterstrukturen im Sinne Kretschmers (1950) mögen dazu neigen, sich selbst zu beobachten, zu beschnüffeln und ihre eigenen Vorstellungen überzubewerten. Dabei ist vieles in der Entwicklung hin zum Wahnphänomen auch vom Gesunden nachvollzieh- und einfühlbar. In körperlich-seelischen Erschöpfungssituationen, bei Übermüdung z. B ebenso in fremder Umgebung (Allers 1920; Schneider 1930), verwischen sich auch beim Gesunden leicht die Grenzen zwischen Realität und Vorstellung. Insuffizienzerfahrungen mögen in einem solchen Zusammenhang sensitives Erleben nachdrücklich fördern. Der totale Umschlag in einen Beziehungswahn – die Inversion – ist dagegen schwerer einfühlbar und schwerer verständlich. Nur bei wenigen sensitiven Persönlichkeiten entwickelt sich ein Wahnphänomen. Unserer Erfahrung nach gibt es häufig Übergänge zwischen dem gelegentlichen „Wähnen", schlecht zu riechen ohne erheblichen Leidensdruck – und der unkorrigierbaren Überzeugung, abstoßend zu riechen mit so starkem Leidensdruck, daß er den Patienten in den Bereich suizidaler Gefährdung führt.

Gerade bei den leichten Fällen erscheint es gelegentlich fraglich, inwieweit der vom Patienten geschilderte Geruch illusiönäre Verkennung ist (Popella u. Greger 1965). Allerdings verbreitet jeder Mensch im Grunde einen eigenen, ständigen individuellen Geruch. Wie bei allen Fragen der Ästhetik bleibt die Einstufung eines Geruchs als „abstoßend" oder „anziehend" grundsätzlich strittig. Die Einschätzung von „gutem" oder „schlechtem" Duft ist immer subjektiv. Für den einen mag z. B. ein Käse einen vermeintlich abstoßenden oder unangenehmen Geruch, für den anderen einen wirklich abscheulichen und für einen Dritten einen geradezu köstlichen Duft haben. Das Problem wird noch komplizierter, weil manche Menschen sich selbst weniger riechen, als ihr Geruch von anderen wahrgenommen wird. Bei jedem mögen auch Adaptationsprozesse eine Rolle spielen. Man kann deshalb nicht immer erkennen, ob es sich bei einem Patienten um eine wahnhafte Vorstellung oder um eine real begründete Überzeugung handelt. Gelegentlich ist auch nur die Verunsicherung des Patienten, durch seinen ganz normalen realen Geruch Anstoß zu erregen – also eine Eigengeruchsphobie – und damit auch die Unfähigkeit, sich zu sich selbst zu bekennen, die eigentliche Störung.

In unterschiedlicher Ausprägung waren alle unsere Patienten, die wir mit behandlungsbedürftigen Eigengeruchsproblemen untersuchten, sensitive Persönlichkeiten. Aber nicht bei allen stand der „sensitive Beziehungswahn" im Vordergrund (Tabelle 3 und 4).

Tabelle 3. Psychisches Erleben des „Eigengeruchswahns" bei 5 Patienten

	Vorwiegend sensitiv	Vorwiegend phobisch
Patient I	+	
Patient II	+	
Patient III	+	
Patient IV		+
Patient V		+

Tabelle 4. Art der Beschäftigung mit dem eigenen Geruch bei Patienten mit Eigengeruchsproblemen

	Psychischer Befund	Erleben der Umwelt	Selbsterleben
Patienten mit Eigengeruchswahn	*Sensitiver Beziehungswahn*	*Alle* beobachten mich, weil ich stinke	Hybris
Patienten mit Eigengeruchsproblemen	*Phobie*	Man *könnte* mich beobachten, weil ich stinke	Insuffizienz
Duft-Kosmetik-Konsumenten		Ich könnte durch *besseren* Geruch *mehr Zuwendung* erhalten	Leicht Unsicherheit ausgeglichen ehrgeizig

Nach Ernst Kretschmer entwickelt sich sensitiver Beziehungswahn aus einer pathogen wirksamen Trias von Charakter, Erlebnis und Milieu. Dies geschieht meist infolge einer realen oder vermeintlichen Verfehlung, häufig einem sexuellen oder erotischen Konflikt, – das heißt, hier spielt die eigene, reale oder vermeintliche Schuldhaftigkeit eine große Rolle. Danach entsteht die beschämende Insuffizienz mit „Verhaltung" bezüglich des pathogenen Erlebnisses. Es kommt zu inneren Affektspannungen und Affektstauungen. Der traumatisierende Erlebniskomplex wird aber weder verarbeitet noch abreagiert, sondern er bildet das Kristallisationszentrum schwerster Selbstentwertungen.

Ein Beispiel: Unser erster Patient, ein hochintelligenter Grieche, kotete bis zum 11. Lebensjahr ein und wurde deshalb von der Mutter, die mehrmals am Tag seine Unterhose kontrollierte, geschlagen. Vom Vater wurde er – weil er stotterte – früh als behindert abgelehnt.

Im 15. Lebensjahr fing er an, Zigaretten zu rauchen, was er zu verheimlichen versuchte. Nachdem die Mutter den Tabakgeruch mehrfach wahrgenommen hatte, sagte sie ihm: „Vom Rauchen und Lügen kriegt man eine lange Nase!". Danach verspürte er Kribbeln in der Nasenspitze beim heimlichen Zigarettenrauchen: Er entwickelte eine Nasodysmorphophobie. Diese wurde im 18. Lebensjahr plötzlich von Eigengeruchswahn abgelöst, wobei sich wohl folgendes real ereignete:

Am Abend vor Beginn der Vorlesungen bereitete sich der Patient in seinem Studentenzimmer einen Braten. Er erschrak heftig, als das Öl plötzlich Feuer fing. Der ganze Raum roch stark nach Braten und verbranntem Öl. Soweit die reale Situation. Auf dem Wege in die Vorlesung am nächsten Tag bekam er Angst, selbst nach diesem Braten zu stinken. Er bemerkte dann, wie Mitstudenten hüstelten, einige sich wegdrehten, wenn er an ihnen vorbeiging, oder sich ihre Nasen rieben. Obwohl er den Geruch selbst nicht wahrnahm, ging er wegen des vermeintlich üblen Geruchs nach Hause und übergoß sich mit Parfüm. Dies änderte jedoch nichts. Auch in der Straßenbahn verhielten sich die Leute ähnlich wie in der Vorlesung. Er vermutete zunächst, daß sich der Ölgeruch an ihm festgesetzt hatte und beschloß, nie mehr in seinem Zimmer etwas zu braten. Ein paar Tage später glaubte er an Gesten von Mitstudenten, die in kleinen Gruppen zusammenstanden, zu bemerken, daß sie über ihn redeten. Plötzlich hörte er dann das Wort „Scheiße" und war hinfort überzeugt, nach Kot zu riechen.

Bei dem betont sensitiv-wahnhaften Patienten handelt es sich um den Vorgang einer Projektion inneren Erlebens ins umgebende Milieu, denn hier entsteht eine Verlagerung von Verachtung und Schuldvorwürfen von innen nach außen. Der Patient ist überzeugt, zum Mittelpunkt der Beachtung geworden zu sein. Alles scheint auf ihn gemünzt, alles, was er wahrnimmt, hat nun für ihn eine besondere, auf ihn ganz persönlich bezogene Bedeutung bekommen. Mit dieser veränderten Perspektive ist der Betreffende aus der allgemeinen Verständnisgemeinschaft heraus in eine private Wahnwelt entrückt.

Bei unseren Patienten IV und V (Tabelle 3) stand nicht der sensitive Beziehungswahn im Vordergrund, sondern mehr die Angst, durch den eigenen Körper Anstoß zu erregen. Diese Vorstellung betont den mehr kommunikativen Aspekt, das heißt, im Gegensatz zum Beziehungswahn, wo der Betroffene ohnehin überzeugt ist, daß alle über seinen schlimmen Geruch Bescheid wissen, sich also in einer Art Überhöhungs- oder Größenwahn befindet, haben diese phobischen Patienten erst bei näherem Kontakt Angst, als "Stinkende" entlarvt und dann verspottet, verachtet und gemieden zu werden. Vom psychodynamischen Aspekt her geht die Projektion dieser Patienten nur bis zur eigenen Körperoberfläche. Als zugrundeliegender Mechanismus ist ein Gefühl der *seelischen* Minderwertigkeit denkbar, das auf die *physische* Sphäre übertragen wird (Biran 1958; Stekel 1950). Ein körperlicher Defekt wird als Alibi und als Verteidigungsargument für Unreife oder mangelnde Leistungsfähigkeit gebraucht. Der Patient vergegenwärtigt sich mit Hilfe seiner Eigengeruchsphobie seine eigene angebliche Minderwertigkeit. Das heißt, eine innere Gefahr wird gegen eine äußere ausgetauscht. Es ist offensichtlich einfacher, eine *äußere* Gefährdung zu vermeiden als mit einer *inneren* Gefahr fertig zu werden, der man nicht ausweichen kann. *Verschiebung* ist ein charakteristisches Zeichen der meisten Phobien. Das heißt, die Minderwertigkeit, die sich in der Eigengeruchsphobie mithin einem von außen, „objektiv", zugänglichen Phänomen, dem Geruch – äußert, kann als ein fiktiver Ausweg aus dem Leid des inneren, subjektiven Insuffizienzgefühls gedeutet werden.

Walter (1965) spricht bei stärkerer Ausprägung vom „phobischen Beziehungssyndrom". Erst der Leidensdruck der Patienten mag über den Krankheitswert ihrer Vorstellungen entscheiden und die Diagnose *„behandlungsbedürftige Eigengeruchsphobie"* klären.

Bei allen strukturellen Parallelen der Gruppen von Patienten mit Eigengeruchswahn und von Patienten mit Eigengeruchsphobie sind wohl die entscheidenden Unterschiede, daß bei den „Wahnhaften" die beschämende Insuffizienz von einer *moralischen Verfehlung herrührt, von einer „Schuld"* ausgeht – und bei den mehr *phobischen Probanden* das Syndrom auf Grund von *Störungen im Körperschema* entsteht - es sich also um ein erschüttertes Selbstwertgefühl aufgrund von ästhetischen Aspekten handelt. Es geht bei dem phobisch betonten Eigengeruchswahn ganz entscheidend um die Furcht, wegen des Geruches als sozial nicht erwünscht dazustehen, nicht akzeptiert, v. a. nicht geliebt zu werden. Hier gilt sinngemäß der Satz von Freud (1914): „Der Wunsch nach Schönheit (in unserem Falle nach angenehmem Geruch) ist die Angst des Menschen vor Liebeslust."

Eine Unsicherheit, schlecht zu riechen, ist bei vielen Menschen vorhanden. Hiervon profitieren die Hersteller von Deodorantien, von Mundwassern und ähnlichem. Die in unserer Kulturgesellschaft trotz guter Hygiene ansteigende Tendenz, den eigenen Geruch zu verdecken, hat mit Krankheit nichts zu tun. Der Wunsch, durch im Trend liegende, wohltuende Düfte leichter Zuwendung zu erreichen, imponiert wohl mehr als Charakteristikum der Beziehungslosigkeit unserer Zeit, also als ein soziopsychologisches Problem.

8.5 Häufigkeit

Die eben beschriebenen Übergänge von *sensitivem Beziehungswahn* zur Phobie und zum *Wunsch, durch Verbesserung des eigenen individuellen Geruches mehr geliebt zu werden,* lassen unschwer erkennen, daß Angaben über die *Häufigkeit* des Vorkommens von Eigengeruchssyndromen nicht gut möglich sind. Die Dunkelziffer ist sicherlich enorm hoch und wird vom Eigengeruchswahn über die Eigengeruchsphobie bis hin zu den Verhaltensweisen der üblichen Duftkosmetikkonsumenten ansteigen. Nur einige Fälle mit Eigengeruchswahn und mit ausgeprägter Eigengeruchsphobie begeben sich vermutlich in ärztliche Behandlung.

8.6 Eigengeruchswahn in Verbindung mit anderen psychischen Störungen

Wenn man sich als behandelnder Arzt mit einem psychischen Krankheitsgeschehen wie dem Eigengeruchswahn befaßt, ist man naturgemäß auf das Grundphänomen fixiert. Vielleicht besteht sogar eine gewisse Faszination und ein Gefahrenmoment, das Krankheitsbild als eigenständige Erkrankung zu gewichten. Daß es sich bei dem Phänomen letztlich um ein Symptom, um den Ausdruck einer im Kern gestörten Persönlichkeit handelt, wird darüber leicht vernachlässigt.

Bei unseren eigenen Untersuchungen über Eigengeruchswahn in Erlangen wurde deutlich, daß Eigengeruchswahn nicht isoliert zu betrachten ist und bei keinem unserer Patienten die einzige auffällige psychische Störung war, wie Tabelle 5 zeigt. Das Symptom trat vielmehr bei jedem Untersuchten *gleichzeitig oder in zeitlicher Abfolge mit einer oder mehreren anderen seelischen Störungen auf.*

Tabelle 5. Zusätzliche psychische Störungen bei 5 Patienten mit Eigengeruchswahn/-phobie

- Kanzero-, Syphilo-, AIDS-, Dysmorphophobien

- Erröten, Stottern

- Eßstörungen, Atemnot, Einkoten

- Kopfschmerzen, Sehstörungen

Interessanterweise haben alle diese psychogenen und psychosomatischen Störungen bis auf die Kanzerophobie und die Kopfschmerzen offensichtlich mit Kontaktproblemen zu anderen Menschen zu tun. Dies unterstreicht noch einmal die anthropologische, kommunikative Komponente des Syndroms (Nakazawa 1963; Walter 1962, 1965). In diesen Verbindungen mit anderen psychischen Störungen hat der Eigengeruchswahn immer die *dominierende* Rolle gespielt. Warum sich die Beziehungsstörung einmal in Eigengeruchswahn und Dysmorphophobie, ein anderes Mal in Eigengeruchswahn, AIDS-Phobie oder psychogenen Sehstörungen manifestiert, hat u. E. mit somatisch oder biographisch stigmatisierenden Umständen – die nicht selten auch Auslöser sind – sowie mit der Affinität der Symptome untereinander zu tun. Zumindest war aber die zum Kontakt mit uns führende Störung immer der Eigengeruchswahn. Dies spricht dafür, daß Eigengeruchswahn bei den Patienten wohl einen besonders starken Leidensdruck hervorruft.

8.7 Therapie und Verlauf

Für alle bei uns behandelten Patienten stellen wir beispielhaft die 5 uns am längsten (7 Jahre) bekannten und katamnestizierten Fälle vor.

Wir versuchten mit allen 5 Patienten eine psychotherapeutische Beziehung aufzubauen, wobei der Zugang zunächst schwierig war. Patienten mit Eigengeruchsproblemen und verwandten kommunikativen anthropologischen Störungen haben im Verlauf ihrer zunehmenden zwischenmenschlichen Beziehungsstörung eine extreme *Selbstbezogenheit* und teilweise einen *narzißtischen Beziehungsstil* entwickelt. Aus diesem Grunde kann man sie auch zum Aufbau einer tragfähigen psychotherapeutischen Beziehung nur *unter besonderen Umständen* bewegen. Dies unterstreicht die Bedeutung der Arzt-Patient-Beziehung, auf die schon Kretschmer bei seinem Fall des Lokomotivführers Bruhn hinweist. Bei diesem leichteren Fall von sensitivem Beziehungswahn bewirkten ärztliche Aussprachen und die Versetzung des Patienten in eine andere Umgebung ein Abklingen des Wahns. Inwieweit die Versetzung an einen anderen Ort die entscheidende Wende verursachte, ist schwer auszumachen. Nach Ansicht einiger Autoren (Yamada et al. 1978) scheint Ablenkung von der krankhaften Eigenbeziehung der Patienten heilsam zu sein. Einige Heilungen, wie wir sie aus Fallbeschreibungen kennen, erfolgten offensichtlich auf dem Weg der religiösen Sublimierung. Dies dürfte der Versuch sein, die Wiederherstellung der neurotisch gestörten Persönlichkeit auf dem Weg über eine übergeordnete Idee oder in einer weltanschaulichen Synthese zu gewinnen, was gewissermaßen auch als eine Flucht ins Überindividuelle anzusehen wäre. Mir selbst sind einige Fälle hartnäckiger wahnähnlicher Erkrankungen bekannt, die nach einer Entbindung abklangen. Was letztlich das Aufgeben oder zumindest das zeitweise Abklingen des wahnhaften Erlebens bei einigen unserer 5 Patienten bewirkte, ist schwer festzustellen. Alle diese 5 Patienten wurden mit den unterschiedlichsten Substanzgruppen pharmakotherapiert, alle wurden psychotherapiert, und natürlich hatten während der Länge der Beobachtungsdauer alle gewisse verändernde Lebensereignisse. Insgesamt ist das Ergebnis der Behandlung aber nicht unbefriedigend. Positiv können wir auch sagen, daß wir immer den Leidensdruck mindern und die Suizidgefährdung beheben konnten.

Dabei stellten wir uns rückblickend die Frage, ob bei der Behandlung dieser Patienten nicht der Psychotherapie der Vorzug gegeben werden sollte. Bei einer Patientin, die wir zuletzt rein psychotherapeutisch auf unserer psychosomatischen Abteilung behandelten, löste sich das Wahnphänomen mit vollständiger Distanzierung auf. Die Katamnese ist leider nur ein halbes Jahr alt. Bei der Psychotherapie schien besonders die Arbeit in den Gruppensitzungen hilfreich.

Im Zuge der Behandlung mit Neuroleptika und Antidepressiva bleibt bei einem schwerpunktmäßig dem psychoanalytischen Denkmodell verhafteten – aber in der biologischen Psychiatrie doch auch heimischen Therapeuten immer die Unsicherheit, zu welcher zentralen Destabilisierung im biochemischen Gefüge des Patienten der Einsatz dieser Substanzen beigetragen hat. Dazu kommt, daß die Wirkung dieser Substanzen mit großer Sicherheit erwiesen, aber ihre Wirkungsweise im einzelnen, z. B. auch in Hinblick auf Reboundeffekte, nicht ganz geklärt ist. Die in der Literatur geschilderten (s. Nosologie), unterschiedlichen Verläufe von Patienten mit Eigengeruchswahn, die nach Jahren in schizophrenie- oder zyklothymieähnliche Bilder übergingen, könnten ein Hinweis nicht nur auf die unterschiedliche Nosologie, sondern auch auf die unterschiedliche Therapie bei diesen Patienten sein.

Tabelle 6. Biographische Daten bei 5 in unserer Klinik behandelten Patienten

	Geschlecht	Alter (Jahre)	Art des Eigengeruchs	Biographisch-inhaltlicher Bezug
Patient I	m.	28	nach Kot	Kindheitskonflikt
Patient II	m.	33	nach Urin	Vertrauensbruch
Patient III	m.	50	nach Ratte, verbrannten Lumpen, Kot	Soziale Minderwertigkeit
Patient IV	m.	49	nach Prostata	Ehebruch
Patient V	m.	32	faulig, vom Mund ausgehend	Vitale Gefährdung im 3. Lebensjahr durch Keuchhusten

Tabelle 7. Symptomverlauf von 5 Patienten mit Eigengeruchswahn

	Symptomfrei	Wahndistanzierung	Krankheitsdauer
Patient I	ja	nein	18–23 Jahre
Patient II	fluktuierend	fluktuierend	26 Jahre
Patient III	nein	nein	seit 24 Jahren
Patient IV	fluktuierend	nein	seit 42 Jahren
Patient V	ja	nein	25–27 Jahren

Literatur

Allers R (1920) Über psychogene Störungen in sprachfremder Umgebung. (Der Verfolgungswahn der sprachlich Isolierten). Z Ges Neurol Psychiatr 60:281–9
Biran S (1958) Minderwertigkeitsgefühl, -überzeugung, -neurose. Folia Psych Neurol Neurochir, Neerlandica 61:17–54
Birnbaum K (1915) Pathologische Überwertigkeit und Wahnbildung. Monatsschr Psychiatr Neurol 37:39–80
Bishop ER (1980) An olfactory reference syndrome-monosymptomatic hypochondriasis. J Clin Psychiatry 41:57–9
Bourgeois M (1973) L'autodysosmophobie et le syndrome ou délire olfactif de relation. Ann Med Psychol 131:353–76

Brill AA (1932) The sense of smell in the neuroses and psychoses. Psychoanal Q 1:7

Cremniter D, Frébault D, Féline A (1984) L'argyrisme comme solution à une autodysosmophobie. Ann Med Psychol 142:1223–31

Davidson GM (1938) Concerning hallucinations of smell. Psychiatr Q 12:253–70

Davidson M, Mukherjee S (1982) Progression of olfactory reference syndrome to mania: a case report. Am J Psychiatry 139:12 1632–4

Fazal MA, Shah AM (1985) Monosymptomatic delusions of smell: are these new symptoms in East Africa? Nord Psykiatr Tidsskr 39:389–393

Forte FS (1952) Olfactory hallucinations as a proctologic manifestation of early schizophrenia. Am J Surg 84:620–2

Freud S (1914) Zur Einführung des Narzißmus. Jahrb. der Psychoanal. und Psychopath. Forsch. 6, S 1

Freud S (1916) Beobachtung III. Frl. Lucie R. In: Breuer J, Freud S (Hrsg) Studien über Hysterie, 3. unveränderte Aufl. Deuticke, Leipzig Wien

Garoux R (1979) Du sens de l'olfaction: à propos d'un cas d'autodysosmophie. Actual Psychiatr 5:23–5

Gattaz WF, Haas S (1982) Eigengeruchshalluzinose und die Geruchstrugwahrnehmungen bei endogenen Psychosen. Fortschr Neurol Psychiatr 50:67–72

Grebe P (1963) Duden Etymologie. In: Der große Duden, Bd 7. Dudenverlag – Bibliographisches Institut, Mannheim

Goldberg RL, Buongiorno PA, Henkin RI (1985) Delusions of halitosis. Psychosomatics 26:325–331

Habeck D (1965) Beitrag zur Geruchshalluzinose mit Beziehungswahn. Arch Psychiatr Nervenkr 207:196–205

Janzarik W (1978) Wandlungen des Schizophreniebegriffes. Nervenarzt 49:133–139

Janzarik W (1986) Geschichte und Problematik des Schizophreniebegriffes. Nervenarzt 57: 681–685

Johanson E (1984) Mild paranoia. Acta Psychiatr Scand 177:40

Klages W, Klages J (1964) Zur Psychologie und Psychopathologie des Geruchssinnes. Arch Psychiatr Nervenkr 205:37–48

Kluge F (1957) Etymologisches Wörterbuch der Deutschen Sprache, 17. Aufl. de Gruyter, Berlin

Knitter H (1981) Das psychotische Syndrom „Eigengeruchswahn" im Kindesalter. Pädiatrie Grenzgeb 20:415–22

Kretschmer E (1950) Der sensitive Beziehungswahn, 3. Aufl. Springer, Berlin Göttingen Heidelberg

Malasi TH, El-Hilu SR, Mirza IA, El-Islam M Fakhr (1990) Olfactory delusional syndrome with various aetiologies. Br J Psychiatry 156:256–260

Masnik R (1985) Olfactory reference syndrome and depression. Am J Psychiatry 140:5 670–1

Matussek P (1963) Psychopathologie II: Wahrnehmung, Halluzination und Wahn. Grundlagen und Medhoden der klinischen Psychiatrie, Bd I/2. Springer, Berlin Göttingen Heidelberg

Moesler TA (1987) Kasuistik eines Eigengeruchswahns – ein Beitrag zur Systematik der zirkumskripten Wahnerkrankungen. Nervenheilk 6:42–8

Moesler TA (1988) Zur Systematik der Eigengeruchswahnerkrankungen. In: Lungerhausen E, Witkowski R (Hrsg) Zur Lage der Psychiatrie – Erreichtes und Erreichbares. Schattauer, Stuttgart New York, S 27–31

Moesler TA (1991) Wahn oder wahnähnliche Reaktionen – Diagnostische Zuordnung von monosymptomatischen Wahnphänomen. In: Baer R, Joraschky P, Kaschka WP, Witkowski RJ (Hrsg) Wege psychiatrischer Forschung. Perimed, Erlangen, S 42–47

Moesler TA, Frontzek T, Lungershausen E (1989) Discussion on the nosology of circumscript states of delusion – presented by means of illustration of the personal odour delusion. In: Stefanis CN, Soldatos CR, Rabavilas AD (eds) Psychiatry Today, VIII World Congress of Psychiatry. Excerpta Medica, International Congress Series 899

Munro A, Pollock B (1981) Monosymptomatic psychoses which progress to schizophrenia. J Clin Psychiatry 42:474–6

Murakami Y, Suzuki K, Nishioka K, Naudin J (1990) Anthropophobie paranoiaque de l'adolescence: une forme de nervose grave au Japon. (Adolescent paranoid anthropophobia: a form of severe neurosis in Japan.) The French Association of Psychiatry: The severe neurotic pathologies (1990, Paris, France). Psychiatr Franc 21:97–100

Nakazawa A (1964) Von der Mentalität Kranker, die über Körpergerüche klagen. Psychiatr Neurol Jpn 65:451–67 (Ref.: Zentralbl Ges Neurol Psychiatr 1964; 175:103)

Pethö B, Pinter K, Zold B (1979) Über den Eigengeruchswahn. Nervenarzt 50:521–3

Plattig K-H (1987) Der Geruchssinn des Menschen. Physik in unserer Zeit; 18. Jahrg. 1987:Nr.5. VCH, Weinheim

Plattig K-H (1991) Geruchs- und Geschmacksorgane. In: Platt D (Hrsg) Biologie des Alterns – Ein Handbuch. de Gruyter, Berlin New York, S 215–219

Popella E, Greger J (1965) Geruchswahn und Geruchshalluzinose. Psychiatr Neurol Base 149:171–81

Pryse-Phillips W (1971) An olfactory reference syndrome. Acta Psychiatr Scand 47:484–509

Röhrich L (1973) Lexikon der sprichwörtlichen Redensarten, Bd 1. Herder, Freiburg Basel Wien

Rubert SL, Hollender MH, Mehrhof EG (1961) Olfactory hallucinations. Arch Gen Psychiatry 5:313–8 (Ref.: Zentralbl Ges Neurol Psychiatr 1962; 166:45)

Schneider K (1930) Über primitiven Beziehungswahn. Z Neurol Psychiatr 127:725–35

Souchanoff S (1908) Les représentations obsédantes halucinatoires et les hallucinations obsédantes. Rev Med. Paris 26:336–50

Stekel W (1950) Compulsion and doubt, vol II. Nevill, London

Tellenbach H (1968) Geschmack und Atmosphäre. In: Revers WJ (Hrsg) Neues Forum. Das Bild des Menschen in der Wissenschaft. Müller, Salzburg, S 8

Videbech T (1966) Chronic olfactory paranoid syndroms: a contribution to the psychopathology of the sense of smell. Acta Psychiatr Scand 42:183–213

Walter K (1962) Über mitweltabhängige Eigengeruchs-„Halluzinationen" mit Beziehungswahn. Nervenarzt 33:325–6

Walter K (1965) Über das „Phobische Beziehungssyndrom". Nervenarzt 36:7–11

Yamada M, Kobashi K, Shigemoto T, Ota T (1978) On dysmorphophobia. Bull Yamguchi Med School 25:47–54

Diskussion zu Vortrag 8

N. N.

Wieviele Fälle von Anosmie hatten Sie?

Priv.-Doz. Dr. T. A. Moesler

Keine. Patienten mit Anosmie waren von der Studie ausgeschlossen.

N. N.

Bei anosmischen Patienten kann es zu den gleichen Problemen kommen, die sie geschildert haben. Ich kenne Patienten, die Geruchshalluzinationen hatten, obwohl sie gar nicht riechen konnten.

Priv.-Doz. Dr. T. A. Moesler

Meine Patienten hatten keine Geruchshalluzinationen. Sie haben den vermeintlichen Geruch ebenso wenig wahrgenommen wie ich. Sie waren aber davon überzeugt, daß andere Menschen ihn riechen.

N. N.

Ich spreche das deswegen an, weil die neurologische Abgrenzung ein schwieriges differentialdiagnostisches Problem ist, ähnlich wie beim Phantomschmerz.

Priv.-Doz. Dr. T. A. Moesler

Wir stellen alle unsere Patienten zur neurophysiologischen Abklärung vor. Was sich beim derzeitigen Stand ausschließen läßt, hatten wir ausgeschlossen.

Prof. Dr. W. Blankenburg

Wieweit haben Sie Erfahrungen mit der Verordnung paradoxer Intentionen, in dem Sinne also, daß man dem Patienten den Auftrag gibt, die Luft etwa zu verpesten, so stark er gerade es vermag? Ich habe wiederholt bei Patienten mit Eigengeruchsphobien erstaunliche Besserungen damit gesehen. Darunter war ein Patient, der 2 Jahre lang als Schizophrener behandelt wurde. Dieser Patient wurde bei einem überwiegend verhaltenstherapeutischen Konzept nicht nur gebessert, sondern offenbar dauerhaft geheilt, wovon ich mich katamnestisch etwa 10 Jahre lang überzeugen konnte.

Priv.-Doz. Dr. T. A. Moesler

Ich selbst habe nicht viel Erfahrung mit paradoxer Intention. Aber dem zuletzt beschriebenen jungen Mädchen sagte jemand in einer Gruppenleitung: „Du stinkst wirklich ganz entsetzlich. Ich halte es kaum aus, ich bekomme Asthma." Das führte zu einer totalen Instabilisierung des Eigengeruchswahns bei diesem Mädchen. Das geht vielleicht in diese Richtung.

Dr. S. Haas

Ich habe Schwierigkeiten, die von Ihnen vorgetragenen Fälle als Wahn aufzufassen. Sind das nicht doch mehr Phobien? Unsere Patienten mit Eigengeruchswahn waren ganz anders als Ihre, viel älter, endogen depressiv, mit eindeutig wahnhaften Erlebnissen. Wir haben damals den Begriff „Eigengeruchshalluzinose" vorgezogen. Glauben Sie im übrigen wirklich, daß Wahn so therapierbar ist? Schließt der Erfolg dieser Behandlung einen Wahn nicht geradezu aus?

Priv.-Doz. Dr. T. A. Moesler

Nein, das glaube ich nicht. Auch die Erfahrungen sprechen dagegen.

Prof. Dr. G. Huber

Wieviele Ihrer Patienten sind im Laufe der Zeit in ein eindeutiges idiopathisches Psychosyndrom, eine affektive oder schizophrene Psychose, übergegangen?

Es ist nicht richtig, daß monosymptomatische Zustandsbilder die Diagnose eines idiopathischen Psychosyndroms ausschließen. Wir sehen sehr viele monosymptomatische Syndrome, gerade in den Initialstadien. Es gibt Formes frustes, es gibt abortive Erkrankungen auch bei den sogenannten idiopathischen Psychosen und Psychosyndromen. Bei wievielen der von Ihnen geschilderten Patienten handelt es sich tatsächlich um Prodromalstadien eines idiopathischen Psychosyndroms?

Priv.-Doz. Dr. T. A. Moesler

Von den 12 Patienten war es kein einziger. Wieviele Patienten mit Eigengeruchswahn ohne Halluzinose, die also selbst nichts gerochen haben, haben Sie denn ungefähr gesehen?

Prof. Dr. G. Huber

Höchstens 20 in rund 40 Jahren, also ziemlich selten. Und wenn, dann haben wir die meisten nicht als Neurosen, sondern als Psychosen aufgefaßt. Aber Sie haben vielleicht andere Patienten.

Prof. Dr. W. Kaschka

Vielleicht sind wir auch nur zurückhaltender in der Diagnosestellung.

9 Das AIDS-Angstsyndrom

M. ERMANN und B. WALDVOGEL

Die anhaltende irrationale Angst, mit HIV infiziert zu werden oder es bereits zu sein, ist das Leitsymptom eines neuen klinischen Syndroms, über das Prof. Ermann, München, berichtete. Die Krankheitssangst geht mit hypochondrischen Selbstbeobachtungen einher, die diese rückwirkend noch verstärken. Bei der AIDS-Angstneurose wird die Krankheitsphantasie meist von erotischen Erlebnissen oder auch nur der Gelegenheit dazu ausgelöst; der Kranke stellt sich vor, dafür mit einer AIDS-Erkrankung bestraft zu werden. Die Bedrohung durch AIDS wird so zum Stellvertreter innerer Tabus. So sehr die Angst auch belastet, so sehr entlastet sie andererseits auch das schlechte Gewissen. Bei den ausgeprägteren AIDS-Angstneurosen bestehen im Hintergrund meist latente ungelöste, Partnerschafts- und Sexualkonflikte, ohne daß es sich jedoch um neurotische Sexualprobleme im engeren Sinne handelt. Die Symptomatik klingt dementsprechend meist ab, wenn der Konflikt verstanden wird und sich in der Partnerschaft Änderungen ergeben.

Die anhaltende irrationale Angst, mit dem HI-Virus infiziert zu werden oder bereits infiziert zu sein, ist das Leitsymptom einer neuen Krankheit. Für diese Krankheit – oder besser: für dieses Syndrom – gibt es noch keinen verbindlichen Namen. Oft wird von AIDS-Phobie (Ermann 1988; Hirsch 1989; Jacob et al. 1987; Jäger 1989) gesprochen in Anlehnung an andere Krankheitsängste. So spricht man auch von Herzphobie, Karzinophobie oder Luesphobie. Diese Verfremdung des Phobiebegriffs ist aber irreführend, meint er doch, daß der Phobiker das bezeichnete Objekt meidet. Manche Autoren betonen diese Verfremdung, setzen den Begriff AIDS-Phobie in Anführungszeichen (Naber u. Waldvogel 1991) oder sprechen von sog. „AIDS-Phobie" (Naber u. Schnitzer 1990). Andere sprechen einfach von AIDS-Angst oder auch von Pseudo-AIDS (Segal 1988). Auch finden sich die Begriffe AIDS-Panik (z. B. Segal 1988; Windgassen u. Soni 1988) und AIDS-Paranoia (Alroe 1988); genauso gut könnte man von AIDS-Hypochondrie sprechen. Wir bevorzugen neuerdings die Bezeichnung AIDS-Angstsyndrom. Wir machen damit deutlich, daß die irrationale Angst vor AIDS und die unbegründete Befürchtung, sich mit HIV infiziert zu haben, bei sehr unterschiedlich strukturierten psychischen Störungen vorkommen kann und die Phänomenologie allein nur ein erster Zugang zum Verständnis ist.

9.1 Das Phänomen

Anhaltende irrationale Angst vor AIDS steht in keinem angemessenen Verhältnis zu einem realen Anlaß. Häufig läßt sich nicht einmal ein tatsächliches Risikoverhalten

Tropon-Symposium, Bd. VII
Paranoide Störungen
Hrsg. W.P. Kaschka und E. Lungershausen
© Springer-Verlag Berlin Heidelberg 1992

erkennen. Viele Patienten haben ziemlich bizarre Ansteckungsphantasien. Aber auch hinter einer zunächst realistisch und angemessen erscheinenden Befürchtung kann sich eine irrationale Angst verbergen, die deutlicher wird, wenn die Angstvorstellung auch durch ein negatives Testergebnis nicht wesentlich vermindert werden kann.

Die Krankheitsangst bedeutet für die Betroffenen eine erhebliche Belästigung und Beeinträchtigung. Sie geht mit hypochondrischen Selbstbeobachtungen einher, die rückwirkend die Krankheitsangst noch verstärken. Schon länger bestehende alltägliche Beeinträchtigungen erscheinen plötzlich bedrohlich. Auch die psychovegetativen Begleitsymptome der Angst erscheinen den Patienten als sichere Symptome einer HIV-Infektion. Tatsächlich ähnelt die Symptomatik der akuten HIV-Krankheit ja den psychovegetativen Störungen. Schlafstörung, Nachtschweiß, Müdigkeit, Erschöpfung usw. können sowohl durch Angsterkrankungen wie durch eine HIV-Infektion verursacht sein.

Das Denken der AIDS-Phobiker ist häufig durch zunehmende Einengung und zwanghaftes Grübeln über die vermeintlichen Anlässe und Folgen einer Infektion bestimmt. Sie erleben Schuldgefühle und Selbstvorwürfe, die sich auf den vermeintlichen Infektionsanlaß beziehen. Aber auch die Befürchtung, Kontaktpersonen wie die eigenen Angehörigen anstecken zu können, erfüllt sie mit Ängsten und Schuldgefühlen.

Eindrücklich und ähnlich wie bei anderen Krankheitsängsten ist das Krankheitsverhalten: AIDS-Phobiker neigen dazu, den Arzt zu wechseln, wenn sie sich in ihrer Krankheitsangst nicht akzeptiert fühlen. Sie drängen auf HIV-Antikörpertests, ohne daß die Mitteilung eines negativen Testergebnisses die Krankheitsangst anhaltend verringern könnte.

Genauer betrachtet lassen sich beim AIDS-Angstsyndrom 2 verschiedene Angstformen unterscheiden (Hirsch 1989):
- die Angst, sich mit HIV zu infizieren, als *phobische Angst* mit typischem Vermeidungsverhalten und
- die Angst, sich mit HIV angesteckt zu haben oder bereits an AIDS erkrankt zu sein, also eine *hypochondrische* Angst.

9.2 Ätiologie und Auftreten

Ätiologisch sind die phobischen bzw. hypochondrischen AIDS-Ängste unspezifisch. Das Spektrum der Störungen, in deren Rahmen sie als Symptom auftreten können, reicht von Belastungsreaktionen über neurotische Erkrankungen bis zu schweren Persönlichkeitsstörungen und Psychosen. Bei schweren Persönlichkeitsstörungen sind die irrationalen AIDS-Ängste häufig nur ein vorübergehendes, relativ beliebiges Symptom im Rahmen einer stark fluktuierenden Symptomatik, während sie bei narzißtischen und neurotischen Persönlichkeiten zeitlich länger überdauernde Symptome darstellen. Als Belastungsreaktionen traten AIDS-Ängste vor allem in den ersten Jahren der Epidemie auf, als reißerisch aufgemachte Berichte in den Medien Phantasien über AIDS schürten und mit Schuldgefühlen über geheimgehaltene sexuelle Eskapaden kumulierten.

Bei Psychosen von AIDS-Phobie zu sprechen erscheint besonders problematisch, impliziert der Phobiebegriff doch eine neurotische Ätiologie mit der Möglichkeit, die Symptomatik auf äußere Auslöser und eine subjektive Funktion im Dienste der Konfliktabwehr zurückzuführen. Auch steht die psychotische AIDS-Angst der wahnhaften

Überzeugung sehr nahe oder geht unmittelbar in diese über, infiziert zu sein (Naber u. Hippius 1988). Solche Ängste sind bei vielen psychotischen Syndromen beschrieben worden (Übersicht bei Naber u. Schnitzer 1990): bei „Major" Depression, atypischen Psychosen, psychogenen Psychosen, schizoaffektiven Psychosen, endogener bzw. wahnhafter Depression, Zyklothymie, paranoider Schizophrenie u.a.

AIDS-Angstsyndrome sind zeitlich parallel mit der Ausbreitung der AIDS-Epidemie in unseren Breiten aufgetreten. In den ersten Jahren des Erscheinens waren sie großenteils, wenn nicht gar überwiegend, akute Konfliktreaktionen oder einfachere Neurosen. Hat sich über die Jahre eine gewisse Verschiebung der Häufigkeitsballung von städtischen zu ländlichen Regionen hin beobachten lassen, so zeigte sich danach eine Verschiebung zu schwereren Störungen an. Nach unserem Eindruck treten AIDS-Ängste heute immer seltener im Rahmen von Konfliktreaktionen oder Neurosen auf. Das hat dazu geführt, daß wir in unserer psychotherapeutisch-psychosomatischen Ambulanz nach den ersten Fällen 1986 und einem Häufigkeitsgipfel 1988/89 jetzt nur noch selten Patienten mit AIDS-Angst sehen, und wenn, dann überwiegend als Symptome von Borderlinestörungen.

Die Differenzierung zwischen reaktiver, neurotischer und psychotischer AIDS-Angst stellt in der Regel keine besondere Schwierigkeit dar. Der aktuelle Anlaß bei fehlender neurotischer Disposition ist bei der Konfliktreaktion für die Diagnose wegweisend, die hinter einem Auslösekonflikt sichtbar werdende spezifische neurotische Dynamik bei den Neurosen. Die Abgrenzung reaktiver Angst bzw. Befürchtung vom Wahn ist – einmal ganz abgesehen von den Unterschieden der Gesamtgestalt der Grundkrankheiten – meistens nicht schwierig: Maßgeblich ist bei Konfliktreaktion, Neurose und Persönlichkeitsstörung das Fremdheitserleben der Symptomatik, die Möglichkeit, sich von der *Befürchtung zu distanzieren, während im Wahn die Überzeugung* vorherrscht.

9.3. Kasuistik zur Dynamik der AIDS-Angst

Eine junge Frau meldete sich telefonisch in einer AIDS-Beratungsstelle. Sie habe sich in einer öffentlichen Toilette auf einen nassen Toilettenring gesetzt. Nun fürchte sie, sich über den Urin eines fremden Menschen mit AIDS infiziert zu haben. Da sie kurz vor der Entbindung stehe, wolle sie unbedingt einen HIV-Test machen lassen.

Die Beraterin, eine Ärztin, beruhigte sie, daß ihre Befürchtungen nach aller Erfahrung unbegründet seien. Als sie sich dann nach den näheren Umständen erkundigt, erfährt sie, daß die Anruferin ledig ist, in einer ungeklärten Beziehung zum Kindsvater steht und der Schwangerschaft sehr zwiespältig gegenübersteht. Sie macht sich Vorwürfe, daß sie noch im hochschwangeren Zustand auf Parties gegangen sei und geflirtet habe. Damit setzt sie sich auch heftiger Kritik ihrer Mutter aus. - Es folgt eine längere Aussprache am Telefon, in der die Beraterin ihr Verständnis vermittelt, daß die AIDS-Ängste mit den Sorgen und dem verständlichen Zwiespalt gegenüber Mann und Mutter zusammenhängen. Sie ermutigt die Klientin, zunächst einmal die Geburt abzuwarten, und bietet auch ein persönliches Gespräch an. Das entlastet die Anruferin spürbar. Ein HIV-Test erübrigt sich jetzt für sie. Die persönliche Beratung will sie erst nach der Entbindung in Anspruch nehmen.

Eine Woche später ruft die Klientin aus der Wöchnerinnenstation aufgeregt wieder an: Sie habe wenige Tage zuvor entbunden und jetzt mehr denn je große Angst, mit HIV infiziert zu sein. Die Entbindung mußte durch einen Kaiserschnitt eingeleitet werden, weil die kindlichen Herztöne immer schlechter wurden. Dem Kind hatte sich mehrfach die Nabelschnur um den Hals gewickelt. Zudem hatte es bereits Mekonium aspiriert.

Eine Woche später erscheint sie zum Gespräch in der Beratungsstelle. Nachdem die Beraterin sie davon zu überzeugen versucht, daß ein Test weiterhin nicht indiziert sei, setzt die Patientin die

Beraterin damit unter Druck, daß sie sich woanders testen lassen würde. Widerwillig nimmt ihr daraufhin die Beraterin Blut ab.

Zwei Tage später ruft die Klientin in panischer Verzweiflung in der Beratungsstelle an: Nach der Blutentnahme habe sie Angst bekommen, daß die Ärztin sie dabei infiziert habe. Als sie die Ärztin bei der Blutabnahme beobachtet hätte, hätte sie plötzlich gedacht, daß die Ärztin eine Mörderin sei. Sie sagt, daß sie über diese Vorstellung selbst erschrocken und verwundert sei, weil sie die Ärztin eigentlich sehr sympathisch fände. – Die Klientin läßt sich am Telefon beruhigen und erscheint wenige Tage später wieder in der Beratungsstelle, um ihr Testergebnis zu erfahren. Bei dieser Gelegenheit kann die Beraterin nun ihre Konflikte um die Schwangerschaft bzw. das nun neugeborene Kind ausführlicher mit ihr besprechen. Es ist das zweite Kind der 28jährigen Frau. Es ist kein Wunschkind, wie auch ihr erstes, welches jetzt 10 Jahre alt ist. Sie muß jetzt wegen der Kinder ihre Arbeit aufgeben, die sie vor einigen Jahren aufgenommen hat und an der sie hängt, muß sich um die Kinder kümmern und fürchtet, dann ganz von ihrem Partner abhängig zu werden. Nun muß sie ihrer Mutter recht geben, sagt sie, die sie ohnehin stets mit Kritik überhäuft habe und prophezeit habe, daß aus ihr ja sowieso nichts werde. Schließlich: Sie fühle sich mit den zwei Kindern als Mutter völlig überfordert.

Dieses Beispiel macht deutlich, wie im Zusammenhang mit aktuellen Konflikten AIDS-Ängste auftreten können, die zunächst durch einen verständnisvoll-unterstützenden Umgang mit der schwierigen Situation der Klientin gemildert werden können. Die AIDS-Angst bringt hier Schuldgefühle über die eigene bewußt erlebte Ambivalenz zum Ausdruck. Als es dann aber durch die komplizierte Geburt zur tatsächlichen Bedrohung des Kindes kommt, bricht die Angst wieder auf. Jetzt wird deutlich, wie zerstörerische Impulse sogar der beratenden Ärztin zugeschrieben werden. Wie der weitere, hier nicht geschilderte Verlauf zeigte, war es zur definitiven neurotischen Dekompensation gekommen, die eine gezielte psychotherapeutische Hilfe erforderlich machte.

9.4 Die AIDS-Angstneurose

Dieses Beispiel gibt uns Gelegenheit, ausführlicher auf die Psychodynamik der *neurotischen* AIDS-Angstsyndrome einzugehen, die wir kurz als AIDS-Angstneurose bezeichnen. Sie gleicht der Psychodynamik aller anderen neurotischen Krankheitsängste (Herzphobie, Karzinophobie, Luesphobie usw.): Sie hat nur soviel mit der befürchteten Krankheit zu tun, wie diese sich dafür eignet, an die Stelle innerpsychischer Konflikte und Ängste zu treten und diese durch Verschiebung zu ersetzen. Anders gesagt: Die Krankheitsvorstellung wird zum Projektionsschirm bedrohlich erlebter Phantasien; die befürchtete „äußere" Bedrohung durch die Krankheit – äußere im Sinne von extrapsychisch – steht für eine Bedrohung durch innerseelische Prozesse.

Da nun aber die HIV-Infektion, jedenfalls im öffentlichen Bewußtsein, sehr eng mit den Themen Sexualität und speziell Homosexualität verknüpft ist, stellt sich die Frage nach der Bedeutung der Sexualität in der Ätiopathogenese der AIDS-Angstneurose. Tatsächlich handelt es sich häufig um Bedrohungen, die im Bereich des Sexuellen erlebt werden. Auslösende Situationen für eine AIDS-Phobie sind dementsprechend auch erotische Erlebnisse und – meistens flüchtige – heimliche sexuelle Kontakte, in deren Folge der Betreffende sich intensive Selbstvorwürfe macht. Die Vorstellung, dafür mit einer AIDS-Erkrankung büßen zu müssen, stellt eine phantasierte Selbstbestrafung dar. So sehr diese Angst auch belastet, so sehr entlastet sie doch das schlechte Gewissen. Diese Sicht reicht oft schon aus, die Dynamik der Patienten zu verstehen und zu bearbeiten, die unter AIDS-Angst als Konfliktreaktion leiden. Die erste Episode der vorherigen Fallvignette ist dafür ein Beispiel. Die Symptomatik klingt ab, wenn die aktuellen Konflikte verstanden worden sind und Änderungen in der Partnerschaft entstehen.

Bei den ausgeprägten AIDS-Angstneurosen, das zeigt der weitere Verlauf des Fallbeispiels, sind die Verhältnisse aber komplizierter: Meistens bestehen bei diesen Patienten im Hintergrund latente Partnerschafts- oder Sexualkonflikte, die zwar bis dahin einigermaßen kompensiert, aber nicht gelöst werden konnten. Aktuelle Auslöser, etwa in Form sporadischer Sexualkontakte außerhalb der Partnerschaft oder auch nur Versuchungen dazu, die unterdrückt werden, verschärfen die innere Konfliktwahrnehmung und setzen verstärkt Abwehrprozesse in Gang, schließlich in Gestalt der Außenprojektion der Gefahr. Das Symptom, die Bedrohung durch AIDS, wird zum Stellvertreter innerer Tabus. Ist diese Dynamik erst einmal in Gang, so wirkt die Selbstbestrafung als Stabilisator. Das Drängen nach immer neuen Tests bringt die Überzeugung zum Ausdruck, daß es keine Gefahr, keinen tabuisierten Impuls, keine Wahrnehmung einer Versuchung im Inneren gibt, sondern nur Gefahren von außen. Damit wird die neurotische Überzeugung inszeniert, daß es noch leichter wäre, die Bedrohung des Lebens durch Infektionen von außen zu ertragen, als die Bedrohung durch das scheinbar Böse im eigenen Wesen.

Solche Konflikte lassen für den tiefenpsychologisch orientierten Untersucher leicht die Erwartung entstehen, als handele es sich wegen der typischen und häufigen Verwobenheit des Sexualthemas in die Dynamik der Auslösesituation regelhaft um neurotische Sexualprobleme im engeren Sinne. Diese Erwartung aber ist falsch. Tiefenpsychologische Untersuchungen zeigen vielmehr, daß das Sexualthema der Dynamik nur die besondere Brisanz verleiht, die das Faß gleichsam zum Überlaufen bringt. Der dynamisch wesentliche Hintergrund ist aber viel häufiger eine äußerst ambivalente unbewußte Problematik der Verselbständigung: Ein Gegeneinander von Trennungs- und Bindungswunsch, von Bindungs- und Trennungsangst. Beispiele für solche Schwellenkonflikte sind Eheschließung und Schwangerschaft, Haus- oder Wohnungskauf, Studienbeginn, Prüfungen, Beförderungen oder andere partnerschaftliche und berufliche Festlegungen. Diese Ambivalenz hat lebensgeschichtliche Wurzeln und steht im Zusammenhang mit der Erfahrung, aus Beziehungen nicht ohne Schaden für sich selbst und andere heraustreten zu können und die nächste Stufe des Lebens erklimmen zu können (Ermann 1986; Hirsch 1988). Der Wunsch nach Selbständigkeit wird bei dieser Dynamik als Zerstörung des anderen und Verlust der eigenen Sicherheit phantasiert. Auf diese Weise entstehen neurotische Bindungen, die am Ende wie ein selbstgewähltes Gefängnis erlebt und mehr und mehr mit Haß erfüllt werden.

In der geschilderten Fallgeschichte war ein solcher Autonomiekonflikt nicht nur in der Beziehung zu dem Kind, sondern auch zu Partner und Mutter gegeben. Die Patientin mußte ihre Ablehnung der Schwangerschaft und des Kindes auch deshalb unterdrücken, weil diese auch in Trennungsimpulsen gegenüber dem Partner und der Mutter wurzelte.

9.5 Behandlung

Die Behandlung der AIDS-Angst unterscheidet sich nicht von der anderer Krankheitsbefürchtungen. Vorrangig ist die Vermeidung iatrogener Fixierungen durch unbegründet wiederholte HIV-Tests und die zügige Zuweisung zur psychiatrischen und psychotherapeutischen Diagnostik. Die Psychotherapieindikation richtet sich nach der Persönlichkeit der Betroffenen. Konfliktreaktionen lassen sich durch Klärung und Erörterung des Auslösekonflikts meistens in der Beratung oder in der stützenden und tiefenpsychologischen Psychotherapie ausreichend behandeln. Bei der AIDS-Angstneurose besteht eine gut vertretbare Indikation zur analytischen Psychotherapie, wenn ein akuter Krankheitsbeginn einen hohen untergründigen Leidens- und Konfliktdruck anzeigt. Chronische Verläufe mit Angstbindungen an wechselnde Formen von Krankheitsphantasien und äußere Objekte sind prognostisch dagegen nicht ermutigend. Maßgeblich ist aber die vermutliche Flexibilität und Entwicklungsfähigkeit des Patienten. Oft werden paar- und familientherapeutische Interventionen erforderlich, um die gemeinsame Verklammerung zur Abwehr von Schwellenkonflikten zu mäßigen und einer wie auch immer gearteten individuellen Behandlung überhaupt eine Chance zu geben. In diesem Sinne können auch verhaltenstherapeutische Interventionen hilfreich sein, die konstruktive Umgangsformen im Kontakt mit dem sozialen Umfeld üben. Schließlich ist im Einzelfall auch zu erwägen, ob Psychopharmaka, in der Regel Tranquilizer, hilfreich sind, um zunächst eine Beruhigung und ein Vertrauensverhältnis zum Behandler zu schaffen, das dann zur Einleitung einer gezielten Psychotherapie genutzt werden kann.

Literatur

Ermann M (1988) AIDS-Phobie. Münch Med Wochenschr 130:12–14
Hirsch M (1988) AIDS-Phobie – Das Krankheitsbild in der psychiatrisch-psychoanalytischen Praxis. In: Jäger H (Hrsg) S 39–43
Hirsch M (1989) AIDS-Phobie – ein neues Krankheitsbild? ZFA: AIDS-Brief 2/1989, S 7–10
Jacob KS, John JK, Verghese A, John TJ (1987) AIDS-Phobia. Br J Psychiatry 150:412
Jäger H (1988) AIDS-Phobie. Thieme, Stuttgart New York
König K (1981) Angst und Persönlichkeit. Vandenhoeck & Ruprecht, Göttingen
Naber D, Hippius H (1988) AIDS-Phobiker in stationärer psychiatrischer Behandlung. In: Jäger H (Hrsg) 53–59
Naber D, Schnitzer M (1990) Die sogenannte AIDS-Phobie. Nervenarzt 61:536–540
Naber D, Waldvogel B (1991) Die „AIDS-PHOBIE". In: Möller A A, Backmund H (Hrsg) HIV-Infektion und Nervensystem. Thieme, Stuttgart New York S 186–189
Segal M (1988) Pseudo-AIDS, AIDS-panic, or AIDS-phobia. Br J Psychiatry 152:424–425
Windgassen E, Soni SD (1987) AIDS panic. Br J Psychiatry 151:126–127

Diskussion zu Vortrag 9

Doz. Dr. M. Musalek

Mir ist die Unterscheidung zwischen AIDS-Phobie und AIDS-Wahn nicht ganz klargeworden. Sie haben zunächst von einem AIDS-Angstsyndrom gesprochen, dann eine AIDS-Angstneurose postuliert, aber gleichzeitig auch immer wieder von wahnhaften Phänomenen berichtet, wonach die Patienten davon überzeugt sind, an AIDS erkrankt zu sein. Wenn diese Überzeugung nicht korrigierbar ist, so erfüllt sie letztlich die Definition eines AIDS-Wahnes.

Mich wundert, daß es anscheinend so viele AIDS-Wahnkranke gibt, die vor dieser Erkrankung Angst haben, was doch sehr atypisch ist. Die meisten Patienten mit hypochondrischem Wahn haben nämlich überhaupt keine Angst vor AIDS. Sie sind vielmehr einfach überzeugt, daran erkrankt zu sein und wollen auch ihre Umgebung davon überzeugen. Ihre Ängste beziehen sich eher darauf, daß die Umgebung ihnen keinen Glauben schenkt.

Prof. Dr. M. Ermann

Sie haben die Antwort im Grunde selbst schon gegeben. Es ist eben keine unverrückbare Überzeugung, sondern ein ständig in Frage gestellter Zustand zwischen Überzeugung und Angst, mit deutlicher Tendenz zur Angst, zur Befürchtung. Die Patienten sind nicht davon überzeugt, infiziert zu sein, sie befürchten es nur.

Doz. Dr. M. Musalek

Haben Sie auch Patienten gefunden, die davon überzeugt sind? Haben diese dann auch Ängste, oder zeigen sie eine ganz andere Psychodynamik?

Eine zweite Frage: Wie spezifisch sind die genannten Faktoren wie Sexualfaktoren oder auch sonstige Probleme in der Familie? Sie sehen ja wahrscheinlich auch viele Formen von Hypochondrie mit anderer Thematik. Wie schauen da die Vergleiche aus?

Prof. Dr. M. Ermann

Zur ersten Frage: Psychotische Patienten sehen wir sehr selten, es sei denn, sie sind so vordiagnostiziert und wir werden zur Frage der Psychotherapieindikation hinzugezogen. Das ist ein institutioneller Faktor. Wir hatten unter den rund 30 Patienten, die wir gesehen haben, 3 Psychotiker, die wir sofort an unsere psychiatrischen Kollegen weitergeleitet haben.

Die zweite Frage ist schwierig zu beantworten, weil sich das ändert. Es gab in der Bundesrepublik 1986/87 eine Pressekampagne im Zusammenhang mit HIV und AIDS. In dieser Zeit haben wir sehr viele Patienten gesehen, die diese Kampagne zum Anlaß nahmen, ihre bis dahin anders organisierten phobischen Ängste in diese Richtung zu lenken. Bei diesen Patienten haben wir immer wieder als Begründung diesen Auslöse-punkt Sexualität gefunden.

Bei den Patienten, die wir jetzt sehen, ist das anders. Das liegt sicher auch daran, daß sich der Infektionsmodus geändert hat. Die Drogenabhängigkeit spielt heute eine viel größere Rolle. Meist betreffen die Infektionsphantasien das Medizinalsystem, also die Überzeugung, sich irgendwie beim Arzt infiziert zu haben.

Der Auslöser ist aber nur die Spitze eines Eisbergs und darunter liegt eine relativ ähnliche Art der Objektbeziehung, also der Phantasien und Struktur der Erlebnisverin-nerlichungen. Bei dieser geht es in der Tat fast immer um die Ambivalenz Verselbstän-digung-Bindung-Trennung. Diese Dynamik greift auch auf andere Krankheitsängste über und scheint für Angstneurosen überhaupt sehr typisch zu sein. Auch darüber haben wir Untersuchungen angestellt. Also nicht nur krankheitsorientierte Ängste, sondern auch objektbezogene Phobien scheinen sehr häufig, überzufällig häufig, diese Konstel-lation aufzuweisen.

10 Langzeitverläufe von Wahnerkrankungen

N. Retterstøl und S. Opjordsmoen

In seinem Vortrag präsentierte N. Retterstøl, Oslo, die Ergebnisse einer norwegischen Langzeitstudie, in der Verlauf und Status von paranoiden Psychosen untersucht wurden. Die durchschnittliche Beobachtungsdauer der Patienten lag bei 30 Jahren. Die teils prospektiv, teils retrospektiv angelegte Studie umfaßte insgesamt 334 Patienten. Es zeigte sich dabei, daß bei den reaktiven Psychosen der Status sehr günstig ist, während er bei der Schizophrenie als eher ungünstig zu berurteilen ist. Außerdem erwies sich, daß die jeweiligen Entlassungsdiagnosen entscheidenden prädikativen Wert für Verlauf und Status der Nachuntersuchungen hatten, die beide vorwiegend von der jeweiligen diagnostischen Kategorie, nicht aber von der Art der Wahnvorstellungen abhingen.

10.1 Einleitung

Es ist nicht beabsichtigt, in dieser kurzen Darstellung eine ausführliche Übersicht über die Literatur zum Thema „Langzeitverlauf der Wahnerkrankungen" zu geben, da einschlägige Monographien schon vorliegen: zwei von Retterstøl (1966, 1970), die ältere Studien abhandeln (bis 1970) – und eine von Opjordsmoen (1989), die einen Überblick über die neuere und neueste Untersuchungen gibt.

Im folgenden sollen die Ergebnisse von Nachuntersuchungen skizziert werden, die im Schnitt 30 Jahre, fast ein Menschenalter, in Anspruch genommen haben, und die sowohl dem Verlauf als auch dem Status der paranoiden Psychosen nachgehen; 22 – 39 Jahre lang konnten die Patienten und die Entwicklung ihrer Erkrankungen verfolgt werden.

Als Wahnerkrankungen („delusional disorders") wurden jene Psychosen definiert, die bei sonst klarem Bewußtsein mit vorherrschenden Wahnvorstellungen einhergehen. Rein affektive, den manisch-depressiven Psychosen diagnostisch zugeordnete Leiden sowie Verwirrtheitszustände wurden in diesem Zusammenhang nicht in betracht gezogen.

Unter Wahn versteht man eine objektiv falsche, ungereimte, aus krankhafter Ursache entstandene Überzeugung, der von dem Patienten absoluter Wahrheitswert zugeschrieben wird und die er trotz vernünftiger, logischer Gegengründe aufrechterhält.

10.2 Material und Methode

Sämtliche Patienten, die innerhalb eines der angegebenen Zeiträume mit einer der vorhin erwähnten Definition entsprechenden Wahnerkrankung erstmals in die Psychia-

Tropon-Symposium, Bd. VII
Paranoide Störungen
Hrsg. W.P. Kaschka und E. Lungershausen
© Springer-Verlag Berlin Heidelberg 1992

trische Klinik der Universität Oslo eingewiesen wurden, konnten in unseren Untersuchungen erfaßt werden. Die Langzeitgruppe umfaßt die erstmals 1946–48 eingewiesenen Patienten, die Kurzzeitgruppe die erstmals 1958–61 Eingewiesenen. Die an Wahnerkrankungen leidenden Patienten stellten innerhalb der 1. Periode 12,5%, in der 2.
Periode 11,8% sämtlicher in die Klinik aufgenommenen Kranken. Die Klinik nahm
Patienten aus ganz Norwegen auf, die jeweilige Verweildauer war jedoch recht kurz –
ein paar Tage bis maximal 3–4 Monate. Insgesamt erfaßte die Studie 334 Patienten, 159
aus der Langzeit-, 175 aus der Kurzzeitgruppe. Letztere wurden während ihres Klinik-
aufenthalts alle von Prof. Retterstøl einem der beiden Verfasser der Studie, untersucht,
der darüber hinaus auch persönliche Gespräche mit jedem einzelnen führte. Hier war
die Forschungsarbeit prospektiv ausgerichtet. Bei den Patienten der Langzeitgruppe
konnte man auf die damals noch sehr sorgfältig ausgearbeiteten Krankenberichte zu-
rückgreifen, das Forschungsmodell war somit ein retrospektives.

Die Diagnosen sämtlicher Patienten waren systematisch erstellt worden – entsprechend der damals in Skandinavien gebräuchlichen diagnostischen Methode. Professor
Gabriel Langfeldt war während der beiden aktuellen Perioden Chefarzt der Klinik und
folglich in der Lage, die Diagnostik entscheidend zu beeinflussen, die als einheitlich und
sicherlich repräsentativ für die damalige skandinavische Psychiatrie anzusehen war.

Die erste persönliche Nachuntersuchung der Patienten durch Prof. Retterstøl fand
in den Jahren 1963–64 statt. 28 Personen waren im Laufe der vergangenen 2–18 Jahre
gestorben, 5 Personen lehnten die Nachuntersuchung ab. Von den 306 noch lebenden
Patienten wurden 301 (98,4%) persönlich von dem Arzt aufgesucht und zwar die
meisten an ihrem Wohnort in vertrauter Umgebung – in den verschiedenen Gegenden
des dünn besiedelten Norwegen. Vertrauliche, von einer bis zu vielen Stunden dauernde
Gespräche kamen mit jedem einzelnen Patienten zustande, in der Regel konnten darüber hinaus sowohl die Familienangehörigen als auch der behandelnde Arzt befragt
werden.

Zu den der Kurzzeitgruppe angehörenden Patienten wurde 3 Jahre später (1967)
wiederholt Kontakt hergestellt und zwar in der Form neuer persönlicher Gespräche.
Sämtliche von dieser ersten Forschungsarbeit erfaßten Patienten standen also 5–18
Jahre lang unter Nachbeobachtung. Alle Daten, Krankenberichte und Lochkarten wurden gespeichert – im Hinblick auf weitere elektronische Datenverarbeitung.

In den Jahren 1983–85 erfolgte erneut eine persönlich vorgenommene Nachuntersuchung an den Patienten, diesmal von Prof. Opjordsmoen durchgeführt. Die Beobachtungszeit, praktisch eine lebenslange, hatte somit 22–39 Jahre in Anspruch genommen:
im Schnitt 30 Jahre. Bei dieser letzten Nachuntersuchung waren 211 von den 334
Patienten noch am Leben. 180 (85,3%) konnten, meist am Wohnort und in vertrauter
Umgebung, persönlich vom Arzt nachuntersucht werden. Für 15 Personen (7,1%)
waren gute ausführliche Informationen von den Patienten selbst oder der Familie in
anderer Weise gegeben. Es gelang somit über insgesamt 92,4% der Patienten ausrei-
chende Informationen einzuholen.

Jetzt wurden sämtliche Patienten noch nach DSM-III (American Psychiatric Asso-
ciation 1980) klassifiziert – als Ergänzung der vorausgehenden Gruppenzuordnung an
Hand des skandinavischen Diagnostiksystems aus den 60er Jahren. Bei den letzten
Nachuntersuchungen wurden die Gespräche zwischen Arzt und Patient nach dem
Modell „Schedule for Affective Disorders and Schizophrenia, life-time version"
(SADS-L) (Endicott u. Spitzer 1979) geführt.

Insgesamt wurden – im Zusammengang mit den Nachuntersuchungen – kreuz und quer durch Norwegen 30 000 km zurückgelegt!

10.3 Resultate

Die Entlassungsdiagnose nach dem damaligen skandinavischen System geht aus Tabelle 1 hervor.

Tabelle 1. Entlassungsdiagnose

Reaktive Psychose	Schizophrenieforme Psychose	Schizophrenie	Andere Diagnosen	Gesamt
163	76	52	10	301

An Hand des DSM-III-Systems ergaben sich Diagnosen, wie in Abb. 1 dargestellt.

Abb. 1. Entlassungsdiagnosen nach DSM-III

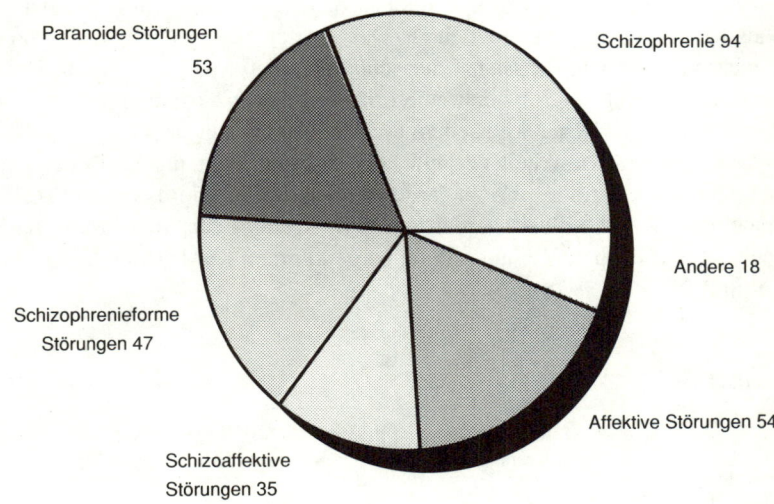

Die als schizophren diagnostizierte Gruppe ist die größte, ungefähr gleich groß sind die als affektiv, paranoid und schizophreniform eingestuften Gruppen, es folgen die als schizoaffektiv bezeichneten Gruppen.

Der Status bei der ersten Nachuntersuchung – nach der skandinavischen Entlassungsdiagnose – geht aus den Tabellen 2 und 3 hervor, die den klinischen, beziehungsweise den sozialen Status zeigen.

Tabelle 2. Geheilt bei der Nachuntersuchung, keine psychotischen Symptome in bezug auf die Entlassungsdiagnose

Psychose bei der Entlassung	Geheilte [%]	Basis
Reaktive Psychose	(81)	163
Schizophrenieform	(61)	76
Schizophrenie	(23)	52
Andere Diagnosen	(50)	10
Gesamt	(65)	301

Tabelle 3. Sozialer Status in bezug auf die Entlassungsdiagnose

	Den eigenen Unterhalt bestreitende [%]	Basis
Reaktive Psychose	(79)	163
Schizophrenieform	(67)	76
Schizophrenie	(30)	52
Andere Diagnosen	(10)	50
Gesamt	62	30

Es ergibt sich folgendes Gefälle:

Bei den reaktiven Psychosen ist der Status sehr günstig, während er bei der Schizophrenie als wenig günstig zu beurteilen ist. Dazwischen liegt, jedoch annähernd dem Status der reaktiven ähnlich, der Status der schizophrenieformen Psychosen. Der von Langfeldt stammende Begriff „schizophrenieforme Psychosen" kommt hier zur Anwendung. Der Unterschied zwischen klinischem und sozialem Status ist wenig auffallend.

Wir werden uns die Krankheitsverläufe ansehen und zwar innerhalb der ganzen 22–39 Jahre dauernden Periode – bis zu der letzten von Prof. Opjordsmoen ausgeführte Nachuntersuchung. Anschließend werden wir dem Resultat der Auswertung nachgehen, die nach der McGlashan-Verlaufs-Skala vorgenommen wurde (McGlashan 1984), (Endicott u. Spitzer 1976, 1978).

Tabelle 4. Verlauf nach McGlashan's Course-Scale

	n	Unterbringung im Krankenhaus	Erwerbs-tätigkeit	Soziale Kontakte	Psycho-pathologie	Global
Schizophrenie	50	2,2	1,0	0,5	1,1	1,0
Schizphrenieforme Psychose	70	2,9	2,3	1,5	2,0	2,1
Reaktive Psychose	152	3,4	2,8	1,9	2,6	2,6

(Ungünstiger Verlauf: 0, günstiger Verlauf: 4)

Tabelle 4 zeigt, daß der Verlauf der reaktiven Psychosen, sämtliche Variablen mit einbezogen, günstiger ist, als der der Schizophrenie. Dazwischen liegen die schizophrenieformen Psychosen, deren Verlauf wieder eher dem der reaktiven Psychosen ähnelt.

Tabelle 5. Status nach Strauss-Carpenter's Outcome Scale

	n	Unterbringung im Krankenhaus	Erwerbs-tätigkeit	Soziale Kontakte	Psycho-pathologie	Global
Schizophrenie	40	2,2	0,6	0,6	1,2	1,3
Schizphrenieforme Psychose	52	3,5	1,6	1,4	1,8	2,1
Reaktive Psychose	92	3,6	2,2	1,8	2,6	2,7

(Strauss-Carpenter's Scale: schlechter Status: 0, bester: 4)

Der Status bei den letzten Nachuntersuchungen – nach Strauss-Carpenter's Outcome Scale (Strauss u. Carpenter 1972) – wird aus Tabelle 5 ersichtlich.

Da die GAS die umfassendste Auswertung ermöglicht, wurden die GAS-Ergebnisse bei Prof. Retterstøls letzter Nachuntersuchung (nach 5–18 Jahren) mit den entsprechenden Ergebnissen der Nachuntersuchung Prof. Opjordsmoens (nach 22–39 Jahren) verglichen. Die Resultate sind Tabelle 6 zu entnehmen.

Tabelle 6. GAS-Werte

	Nach den Auswertungen R's (5–18 Jahre)	Nach den Auswertungen O's (22–39 Jahre)
Schizophrenie	49,0	45,1
Schizophrenieforme Psychose	57,7	54,2
Reaktive Psychose	65,5	62,8

Aus der Tabelle ersieht man, daß die aufgetretenen Änderungen recht geringfügig sind: einer moderaten Verschlechterung entsprechende Änderungen in sämtlichen 3 diagnostischen Gruppen. Die Unterschiede zwischen den einzelnen Gruppen bleiben fast unverändert. Bezogen auf die Ergebnisse Prof. Retterstøls stellte Prof. Opjordsmoen fest, daß der Status von 57% der Patienten unverändert geblieben, während bei 14% eine Besserung und bei 29% eine Verschlimmerung eingetreten war. Anders gesagt: die Entlassungsdiagnose hatte entschiedenen prädiktiven Wert, sowohl was den Verlauf als auch was den Status bei der Nachuntersuchung betraf. Bei über 50% der Patienten waren nach 5–18 Jahren Verlauf und Status unverändert geblieben.

Was war nun – nach der Strauss-Carpenter-Skala – zu Verlauf und Status zu vermerken, und wie stand es um den Status – nach GAS – bei der letzten Nachuntersuchung, ausgewertet nach DSM-III (American Psychiatric Association 1980)? Die Antworten gehen aus Tabelle 7 hervor.

Die Tabelle zeigt eindeutig, daß die psychopathologische Dimension bei affektiven und schizoaffektiven Erkrankungen am günstigsten liegt: Nur wenig ungünstiger liegen paranoide und schizophrenieforme Leiden, während die Schizophrenie nochmals das „Schlußlicht" bildet. Die Ergebnisse der globalen klinischen Auswertung sind praktisch identisch, auch unter Berücksichtigung der Unterschiedlichkeiten. Das gleiche stellt sich an Hand von GAS heraus. Die Befunde sind eindeutig und entsprechen denen, die nach der skandinavischen Diagnostikmethode gemacht wurden. Aus den Befunden geht absolut nichts hervor, was andeuten könnte, das neue DSM-III-System hätte uns ein

Tabelle 7. Vergleichende Statusdimensionen nach Strauss-Carpenter-Skala und GAS nach 30jähriger Verlaufsbeobachtung (Mittelwerte)

	S (n=70)	PD (n=30)	SFD (n=40)	SAD (n=5)	AD (n=33)	OD (n=11)	P≤ ANOVA	Signifikant post hoc Abweichungen (p<0,05)
Psychopathologie	1,1 (1,3)	2,5 (1,4)	2,2 (1,5)	2,9 (1,5)	3,3 (1,1)	1,7 (1,3)	0,001	S vs, PD, SFD, SAD, AD, AD vs, SFD, OD
Klinisch global	1,3 (1,2)	2,7 (1,2)	2,4 (1,4)	3,0 (1,4)	3,4 (1,0)	1,9 (1,2)	0,001	S vs, PD, SFD, SAD, AD, AD vs, SFD, OD
GAS	44 (18)	60 (19)	61 (20)	75 (12)	72 (15)	51 (20)	0,001	S vs, PD, SFD, SAD, AD, AD vs, OD

besseres Instrument zur Prognostizierung geliefert als jenes System, das in den 60er Jahren in Skandinavien angewandt wurde.

Die Entlassungsdiagnose war für die Prognose der weitaus bedeutendste Prädiktor. Den Patienten der Kurzzeitgruppe war es besser gegangen als denen der Langzeitgruppe. „Zivilstand ledig", keine, geringfügige oder nicht vorhandene psychosoziale Streßzustände vor der Einweisung in die Klinik indizierten ungünstigen Verlauf und Status. Die erste Nachuntersuchung ließ annehmen, daß der Verlauf bei Frauen und Männern ähnlich wäre, bei der letzten stellte sich heraus, daß die Prognose bei Frauen erheblich ungünstiger war als erwartet. Dieser Befund scheint den Ergebnissen anderer Untersuchungen zu widersprechen und gibt uns vorläufig noch Rätsel auf.

10.4 Verschiedene Arten von Wahnvorstellungen

Wie war der Status der jeweils vorherrschenden Wahnvorstellung? Die Antwort hierauf gibt Tabelle 8.

Tabelle 8. Status der vorherrschenden Wahnvorstellung nach N.R. und S.O.

Vorherrschende Wahnvorstellung in der Frühphase	Nachuntersuchung (N.R.)		Nachuntersuchung (S.O.)	
	n	Abgeklungen [%]	n	Abgeklungen [%]
Depressiv	19	100	10	80
Beziehungswahn	38	87 n. s.	21	71 n. s.
Hypochondrie	15	80 n. s.	8	75 n. s.
Verfolgung	178	72*	128	54 n. s.
Sex	11	70 n. s.	7	57 n. s.
Eifersucht	21	57**	9	67 n. s.
Größenwahn	11	46**	5	80 n. s.
Religiös	8	63**	7	57 n. s.
	301		195	

*p<0,05; **p<0,01

Man ersieht aus der Tabelle, daß der prozentuale Anteil abgeklungener Wahnvorstellungen mit den Jahren geringer wird und daß die diagnostische Kategorie – und nicht etwa die Art der Wahnvorstellung – den größeren prädiktiven Wert hat.

10.5 Paranoia

Schließlich werden wir auf die besondere Gruppe eingehen, für die Kraepelin die Diagnose Paranoia, von systematischen Wahnvorstellungen gekennzeichnet, gebrauchte. Nach Kraepelins Kriterien waren unter unseren Patienten 26 an Paranoia leidende. Diagnosen und GAS-Auswertung gehen aus Tabelle 9 und 10 hervor.

Tabelle 9. Diagnosen bei der letzten Nachuntersuchung der Patienten mit Diagnose „Paranoia" –

	n	DSM-III [%]	n	ICD-9 [%]
Paranoia	9	(35)	13	(50)
Atypische Psychose	2	(8)	0	(0)
Schizophrenie	4	(16)	2	(8)
Persönlichkeitsstörung	1	(4)	1	(4)
Geheilt	10	(38)	10	(38)

Gesamt: 26 Patienten

Tabelle 10. Ergebnisse nach GAS (Global Assessment Scale) bei der letzten Nachuntersuchung der 26 Patienten diagnostiziert als Paranoia bei Indexeinweisung

Patienten n	GAS-Ergebnis
1	2
2	30
1	40–49
6	50–59
8	60–69
3	70–79
5	80–90
(Gesamt: 26)	(Mittel 60)

Ein Drittel dieser Kranken wies bei der letzten Nachuntersuchung keine psychotischen Symptome mehr auf; 35% der Fälle wurden nach DSM-III als Paranoia diagnostiziert, nach ICD-9 waren es 50%. Der niedrigere DSM-III-Prozentanteil ist zweifellos darauf zurückzuführen, daß man die unrevidierte Fassung benutzt hatte: somit konnten lediglich die Eifersuchts- und Verfolgungswahnvorstellungen die Diagnose beeinflussen. Unsere Befunde entsprechen in vieler Hinsicht durchaus nicht der Auffassung Kraepelins –, der so manche Kliniker noch immer anscheinend nachhängen. Der alte Grundsatz „einmal Paranoia, immer Paranoia" ist offensichtlich nicht mehr stichhaltig.

10.6 Schlußfolgerung

1. Patienten, die an paranoiden Störungen leiden – so wie diese in der vorliegenden Studie definiert werden –, weisen einen Verlauf und einen Status auf, die alle beide günstiger als erwartet sind: nach 5–18 Jahren waren 65% ohne psychotische Symptome, nach 22–35 Jahren waren es 44%. Mit der Zeit kann eine gewisse Verschlimmerung beobachtet werden. Die Entlassungsdiagnose ist der unbestritten zuverlässigste Prädiktor des Verlaufs und des Status. Nach der herkömmlichen skandinavischen diagnosti-

schen Zuordnung liegt ein bedeutsames Gefälle vor: ganz vorn liegen die reaktiven Psychosen mit günstigem Verlauf und günstigem Status, die schizophrenieformen Psychosen schneiden relativ günstig ab, während die schizophrenen Leiden recht wenig günstige Aussichten haben. Nach DSM-III sind Verlauf und Status eindeutig günstig bei den affektiven und schizoaffektiven Störungen, die paranoiden und schizophrenie-formen Leiden verfügen über eine noch relativ gute Prognose, während die schizophre-nen Leiden durch sehr schlechte Aussichten gekennzeichnet sind. Dieser Umstand hat, sowohl klinisch als sozial gesehen, Gültigkeit für Verlauf und Status.

2. Verlauf und Status sind vorwiegend von der jeweiligen diagnostischen Kategorie, nicht von der Art der Wahnvorstellungen abhängig.

3. Von den – nach Kraepelin – an Paranoia leidenden Patienten war rund ein Drittel bei der letzten Nachuntersuchung ohne psychotische Symptome. Die Maxime „einmal Paranoia, immer Paranoia" entspricht offensichtlich nicht den Tatsachen.

Literatur

American Psychiatric Association (1980) Diagnostic and Statistical Manual of Mental Disorders, 3rd ed. Washington DC

Endicott J, Spitzer RL (1978) A diagnostic interview. The Schedule for Affective Disorders and Schizophrenia. Arch Gen Psychiatry 35: 837–844

Endicott J, Spitzer RL, Fleiss JL, Cohen J (1976) The Global Assessment Scale: a procedure for measuring sevety of psychiatric disturbance. Arch Gen Psychiatry 33: 766–771

McGlashan TH (1984) The Chestnut Lodge follow-up study II (1984). Long-term outcome in schizophrenia and affective disorders. Arch Gen Psychiatry 27: 739–746

Opjordsmoen S (1989) Delusional disorders. A personal 22–39 year follow-up study. University of Oslo, Dissertation

Retterstøl N (1966) Paranoid and Paranoiac Psychoses. Universitetsforlaget, Oslo; Thomas, Springfield

Retterstøl N (1970) Prognosis in paranoid psychoses. Universitetsforlaget, Oslo; Thomas, Springfield

Strauss JS, Carpenter WT (1972) The prediction of outcome in schizophrenia. Arch Gen Psychiatry 27: 739–746

Diskussion zu Vortrag 10

Priv.-Doz. Dr. Dr. M. Spitzer
Welche diagnostischen Kriterien haben Sie für die schizophrenieformen und die kurzen reaktiven Psychosen zugrundegelegt?

Prof. Dr. N. Retterstøl
Ich bin nicht auf die Diagnostik der reaktiven Psychosen eingegangen, weil Prof. Strömgen darüber noch sprechen wird. Unsere Patienten mit schizophrenieformen Psychosen gehörten 2 Gruppen an: der einen lag die skandinavische Definition der schizophrenieformen Psychose nach Prof. Langenfeldt zugrunde. Dabei handelt es sich um Psychosen, bei denen neben den schizophrenen Symptomen auch affektive Störungen und evtl. Bewußtseinsveränderungen vorliegen. Bei diesen Psychosen findet man reaktive auslösende Faktoren.

Die andere Gruppe waren schizophrenieforme Psychosen nach der Definition des DSM III. Die amerikanische Definition unterscheidet sich wesentlich von der skandinavischen. Die Diagnose „schizophrenieforme Psychose" nach DSM-III bezeichnet eine Erkrankung, die wie eine Schizophrenie aussieht, im Unterschied zu dieser aber einen Zeitverlauf von weniger als 6 Monaten aufweist.

Priv.-Doz. Dr. W. Maier
Mich würde der Verlauf bei denjenigen Patienten interessieren, die z. B. nach dem DSM-III als eine Schizophrenie diagnostiziert werden, nach dem skandinavischen System aber nicht. Unterscheiden sich diese Verläufe?

Prof. Dr. N. Retterstøl
Das haben wir nicht untersucht, aber es wäre sicher interessant.

Prof. Dr. S. Opjordsmoen
Wir können sagen, daß die Prognose in diesen beiden Gruppen gleich war. Allerdings war die Gruppe mit schizophrenieformen Psychosen nach Langenfeldt kleiner.

Prof. Dr. G.Huber
Da wir wahrscheinlich alle ähnliche Patientenpopulationen untersucht haben, wäre es sicher hochinteressant zu analysieren, inwieweit Übereinstimmung besteht hinsichtlich des langfristigen Ausgangs mit der Züricher, der Lausanner und der Bonner Schizophreniestudie. Wir haben das versucht, und es zeigte sich, daß die langfristigen Ausgänge sowohl sozial wie psycho-pathologisch sehr weitgehend mit denen der Bonner Studie übereinstimmen.

Sie sagten, diese Patienten waren geheilt, d. h. sie hatten keine psychotischen Symptome mehr. Geheilte Patienten müssen aber psychopathologisch wirklich vollständig remittiert sein. Es reicht nicht, daß sie keine produktiv psychotischen Symptome mehr aufweisen. Diese meisten „geheilten" Patienten zeigen noch kognitiv dynamische Defizienzen, die wir als Basissymptome bezeichnen. Die Mehrheit der Schizophrenen hat, wenn man die lebenslangen Verläufe betrachtet, keine schizophrene Symptomatik im Schneiderschen oder Bleulerschen Sinne, sondern „nur" diese Defizienzsyndrome. Das trifft übrigens auch auf schizoaffektive Psychosen zu. Haben Sie bei der letzten Spätkatamnese darauf geachtet, inwieweit die Patienten noch diese zwar diskreten, aber doch sozial immer noch erheblich beeinträchtigenden Defizienzphänomene haben?

Prof. Dr. N. Retterstøl

Sie haben völlig recht, „geheilt" heißt hier, es bestanden keine psychotischen Symptome mehr. Das bedeutet natürlich nicht immer, daß nicht noch derartige Defizienzen bestehen könnten. Wir haben diese Frage aber nicht speziell untersucht.

Dr. M. Soyka

Crow hat in einer seiner Arbeiten festgestellt, daß Patienten mit Eifersuchtswahn eine wesentlich bessere Prognose haben als solche mit Verfolgungswahn. Haben Sie das in Ihrem Patientengut nachvollziehen können?

Prof. Dr. N. Retterstøl

Wir hatten 18 Patienten mit Eifersuchtswahn, von denen sich 2 in eine schizophrene Richtung entwickelten, es verblieben also 16 mit reinem Eifersuchtswahn. Die Prognose war für diese Gruppe relativ gut. Eine vollständige Remission kam zwar nicht so oft vor, aber bei ungefähr der Hälfte der Patienten war der Ausgang doch recht gut. Der klinische Verlauf war ungefähr gleich gut wie bei den Patienten mit Verfolgungswahn, aber der soziale Verlauf war für die Gruppe der Eifersuchtswahnkranken besser.

Prof. Dr. Fricke

Unterscheidet sich die familiäre Belastung in diesen Gruppen?

Prof. Dr. N. Retterstøl

Nein. Wir haben nicht finden können, daß die familiäre Belastung in diesen Gruppen verschieden oder für den Verlauf entscheidend gewesen ist.

11 Behandlungsergebnisse bei Patienten mit paranoiden Störungen

W. P. KASCHKA, J. NEGELE-ANETSBERGER und P. JORASCHKY

Monosymptomatische Wahnerkrankungen scheinen keine nosologische Entität darzustellen, sondern zeigen Beziehungen zu – und Überlappungen mit – den affektiven Psychosen einerseits und mit den paranoiden Schizophrenien anderer-seits. Beiträge aus neuerer Zeit belegen, so W. P. Kaschka, Erlangen, daß die Diskussion unter-schiedlicher nosologischer Konzepte auf dem Gebiet der Wahnerkrankungen noch nicht abgeschlossen ist. Das DSM-III-R betrachtet die paranoiden Störungen als distinkte Krankheitsentität, die sich von den schizophrenen Erkrankungen hauptsächlich durch das Fehlen prominenter Halluzinationen, formaler Denkstörungen und bizarrer Wahninhalte unterscheidet. Möglicherweise lassen sich in zukünftigen Untersuchungen Kriterien finden, die einen Übergang von einer paranoiden Störung in eine affektive oder schizophrene Psychose vorherzusagen erlauben. Die dadurch mögliche weitere nosologische Differenzierung der Gruppe der paranoiden Störungen könnte auch zu einer Verbesserung der therapeutischen Ergebnisse beitragen, die in vielen Fällen noch unbefriedigend sind.

11.1 Einleitung

Monosymptomatische Wahnerkrankungen haben seit dem Ende des 19. Jahrhunderts die psychiatrische Wissenschaft mit klassifikatorischen und therapeutischen Problemen konfrontiert. Sie scheinen keine homogene nosologische Entität darzustellen, sondern zeigen vielmehr Beziehungen und Überlappungen mit den affektiven Psychosen einerseits (Chiu et al. 1990; Davidson u. Mukherjee 1982) und mit den paranoiden Schizophrenien andererseits (Munro u. Pollock 1981; Douglass u. Hays 1980). Das französische Konzept des „bouffée délirante" (Magnan, 1893; Magnan u. Legrain 1895; Pichot 1896; Jones 1974) und das skandinavische Konzept der „psychogenen Psychose" (Wimmer 1916; Strömgren 1972; Jørgensen 1985; Jørgensen u. Jensen 1988) können als frühzeitige Versuche betrachtet werden, diese ätiologischen, pathogenetischen und klassifikatorischen Probleme zu lösen. In Deutschland beschäftigten sich als erste Kraepelin (1915), Gaupp (1910, 1914) und Kretschmer (1918) mit speziellen Aspekten der paranoiden Störungen und leisteten grundlegende Beiträge zu ihrer Klassifikation. Beiträge aus neuerer Zeit belegen, daß die Diskussion unterschiedlicher nosologischer Konzepte auf dem Gebiet der Wahnerkrankungen noch nicht abgeschlossen ist (Douglass u. Hays 1980; Pichot 1986; Rasmussen 1978; Lungershausen und Barocka 1989). Insbesondere stehen heute aber Fragen des Langzeitverlaufs und der Behandlungsergebnisse im Mittelpunkt des Interesses (Jørgensen 1985; Opjordsmoen 1988).

Tropon-Symposium, Bd. VII
Paranoide Störungen
Hrsg. W.P. Kaschka und E. Lungershausen
© Springer-Verlag Berlin Heidelberg 1992

Angeregt durch die Beobachtung einer kleinen Serie von Patienten mit „mono-symptomatischen" Wahnerkrankungen in unserer Klinik zwischen 1987 und 1989, begannen wir uns für die mittel- und langfristigen Krankheitsverläufe sowie für die Effektivität der angewandten Therapieverfahren zu interessieren. Die Ergebnisse dieser ersten, noch nicht sehr umfangreichen Follow-up-Studie (Kaschka et al. 1991) sollen hier dargestellt und durch vier repräsentative Kasuistiken illustriert werden.

11.2 Patienten und Methodik

11.2.1 Stichprobe

12 stationäre Patienten wurden in chronologischer Reihenfolge ihrer Aufnahme in unsere Klinik für diese Studie rekrutiert. Alle gaben ihr informiertes Einverständnis zur Teilnahme an der Untersuchung. Die Diagnose einer paranoiden Störung wurde auf der Basis der Kriterien des DSM-III-R gestellt (American Psychiatric Association 1987). In die Untersuchung wurden auch Fälle aufgenommen, die dem Kretschmer'schen Konzept des sensitiven Beziehungswahns (Kretschmer 1918) entsprachen, eines Krankheitsbildes also, dessen Eingruppierung in die Kategorie der paranoiden Störungen unseres Erachtens aus heutiger Sicht berechtigt ist (Douglass u. Hays 1980; Rasmussen 1978; vgl. Falldarstellung Nr. 4).

Tabelle 1. Untersuchte Patienten mit paranoiden Störungen (DSM-III-R, 297.10)

Typ der Erkrankung	Initialen (geändert)	Geschlecht	Alter bei Erkrankungs-beginn (Jahre)
Erotomanie	L. C.	w.	46
	W. W.	w.	38
Eifersuchtswahn	T. S.	m.	33
	X.X.	m.	37
	D. U.	w.	38
	R. E.	w.	45
Hypochondrischer Wahn	Y. Y.	w.	47
	S. H.*	w.	55
	W. M.	w.	39
Sensitiver Beziehungswahn (Kretschmer)	Z. Z.	m.	33
	F. D.	m.	18
	K. L.*	w.	47

Kurz zusammengefaßt beinhaltet Kretschmers Definition des sensitiven Beziehungswahns die folgenden Charakteristika:

1. Die Patienten zeigen eine besonders vulnerable Persönlichkeitsstruktur (sensitiver Charakter).
2. Die Patienten haben in der Regel ein belastendes Schlüsselerlebnis gehabt, welches mit Gefühlen der (realen oder aus der Sicht des Patienten unterstellten) moralischen Insuffizienz und Scham vergesellschaftet ist, und

3. die Patienten finden sich in der Regel in einem eher engen psychosozialen Milieu mit hohen ethischen Normen, welches als intolerant und antiliberal erfahren wird (Kretschmer 1918).

Ausschlußkriterien bildeten auffällige Befunde bei der körperlichen Untersuchung, im EEG oder im kranialen CT, hirnorganische Psychosyndrome, Sucht- und Abhängigkeitserkrankungen sowie gravierende internistische Erkrankungen. Die einschlägigen klinischen und demographischen Daten der in die Studie aufgenommenen Kranken sind in Tabelle 1 zusammengefaßt.

11.2.2 Psychopathologische Evaluation und Therapie

Das diagnostische Vorgehen beinhaltete ein halbstrukturiertes klinisches Interview sowie psychopathologische Ratings unter Verwendung der Brief Psychiatric Rating Scale (BPRS; Overall u. Gorham 1962) zu Beginn und bei Abschluß der Behandlung. Alle Ratings wurden einvernehmlich von zwei erfahrenen Psychiatern vorgenommen.

Die Therapie wurde soweit wie möglich standardisiert. Alle Patienten erhielten 4 mg Pimozid pro Tag und, falls der BPRS-Score initial 4 oder mehr Punkte auf der 7-Punkte-Skala für „depressive Stimmung" zeigte, wurden zusätzlich 100 mg Amitriptylin täglich verabreicht. Darüber hinaus nahmen alle Patienten an zwei psychotherapeutisch orientierten Einzelgesprächen (à 60 min) pro Woche sowie an der Ergotherapie und der physikalischen Therapie teil. Die Dauer des stationären Krankenhausaufenthaltes betrug im Medianwert 94 Tage. Im Anschluß an die stationäre Behandlung wurden die untersuchten Patienten für einen Zeitraum von 24 bis 32 Monaten zu regelmäßigen ambulanten Nachuntersuchungen einbestellt.

Tabelle 2. BPRS-Scores und Faktoren zu Beginn und am Ende der Beobachtungsperiode

BPRS Summen- scores/ Faktoren	Erotomanie $n = 2$	Eifersuchtswahn $n = 4$	Hypochondrischer Wahn $n = 3$	Sensitiver Beziehungswahn (Kretschmer) $n = 3$
Sum 1	48, 49; $\bar{x} = 48,5$	55, 56, 66, 67; $\bar{x} = 61$	66, 76[*], 72; $\bar{x} = 71,33$	58, 60, 64[*]; $\bar{x} = 60,67$
Sum 2	48, 49; $\bar{x} = 48,5$	33, 48, 54, 43; $\bar{x} = 44,5$	58, 55, 22; $\bar{x} = 45$	58, 35, 25; $\bar{x} = 39,33$
ANDP1	10, 13; $\bar{x} = 11,5$	12, 17, 11, 11; $\bar{x} = 12,75$	18, 24, 19; $\bar{x} = 20,33$	20, 19, 21; $\bar{x} = 20$
ANDP2	10, 10; $\bar{x} = 11,5$	7, 14, 12, 9; $\bar{x} = 10,5$	14, 11, 7; $\bar{x} = 10,67$	20, 10, 5; $\bar{x} = 11,67$
ANER1	5, 5; $\bar{x} = 5$	12, 5, 13, 9; $\bar{x} = 9,75$	4, 15, 17; $\bar{x} = 12$	4, 7, 9; $\bar{x} = 6,67$
ANER2	5, 5; $\bar{x} = 5$	9, 5, 13, 7; $\bar{x} = 8,5$	4, 19, 4; $\bar{x} = 9$	4, 5, 9; $\bar{x} = 6$
THOT1	10, 10; $\bar{x} = 10$	7, 7, 12, 14; $\bar{x} = 10$	16, 14, 12; $\bar{x} = 14$	11, 10, 12; $\bar{x} = 11$
THOT2	10, 10; $\bar{x} = 10$	5, 7, 7, 10; $\bar{x} = 7,25$	16, 8, 5; $\bar{x} = 9,67$	11, 7, 4; $\bar{x} = 7,33$
ACTV1	11, 10; $\bar{x} = 10,5$	10, 13, 12, 13; $\bar{x} = 12$	13, 13, 6; $\bar{x} = 10,67$	10, 8, 8; $\bar{x} = 8,67$
ACTV2	11, 10; $\bar{x} = 10,5$	5, 11, 10, 6; $\bar{x} = 8$	12, 10, 3; $\bar{x} = 8,33$	10, 4, 4; $\bar{x} = 6$
HOST1	12, 11; $\bar{x} = 11,5$	14, 14, 18, 20; $\bar{x} = 16,5$	15, 10, 18; $\bar{x} = 14,33$	13, 16, 14; $\bar{x} = 14,33$
HOST2	12, 11; $\bar{x} = 11,5$	7, 11, 12, 11; $\bar{x} = 10,25$	12, 7, 3; $\bar{x} = 7,33$	13, 9, 3; $\bar{x} = 8,33$

ANDP Angst/Depressivität; *ANER* Anergie; *THOT* Denkstörung; *ACTV* Aktivierung; *HOST* Feindseligkeit/Mißtrauen

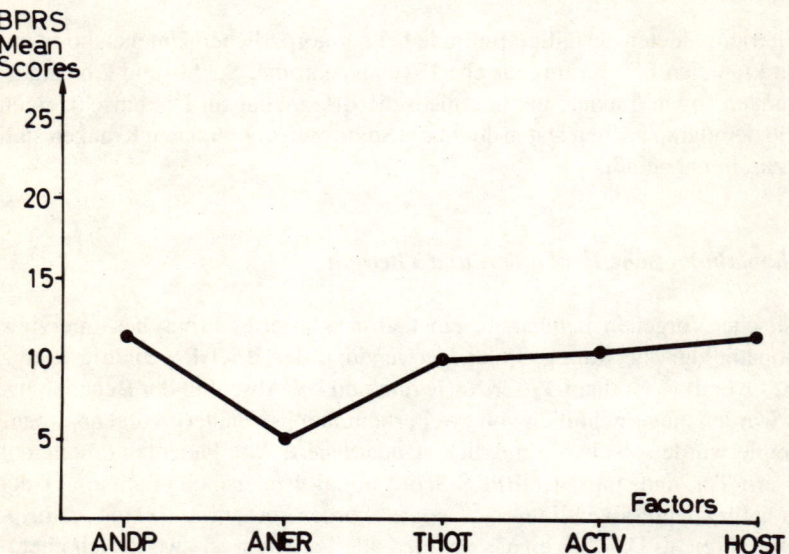

Abb.1. BPRS-Profil der Patienten mit Erotomanie zu Beginn und am Ende der Beobachtungs-periode

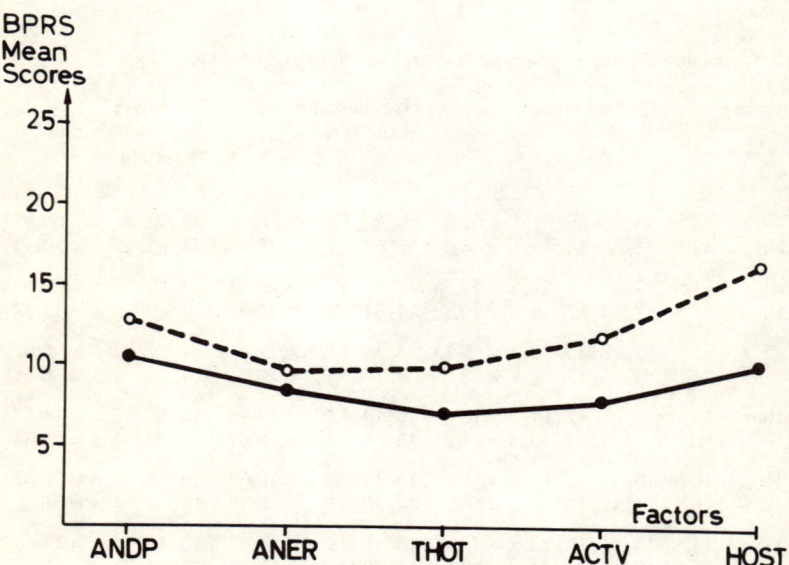

Abb. 2. BPRS-Profile der Patienten mit Eifersuchtswahn zu Beginn (*offene Kreise, gestrichelte Linie*) und am Ende (*geschlossene Kreise, durchgezogene Linie*) der Beobachtungsperiode

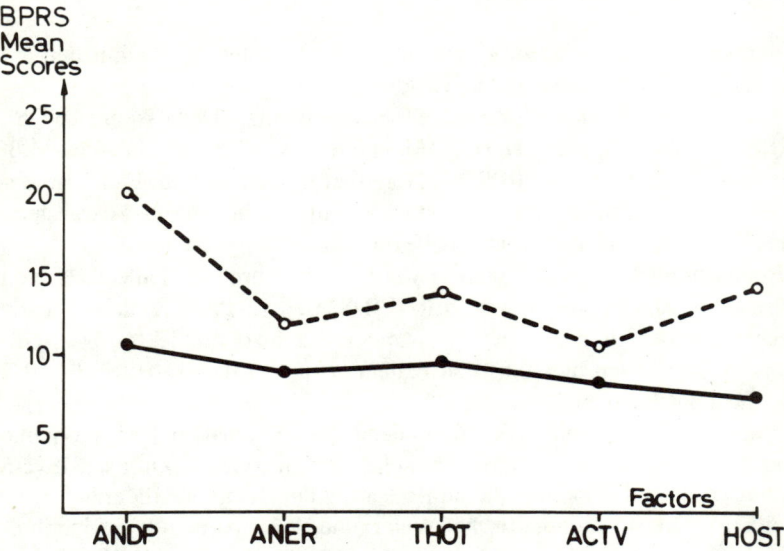

Abb. 3. BPRS-Profile der Patienten mit hypochondrischem Wahn zu Beginn (*offene Kreise, gestrichelte Linie*) und am Ende (*geschlossene Kreise, durchgezogene Linie*) der Beobachtungsperiode

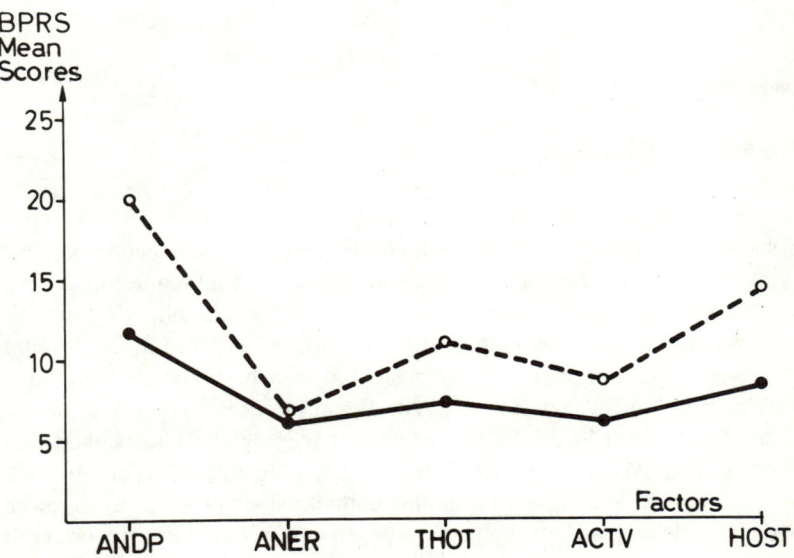

Abb. 4. BPRS-Profile der Patienten mit sensitivem Beziehungswahn zu Beginn (*offene Kreise, gestrichelte Linie*) und am Ende (*geschlossene Kreise, durchgezogene Linie*) der Beobachtungsperiode

11.3 Ergebnisse

11.3.1 Psychopathologische Resultate

Die BPRS-Summenscores und Faktoren der einzelnen Patienten zu Beginn und am Ende des Untersuchungszeitraumes sind in Tabelle 2 dargestellt.

Die 5 BPRS-Subscores beziehen sich auf die Faktoren Angst/Depression (ANDP), Anergie (ANER), Denkstörungen (THOT), Aktivierung (ACTV) und Hostilität/Mißtrauen (HOST). Die Mittelwerte der BPRS-Faktoren zu Beginn und am Ende der Behandlung sind für jeden einzelnen der untersuchten Wahntypen in Abb. 1–4 dargestellt.

In zwei Fällen (S. H. und K. L., s. Tabelle 1) mußte die Aufnahmediagnose im Verlauf des Beobachtungszeitraums revidiert werden. Sie wurde im Falle S. H. von „hypochondrischer Wahn" zu „major depression" (DSM-III-R, 296.2 X) und im Falle K. L. von „sensitiver Beziehungswahn" zu „paranoide Schizophrenie" (DSM-III-R, 295.3X) verändert. Die Daten dieser beiden Patienten sind in den Tabellen 1 und 2 jeweils mit Sternchen gekennzeichnet.

Bei 2 weiblichen Patienten mit einer paranoiden Störung vom Typ der Erotomanie (Tabelle 1 und 2, Abb. 1) und bei einem männlichen Patienten (Z. Z.) mit sensitivem Beziehungswahn (Tabelle 1, 2) konnte keine Besserung der Symptomatik erzielt werden. Die Patienten W. M. (hypochondrischer Wahn) und K. L. (paranoide Schizophrenie; s. Tabelle 1) erfuhren eine praktisch vollständige Rückbildung ihrer Beschwerden. Die entsprechenden BPRS-Summenscores sanken von 72 auf 22 bzw. von 64 auf 25 (Tabelle 2; der geringste theoretisch mögliche Summenscore beträgt 18). Die Mehrheit der Patienten in den diagnostischen Subgruppen „Eifersuchtswahn", „hypochondrischer Wahn" und „sensitiver Beziehungswahn" zeigte unter den beschriebenen therapeutischen Bedingungen eine mehr oder weniger weitgehende Beschwerdebesserung (s. Tabelle 2; Abb. 2, 4).

11.4 Repräsentative Kasuistiken

11.4.1 Patientin W. W., Erotomanie

Es handelt sich um eine 40jährige Hausfrau, Ehefrau eines Zahnarztes und Mutter eines 10jährigen Sohnes, die in einer Kleinstadt lebt. Die Familie ist wohlhabend und wird deshalb von vielen Nachbarn beneidet. Die Patientin nimmt seit 2 Jahren Reitunterricht und hat sich von Anfang an von ihrem Reitlehrer angezogen gefühlt. Mit der Zeit gewinnt sie zunehmend die Überzeugung, daß auch er in sie verliebt sei. Sie erkennt dies an der Art, wie er mit ihr spricht und sie ansieht, obgleich er niemals tatsächlich derartige Gefühle ihr gegenüber geäußert hat. Von Beginn ihres Reitunterrichts an hat sie diesen Mann begehrt und in der Folgezeit unter ausgeprägter Ruhelosigkeit und Schlafstörungen gelitten. Als die Patientin in der Lokalzeitung eine anonyme Anzeige findet, die eine Sympathie- und Liebesbekundung enthält, ist sie überzeugt, daß diese Annonce von dem Reitlehrer für sie aufgegeben worden ist. Die Patientin antwortet mit einer gleichfalls anonymen Anzeige in dieser Zeitung. Allmählich gewinnt die Patientin die Überzeugung, daß auch Nachbarinnen, Freundinnen und andere Teilnehmerinnen am Reitunterricht von ihrer vermeintlichen Beziehung zu dem Reitlehrer wissen und von den Zeitungsannoncen Kenntnis haben. Sie glaubt deshalb, daß die Leute Schlechtes über sie reden, sie verachten und verlachen. Darüber hinaus ist sie der Überzeugung, Nachbarn hätten durch Andeutungen zu erkennen gegeben, jedermann wisse über ihre Beziehung Bescheid, obwohl niemand direkt und offen mit ihr darüber gesprochen habe. Wenn zu Hause das Telefon klingelt, ohne daß sich nach dem Abheben des Hörers ein Anrufer meldet, schließt sie daraus, daß sie von mißgünstigen Bekannten wegen ihrer Liebesaffäre mit dem Reitlehrer provoziert werde. Zeitweise fühlt sie sich auch beobachtet. Eine vermeintliche Einschüchterungskampagne bezieht weitere Familienmitglieder ein. So ist der Sohn der Patientin nach ihren Angaben von Mitschülern auf die Beziehung der Mutter zu dem Reitlehrer angesprochen und deswegen verlacht, zerkratzt und geschlagen worden. Die Patientenzahlen in der Zahnarztpraxis des Ehemannes seien abgesunken, da die Familie ins Gerede gekommen sei. Darüber hinaus habe es in der Bevölkerung der Kleinstadt das Gerücht gegeben, der Ehemann habe ebenfalls eine Liebesaffäre. Schließlich hat die Patientin ihren Reitlehrer brieflich dazu aufgefordert, die Kampagne, für die er nach ihrer Überzeugung verantwortlich ist, zu beenden. Er hingegen hat sich für unbeteiligt erklärt und sich geweigert, die ganze Angelegenheit offen zu besprechen. Erst als der Ehemann der Patientin wegen der Angelegenheit mit Scheidung droht, interveniert der Reitlehrer, um ihn davon abzubringen. Weiterhin erscheinen Zeitungsannoncen, die sich vermeintlich auf die Beziehung der Patientin beziehen, wenngleich der Inhalt jetzt erkennen läßt, daß die Patientin einen Sinneswandel vollzogen hat. Dies wiederum wird von der Patientin so interpretiert, als seien auch diese neuen Annoncen von dem Reitlehrer aufgegeben worden, der sich damit zu seiner Verantwortung für die Affäre bekenne und seine Bereitschaft bekunden wolle, sich für die Patientin zu opfern. In dieser Meinung wird sie bestärkt durch Beobachtungen, welche sie darauf schließen lassen, daß er von seiner Umgebung verachtet wird. Dadurch hervorgerufene Schuldgefühle werden für die Patientin so unerträglich, daß sie sich in stationäre Behandlung begibt.

Die allgemeinmedizinische und die neurologische Untersuchung zeigen jeweils unauffällige Befunde. Für eine organisch begründbare Psychose oder eine Suchterkrankung ergibt sich kein Anhalt.

Während der psychiatrischen Untersuchung verhält sich die Patientin kooperativ, zuvorkommend und zugewandt. Sie ist von klarem Bewußtsein und in allen Qualitäten vollständig orientiert. Gedächtnis, Wahrnehmung und Konzentrationsfähigkeit sind nicht beeinträchtigt. Die Patientin ist leicht depressiv verstimmt, jedoch affektiv schwingungsfähig. Mimik, Gestik und psychomotorischer Ausdruck sind lebhaft. Für eine Störung der formalen Denkabläufe ergibt sich kein Anhalt. Inhaltlich ist das Denken charakterisiert durch einen systematisierten Wahn, der sich um das zentrale Thema, der Reitlehrer sei in sie verliebt, gruppiert. Halluzinationen werden nicht berichtet, hingegen bietet die Patientin eine Fülle paranoider Eigenbeziehungen und einzelne Wahnwahrnehmungen.

Zur Anamnese ist noch erwähnenswert, daß die Mutter der Patientin an einem malignen Kehlkopftumor erkrankt war und, als die Patientin 11 Jahre alt war, nach einer Laryngektomie ihre Stimme verloren hatte. Die Patientin selbst hat bis zu ihrer Heirat als Bankangestellte gearbeitet und in dieser Zeit ihre Aufgaben außerordentlich pflichtbewußt und gewissenhaft erfüllt.

Das Ehepaar ist zehn Jahre verheiratet gewesen, als der Sohn geboren worden ist. Die Patientin beschreibt ihren Ehemann als wenig häuslichen Menschen, unruhig und rastlos. Er gehe zahlreichen Hobbies nach, ohne seine Frau dabei mit einzubeziehen. Es gebe nur spärliche Bindungen zwischen dem Ehepaar. Sie vermisse geistige Nähe und Geborgenheit. Die Ehe gebe ihr nicht die erhoffte Sicherheit, Schutz und gegenseitiges Vertrauen. Allein auf der sexuellen Ebene sei die Beziehung harmonisch und gut.

11.4.2 Patient X.X., Eifersuchtswahn

Der Patient, ein 39jähriger Lehrer, ist seit 16 Jahren mit einer Ärztin verheiratet und hat 3 Kinder im Alter von 4, 7 und 10 Jahren. Seine Ehefrau arbeitet ganztags in der urologischen Abteilung eines Krankenhauses und leistet mehrere Nachtdienste pro Monat. Seit elf Jahren fühle sich der Patient durch das berufliche Engagement seiner Frau zurückgesetzt. Für Gespräche bleibe wenig Zeit. Die Ehefrau, die sich ihm in letzter Zeit zunehmend sexuell verweigere, sei der Familie entfremdet. Verschiedene Beobachtungen hätten ihn nun zu der Überzeugung geführt, daß seine Frau Beziehungen zu anderen Männern unterhalte. Zum Beispiel habe es in der Nachbarschaft Leute gegeben, die des öfteren laut gepfiffen hätten. Seine Frau habe darauf reagiert, indem sie zum Friseur gegangen sei. Er selbst habe das Pfeifen als systematische Provokation empfunden. Wenn einmal der Staubsauger in der Wohnung nicht auffindbar gewesen sei, habe er vermutet, daß seine Frau ihn an Bekannte verliehen habe. Auch dies habe ihn in seiner Überzeugung von ihrer Untreue bestärkt. Im Sommerurlaub 1989 sei er einmal mit seiner Frau am Strand spazierengegangen. Beide hätten einem Windsurfer zugesehen. Dabei habe er den deutlichen Eindruck gehabt, daß seine Frau diesen Mann kenne und Blicke des Einverständnisses mit ihm austausche.

Der Patient berichtet weiterhin, er sei bestrebt, über jeden Schritt seiner Frau Bescheid zu wissen, und er verlange von ihr, daß sie ihm über alle ihre Sozialkontakte mit Arbeitskollegen Rechenschaft gebe. Dies lehne sie ab und beginne jedesmal hysterisch zu schreien, wenn er diesbezügliche Auskünfte verlange. Er sei auch der Überzeugung, daß sie sich auf dem Nachhauseweg vom Dienst mit fremden Männern treffe, denn es sei ihm mehrmals aufgefallen, daß sie für diesen Weg mehr Zeit benötige als notwendig. Er könne dies immer dann feststellen, wenn sie ihn anrufe, um mitzuteilen, daß sie in Kürze nach Hause kommen werde, dann aber erst wesentlich später zu Hause ankomme.

Er trinke nur sehr mäßig Alkohol, habe aber des öfteren, insbesondere wenn er einmal etwas mehr getrunken habe, seine Frau auch schon aus Eifersucht geschlagen. Eine derartige tätliche Auseinandersetzung der Eheleute führte schließlich zur stationären Aufnahme des Patienten. Aus diesem Anlaß teilte er mit, seine Ehefrau habe ihm angedroht, sie werde sich von ihm scheiden lassen, wenn er sich nicht in psychiatrische Behandlung begebe. Da er selbst aber an der Fortsetzung der Ehe interessiert sei, erkläre er sich zur Behandlung bereit.

Aus der biographischen Anamnese des Patienten ist erwähnenswert, daß er in einem kleinen Dorf in Bayern als uneheliches Kind einer heimatvertriebenen Bauerntochter aus Böhmen geboren wurde. Sein leiblicher Vater sei der Sohn des Bürgermeisters des Dorfes gewesen. Der Vater, ein Holzfäller, habe nach dem Willen seiner Familie eine andere Frau heiraten sollen. Er verstarb kurz nach der Geburt des Patienten durch einen Unfall. Die Eltern des leiblichen Vaters hätten die Vaterschaft nicht anerkennen wollen, so daß es zu einer Gerichtsverhandlung gekommen sei, in der die

Vaterschaft bestätigt wurde. Als kleines Kind habe er das Gerede im Dorf über diese Affäre sowie das Klima des Mißtrauens und der Verdächtigungen noch mitbekommen. Auch könne er sich an ein Erlebnis im Alter von etwa vier Jahren erinnern, als er im Winter in Begleitung der Mutter seines leiblichen Vaters Schlitten gefahren sei. Dabei sei es geschehen, daß er nur knapp von anderen Kindern davor bewahrt werden konnte, mit dem Schlitten in einen größeren Bach zu stürzen. Die Mutter seines Vaters habe den anderen Kindern damals zugerufen: „Um ihn ist es nicht schade, er kann ruhig ersaufen." Seine eigene Mutter habe ihm stets die Erfahrung vermittelt, man müsse sehr vorsichtig sein und könne anderen Menschen nicht trauen.

Die allgemein-körperliche Untersuchung zeigte unauffällige Befunde. Neurologischerseits fand sich ein Wurzelreizsyndrom (Radikulopathie) L4/L5 links. Die routinemäßig durchgeführten Laboruntersuchungen einschließlich der Schilddrüsenhormonwerte waren unauffällig.

Das Elektroenzephalogramm zeigte einen etwas unregelmäßigen Alpharhythmus mit massiver Überlagerung durch medikamentenbedingte Betaaktivität. Es fanden sich kein Herdbefund und keine epilepsiespezifischen Potentiale.

Bei der psychiatrischen Untersuchung war der Patient bewußtseinsklar und allseits vollständig orientiert. Er beantwortete Fragen oft sehr umständlich, manchmal etwas weitschweifig. Die Sprechweise war dabei monoton und leise. Sinnestäuschungen ließen sich nicht eruieren. Konflikte wurden in einer emotional eher unbeteiligten und gefühlsarmen Weise geschildert. Die Stimmung wirkte gedrückt, die affektive Schwingungsfähigkeit eingeengt.

Auf die Therapie sprach der Patient recht gut an. Er war nach einigen Wochen in der Lage, sich teilweise von seinem Eifersuchtswahn zu distanzieren und einzuräumen, daß es sich dabei wahrscheinlich um eine übersteigerte Eifersucht gehandelt habe. Der BPRS-Summenscore sank von initial 66 auf 54 Punkte bei der Entlassung aus stationärer Behandlung (Tabelle 2).

11.4.3 Patientin Y.Y., körperbezogener Wahn

Die 49jährige Patientin wurde in die Klinik eingewiesen, da sie seit 1½ Jahren Veränderungen ihres Körpers festzustellen glaubte. Dabei handelte es sich um eine Größenzunahme und Vergröberung des Gesichts, besonders im Bereich der Nase, des Unterkiefers und der Zähne. Außerdem habe sie eine Verbreiterung der Schultern und des Beckens sowie eine Vergrößerung der Hände und Füße beobachtet. Sie meinte, an einem Buckel zu leiden und schief gewachsen zu sein. Im Bereich des gesamten Skeletts und der Zähne bestünden schmerzhafte Mißempfindungen. Die Muskulatur sei insgesamt kräftiger und die Stimme tiefer geworden. Die Patientin berichtete, sie könne Wachstumsschübe ihres Körpers schmerzhaft wahrnehmen, zusätzlich bestünden Kribbeln und Druckgefühl im ganzen Körper. Der Körper erscheine ihr fremd, nicht wie ihr eigener Körper. Sie sei sehr deprimiert, empfinde ein Gefühl von Schande für sich und ihre Angehörigen. Sie habe die Hoffnung auf eine Besserung aufgegeben und hege den Wunsch zu sterben und allem ein Ende zu bereiten. Sie fühle sich schuldig, weil sie ihrer Familie einen solchen Anblick zumute.

Bei der allgemein-körperlichen und der neurologischen Untersuchung ergaben sich unauffällige Befunde.

Bei der psychiatrischen Untersuchung bot die Patientin keine Störungen des Bewußt-seins und der Orientiertheit. Das Denken erschien in formaler Hinsicht geringfügig verlangsamt und war inhaltlich deutlich eingeengt auf die körperliche Befindlichkeit. Dabei fielen leichte Tendenzen zur Perseveration auf. Die Patientin wirkte ängstlich und psychomotorisch unruhig. Halluzinationen wurden nicht angegeben. Es bestand eine deutliche Affektlabilität und Ambivalenz. Zirkadiane Veränderungen der Befind-lichkeit wurden verneint.

Die routinemäßig durchgeführten Laboruntersuchungen einschließlich der Schild-drüsenhormonwerte ergaben Normalbefunde, das Elektroenzephalogramm einschließ-lich Provokation mit Flickerlicht war unauffällig.

Die radiologische (einschließlich Kernspintomographie) und endokrinologische Dia-gnostik zum Ausschluß einer Akromegalie erbrachten ebenfalls unauffällige Befunde.

Bei der psychologischen Testung lagen im MMPI die Validitätsskalen im Normbe-reich. Erhöhte Werte ergaben sich auf den Skalen Hypochondrie, Depressivität, Hyste-rie und Paranoia. Im Persönlichkeitsinventar nach Eysenck erreichte die Patientin auf der Skala Neurotizismus einen deutlich über dem Durchschnittsbereich liegenden Roh-wert von 16 (Mittelwert der Kontrollgruppe: 7). Auf der Skala Extraversion wies sie einen Rohwert von 8 auf, der an der unteren Grenze des Durchschnittsbereiches lag (Mittelwert der Kontrollgruppe: 12,4).

Die Patientin war nicht in der Lage, die Möglichkeit einer psychischen Ursache ihrer Beschwerden zu akzeptieren. Sie fand sich nur widerwillig zur medikamentösen Therapie bereit.

Bei der Nachuntersuchung nach Ablauf von zwei Jahren zeigte sich eine leichte Besserung der psychiatrischen Symptomatik. Der BPRS-Summenscore war von an-fangs 66 auf nunmehr 58 abgesunken.

11.4.4 Patient Z.Z., sensitiver Beziehungswahn

Ein 40jähriger Diplomhandelslehrer, aus einer Kleinstadt stammend und kinderlos verheiratet, wird in die Klinik eingewiesen. Seine Erkrankung hat vor sieben Jahren begonnen, und er ist seitdem zweimal in auswärtigen psychiatrischen Hospitälern behandelt worden. Der Patient hat damals in angetrunkenem Zustand in einer nahege-legenen Großstadt eine Peep-Show besucht. Seit dem darauffolgenden Morgen ist er überzeugt, daß einige seiner Schüler davon Kenntnis haben, hinter seinem Rücken darüber flüstern und sich über ihn lustig machen. Bis dahin ist er stets bestrebt gewesen, ein guter Lehrer und seinen Schülern ein Vorbild zu sein. Er ist jetzt verzweifelt, da er diesem Ideal nach seiner Auffassung nicht hat gerecht werden können. In der Annahme, der begangene Fehler sei ohnehin nicht zu korrigieren, hat der Patient nun begonnen, gleichsam ein Doppelleben zu führen, indem er häufig vermehrt Alkohol getrunken und Nachtclubs besucht hat. Gleichzeitig ist es zu einem sozialen Rückzug gekommen. Der Patient hat geglaubt, seine Schüler und ihre Eltern wüßten über seinen Lebenswandel Bescheid, und fest mit seiner baldigen Suspendierung vom Dienst gerechnet. Er hat den Eindruck, daß Schüler über ihn tuscheln und ihn kritisieren. Schließlich hat er selbst Schüler befragt, was über ihn geredet werde, jedoch keine konkrete Antwort erhalten.

Zwei Jahre später hat der Patient im Anschluß an einen stationären Aufenthalt in einer psychiatrischen Klinik die Dienststelle gewechselt, um den Problemen zu entgehen. An der neuen Schule hört er jedoch schon bald aus zufällig aufgeschnappten Gesprächsfetzen heraus, daß man dort bereits über ihn Bescheid weiß und ihn insgeheim beschimpft. Erneut wechselt er daraufhin die Schule und nimmt dabei einen Anfahrtsweg von 200 km (einfache Fahrstrecke) täglich in Kauf, um den vermeintlichen Nachstellungen zu entgehen. Jedoch erweist sich auch dies als vergeblich. Immer wieder bezieht er belanglose Bemerkungen von Schülern auf sich und meint, daß jeder in seiner Umgebung über ihn Bescheid wisse und Anschuldigungen gegen ihn erhebe. Auch als er in einer nahegelegenen Stadt einen Nachtclub besucht, schließt er aus Blicken, Gesten und beiläufigen Bemerkungen, daß Kellner und Bardamen Kenntnis über alles haben, obwohl er nie vorher in diesem Nachtclub gewesen ist. Er ist überzeugt, daß es in allen Nachtclubs der Region Fotografien von ihm gebe. Man wolle ihn überall verächtlich machen und ihm schaden. Nachdem ihm im Nachtclub ein stark gefärbtes Getränk serviert worden ist, gelangt er zu der Gewißheit, daß man ihn dadurch vorsätzlich mit dem AIDS-Virus infiziert habe. Er läßt deshalb wiederholt Laboruntersuchungen auf eine HIV-Infektion durchführen, kann jedoch die jeweils unauffälligen Befunde nicht akzeptieren. Nach seiner Ansicht wissen auch seine Schüler über die vermeintlich bei ihm vorliegende Infektion Bescheid. Er fühlt sich gebrandmarkt und meint, daß überall, wo er sich zeigt, spöttische Bemerkungen über ihn gemacht werden. Wenn er zufällig durch das Vergnügungsviertel einer Großstadt geht, wissen seine Schüler und Nachbarn wenige Tage später darüber vermeintlich Bescheid. Zu seiner Ehefrau unterhält er seit längerem keine sexuellen Beziehungen mehr aus Furcht, AIDS-Viren, mit denen er infiziert zu sein glaubt, auf sie zu übertragen.

Als ein Ereignis, welches ihn in besonderer Weise belaste, berichtet der Patient, er sei einige Zeit vor dem letzten stationären Krankenhausaufenthalt einmal in angetrunkenem Zustand von einer Party nach Hause gefahren. Unterwegs habe er auf einem Parkplatz angehalten und dort masturbiert. Einige Tage später habe er an seiner Schule Gesprächsfetzen aus Unterhaltungen von Schülern mitbekommen, aus denen er geschlossen habe, daß diese Schüler über den Vorfall auf dem Parkplatz Bescheid wußten. Er sei deshalb zu der Überzeugung gelangt, daß jener Vorfall von zufällig in der Nähe anwesenden Fußgängern beobachtet und mit einem Teleobjektiv fotografiert worden sei.

Weil er glaubt, daß in allen Nachtclubs Fotografien von ihm kursieren und die Leute in der Region über ihn Bescheid wissen, erwägt er, sich um eine Stelle an einer deutschen Schule in Barcelona zu bewerben oder den Lehrerberuf ganz und gar aufzugeben und statt dessen einen Versandhandel zu eröffnen.

Bei Aufnahme in die Klinik sind der allgemeinkörperliche und der neurologische Befund unauffällig.

Bei der psychiatrischen Untersuchung zeigt sich der Patient liebenswürdig, zugewandt und kooperativ. Seine Stimmungslage ist zum Depressiven hin ausgelenkt, Antrieb und affektive Schwingungsfähigkeit erscheinen reduziert. Formale Denkstörungen lassen sich nicht erkennen, inhaltlich finden sich eine Fülle paranoider Beziehungsideen und eine Reihe von Wahnwahrnehmungen. Halluzinationen sind nicht zu eruieren.

Bei den routinemäßig durchgeführten Laboruntersuchungen zeigen sich keine pathologischen Auffälligkeiten. Gleiches gilt für das EEG sowie die kraniale Computertomographie. Während des stationären Aufenthalts ist keinerlei Entzugssymptomatik aufgetreten.

Es ist von Wichtigkeit, daß der Vater des Patienten als impulsive, unbeherrschte Persönlichkeit beschrieben wird. Er habe das Geld der Familie leichtfertig ausgegeben und sei mehrfach wegen Betrugs inhaftiert gewesen. Er habe mehrere uneheliche Kinder gezeugt.

Die Inhaftierung des Vaters sowie Armut und Enttäuschung durch andere Menschen haben zweifelsohne die Kindheit des Patienten beeinflußt und vielfältige Wirkungen ausgeübt. Der Patient selbst berichtet hierzu, die Inhaftierung seines Vaters habe sich für ihn teilweise so ausgewirkt, daß er in der Kindheit unter Gleichaltrigen durchaus angesehen und als Draufgänger und Anführer einer Clique akzeptiert gewesen sei.

Um den Namen seiner Familie von der Schande zu befreien, hat der Patient sich in der Folgezeit mit großer Energie und kompromißlosem Einsatz um eine gute Berufsausbildung bemüht. Indem er alle Anstrengungen unternimmt, ein guter Lehrer zu sein, will er dem Namen der Familie wieder zu Ansehen verhelfen. Dies ist ihm auch insoweit gelungen, als er bis zu den oben beschriebenen Vorfällen ein von Schülern, Kollegen und Vorgesetzten geachteter Lehrer gewesen ist. Er begibt sich in stationäre psychiatrische Behandlung aus der Furcht heraus, alles, was er erreicht und sich erarbeitet hat, zu verlieren.

Anläßlich einer Nachuntersuchung zwei Jahre nach der Entlassung aus stationärer Behandlung wird trotz der zwischenzeitlich erfolgten Therapie eine völlig unveränderte Symptomatik festgestellt (Tabelle 2).

11.5 Diskussion

Die nosologische Stellung der paranoiden Störungen ist derzeit noch Gegenstand der wissenschaftlichen Diskussion (Kendler 1980; Kendler et al. 1981; Munro 1988). Das DSM-III-R betrachtet die paranoiden Störungen als distinkte Krankheitsentität, die sich von den schizophrenen Erkrankungen hauptsächlich durch das Fehlen prominenter Halluzinationen, formaler Denkstörungen und bizarrer Wahninhalte unterscheidet. Bis jetzt ist für diese Gruppe von Erkrankungen keine umfassende therapeutische Strategie entwickelt worden. Allerdings findet man in der Literatur zahlreiche Falldarstellungen über erfolgreiche Therapien bei Patienten mit derartigen Erkrankungen. Unter anderem hat sich hier das Neuroleptikum Pimozid bei der Behandlung monosymptomatischer körperbezogener Wahnerkrankungen (Riding u. Munro 1975), des Dermatozoenwahns (Reilly et al. 1978; Mitchell 1989), der Erotomanie (Munro et al. 1985), des Eifersuchtswahns (Dorian 1979) und, in Verbindung mit trizyklischen Antidepressiva, bei mit Depressionen einhergehenden monosymptomatischen Wahnerkrankungen (Chiu et al. 1990) als wirksam erwiesen.

In der hier dargestellten, noch nicht sehr umfangreichen Untersuchung sprachen außer zwei Patientinnen mit Erotomanie und einem Patienten mit sensitivem Beziehungswahn (s. Tabelle 2 und Abb. 1–4) alle in die Studie einbezogenen Patienten günstig auf die angewandte Therapie an. Allerdings können wir die Möglichkeit einer spontanen Besserung der Symptomatik unabhängig von der Behandlung nicht mit letzter Sicherheit ausschließen, da die Anzahl der untersuchten Patienten zu gering war, um eine Teilung in eine Behandlungsgruppe und eine Kontrollgruppe vorzunehmen. Darüber hinaus wäre der Verzicht auf eine Therapie bei einer zu bildenden Kontrollgruppe angesichts der in der Literatur mitgeteilten günstigen therapeutischen Ergebnisse ethisch nicht vertretbar gewesen.

Bei zwei Patienten unseres Kollektivs, die in den Tabellen 1 und 2 mit einem Stern gekennzeichnet sind, erwies sich eine Revision der bei Klinikaufnahme gestellten Diagnose als erforderlich. Die revidierten Diagnosen lauteten: „major depression" bzw. „paranoide Schizophrenie". Diese Beobachtungen mögen die in der Literatur nicht selten anzutreffende Auffassung stützen, daß eine enge Beziehung, vielleicht sogar eine Überlappung, zwischen der Gruppe der paranoiden Störungen einerseits und den Gruppen der affektiven Psychosen und der Schizophrenien andererseits bestehe. Darüber hinaus sind mehrfach Übergänge von zunächst monosymptomatischen Wahnerkrankungen in voll ausgeprägte Psychosen sowohl vom affektiven als auch vom schizophrenen Phänotyp beschrieben worden (Chiu et al. 1990; Davidson u. Mukherjee 1982; Munro u. Pollock 1981; Douglass u. Hays 1980; Opjordsmoen 1988).

Es erscheint vorstellbar, bei zukünftigen Untersuchungen nach Kriterien zu suchen, die einen Übergang von einer paranoiden Störung in eine affektive oder schizophrene Psychose vorherzusagen erlauben. Dies würde eine weitere nosologische Differenzierung der Gruppe der paranoiden Störungen beinhalten und möglicherweise zu einer Verbesserung der therapeutischen Ergebnisse beitragen, die in vielen Fällen heute noch unbefriedigend sind.

Literatur

American Psychiatric Association (1987) Diagnostic and Statistical Manual of Mental Disorders (Third Edition, Revised), DSM-III-R. American Psychiatric Assosiation, Washington DC

Chiu S, Mc Farlane AH, Dobson N (1990) The treatment of monodelusional psychosis associated with depression. Br J Psychiatry 156:112–115

Davidson M, Mukherjee S (1982) Progression of olfactory reference syndrome to mania: a case report. Am J Psychiatry 139:1623–1624

Dorian BJ (1979) Monosymptomatic hypochondriacal psychosis (letter). Can J Psychiatry 24:377

Douglass AB, Hays P (1980) An objective study of relationships and discontinuities between paranoid schizophrenia and Kretschmer's syndrome of sensitive delusions of reference. Acta Psychiatr Scand 61:387–394

Gaupp R (1910) Über paranoische Veranlagung und abortive Paranoia. Allg Z Psychiatr 67:317–320

Gaupp R (1914) Zur Psychologie des Massenmörders Hauptlehrer Wagner von Degerloch. Springer, Berlin

Jones GC (1974) Classification of mental illness: the value of certain French nosological concepts. Can Psychiatr Assoc J 19:273–277

Jørgensen P (1985) Long-term course of acute reactive paranoid psychosis. Acta Psychiatr Scand 71:30–37

Jørgensen P, Jensen J (1988) An attempt to operationalize reactive delusional psychosis. Acta Psychiatr Scand 78:627–631

Kaschka WP, Negele-Anetsberger J, Joraschky P (1991) Treatment outcome in patients with delusional (paranoid) disorder. Eur J Psychiatry 5:240–253

Kendler KS (1980) The nosologic validity of paranoia (simple delusional disorder). Arch Gen Psychiatry 37:699–706

Kendler KS, Gruenberg AM, Strauss JS (1981) The relationship between paranoid psychosis (delusional disorder) and the schizophrenia spectrum disorders. Arch Gen Psychiatry 38:985–987

Kraepelin E (1909–1915) Psychiatrie. Ein Lehrbuch für Studierende und Ärzte, 8. Aufl. Barth, Leipzig

Kretschmer E (1966) Der sensitive Beziehungswahn, ein Beitrag zur Paranoiafrage und zur psychiatrischen Charakterlehre, 4. Aufl. Springer, Berlin Heidelberg New York

Lungershausen E, Barocka A (1989) Le délire non psychotique dans la psychopathologie germanophone. Psychol Med 21:1330–1333

Magnan V (1893) Leçons cliniques sur les maladies mentales, 2nd ed. Bataille, Paris

Magnan V, Legrain M (1895) Les dégénerés. Etat mental et syndromes épisodiques. Rueff, Paris

Mitchell C (1989) Successful treatment of chronic delusional parasitosis. Br J Psychiatry 155:556–557

Munro A (1988) Delusional (paranoid) disorders: etiologic and taxonomic considerations. II. Possible relationship between delusional and affective disorders. Can J Psychiatry 33:175–178

Munro A, Pollock B (1981) Monosymptomatic phsychoses which progress to schizophrenia. J Clin Psychiatry 42:474–476

Munro A, O'Brien J, Ross D (1985) Two cases of „pure" or „primary" erotomania successfully treated with pimozide. Can J Psychiatry 30:619–622

Opjordsmoen S (1988) Long-term course and outcome in delusional disorder. Acta Psychiatr Scand 78:576–586

Overall JE, Gorham DR (1962) The brief psychiatric rating scale. Psychol Rep 10:799–812

Pichot P (1986) The concept of „Bouffée délirante" with special reference to the Scandinavian concept of reactive psychosis. Psychopathology 19:35–43

Rasmussen S (1978) Sensitive delusion of reference, „sensitiver Beziehungswahn", Some reflections on diagnostic practice. Acta Psychiatr Scand 58:442–448

Reilly TM, Jopling WH, Beard AW (1978) Successful treatment with pimozide of delusional parasitosis. Br J Dermatology 98:457–459

Riding J, Munro A (1975) Pimozide in the treatment of monosymptomatic hypochondrical psychosis. Acta Psychiatr Scand 52:23–30

Strömgren E (1972) Atypische Psychosen. Reaktive (psychogene) Psychosen In: Kisker KP et al., eds. Psychiatrie der Gegenwart. Forschung und Praxis. Klinische Psychiatrie, Bd II, Teil 1. Springer, Berlin Heidelberg New York, S 141–152

Wimmer A (1916) Psykogene Sindssygdomsformer („Psychogenic varieties of mental diseases"). In: St. Hans Hospital 1816–1916, Jubilee Publicaton. Gad, Copenhagen, pp 85–216

12 Das Konzept der psychogenen (reaktiven) Psychosen

E. Strömgren

Der Begriff „psychogene Psychosen" ist ein kontroverser und oft mißverstandener Begriff. Eine grobe Definition würde einfach aussagen, daß es sich um Psychosen handelt, für deren Ätiologie psychische Traumata die wichtigsten Momente sind. In vielen Ländern, so in den nordischen, spielen solche Psychosen eine große und selbstverständliche Rolle, in anderen dagegen überhaupt keine. Warum reagiert unter schweren psychischen Belastungen der eine mit einer einfachen Depression, der andere mit einem Dämmerzustand und ein dritter mit der Entwicklung eines Wahns? Hier führt E. Strömgren, Aarhus, eine Theorie an, nämlich die von einer spezifischen Relation zwischen dem Trauma und der betroffenen Persönlichkeit: stellt das Trauma ein (katathym bedingtes) Schlüsselerlebnis dar, entsteht eine Psychose von ganz bestimmter Form.

12.1 Einleitung und Definition

Der Begriff „psychogene Psychosen" ist ein kontroverser und oft mißverstandener Begriff, über den eine internationale – hoffentlich klärende – Diskussion sehr wünschenswert erscheint.

In vielen Ländern, darunter nicht zuletzt den nordischen, spielt der Begriff psychogene Psychosen eine große und selbstverständliche Rolle. Die Bezeichnung grenzt dort einen großen Teil der Psychosen ab und scheint somit unentbehrlich. In vielen anderen Ländern wird der Begriff dagegen überhaupt nicht gebraucht; für die Psychiater in solchen Ländern wirkt die Bezeichnung anscheinend oft befremdend und unnötig, und dies, obwohl die Psychosen, die in den erstgenannten Ländern als psychogen bezeichnet werden, wahrscheinlich mit etwa der gleichen Frequenz auch in den Ländern der letzten Gruppe vorkommen. Wie werden sie aber in solchen Ländern benannt? Und welche Auffassung hat man dort über ihre Natur? Das sind Fragen, die für die internationale Verständigung innerhalb der Psychiatrie von großer Bedeutung sind.

Eine grobe Definition des Begriffs psychogene Psychosen würde einfach aussagen, daß es sich um Psychosen handelt, für deren Ätiologie psychische Traumata die wichtigsten Momente sind. Solche Psychosen hat man seit Anfang der Psychiatrie oft genug beschrieben. Eine genauere wissenschaftliche Beschreibung der psychogenen Psychosen ist aber erst Anfang des 20. Jahrhunderts erfolgt. Der erste, der die Bezeichnung „psychogen" gebraucht hat, war allem Anschein nach Robert Sommer (1894) und zwar in seinem Buch *Diagnostik der Geisteskrankheiten*. Durch die Bezeichnung hat er die Bezeichnung hysterisch ersetzt, die sonst für die meisten hierhergehörigen Zustände gebraucht worden war, und die Sommer mit Recht als für viele dieser Zustände nicht angemessen angesehen hat.

Tropon-Symposium, Bd. VII
Paranoide Störungen
Hrsg. W.P. Kaschka und E. Lungershausen
© Springer-Verlag Berlin Heidelberg 1992

12.2 Historischer Überblick

Die erste begrifflich und terminologisch genaue Umgrenzung der psychogenen psychischen Leiden stammt, wenig erstaunlich, von Karl Jaspers (1913) in der ersten Ausgabe seines Buches *Allgemeine Psychopathologie*. Jaspers macht die wichtige Unterscheidung zwischen „bloß ausgelösten Psychosen" und „echten Reaktionen". Die letzteren sind Psychosen, deren Inhalt in verständlichem Zusammenhang mit dem Erlebnis steht, die nicht aufgetreten wären ohne das Erlebnis und die in ihrem Verlauf von dem Erlebnis und seinen Zusammenhängen abhängig sind. Die Psychose bleibt auf das zentrale Erlebnis bezogen. Im Gegensatz dazu steht bei „bloß ausgelösten Psychosen" der Inhalt in keinem verständlichen Zusammenhang mit dem Erlebnis. So löst z. B. ein Todesfall einen katatonischen Krankheitsprozeß, eine zirkuläre Depression aus. Die Art der Psychose braucht dem Erlebnis gar nicht zu entsprechen; die seelische Erschütterung ist nur der letzte, evtl. entbehrliche Anlaß, durch den eine Krankheit zum Ausbruch kommt, die auch ohne diesen Anlaß schließlich entstanden wäre, und nun nach ihren eigenen Gesetzen in völliger Unabhängigkeit vom psychischen Anlaß verläuft.

Obwohl das Buch Jaspers' auch in den nordischen Ländern schnell außerordentliches Ansehen erreichte, wurde das große Interesse der nordischen Psychiater für die psychogenen Psychosen jedoch in erster Linie durch das Erscheinen einer Monographie im Jahre 1916 erregt, die diese Krankheitsgruppe zum Thema hatte. Es handelte sich um ein Buch, das von dem späteren Professor der Psychiatrie an der Universität Kopenhagen, August Wimmer, 1916 verfaßt worden war. Interessant ist, daß das Buch auf der Grundlage eines Vortrags aufgebaut wurde, den Wimmer im Jahre 1913 anläßlich des ersten nordischen Psychiaterkongresses gehalten hatte, also im selben Jahre, in dem die *Allgemeine Psychopathologie* von Jaspers erschienen war. Wimmer gibt eine sehr präzise, ins kleinste Detail gehende Definition der psychogenen Psychosen, nämlich die folgende:

Unter psychogenen Psychosen verstehen wir die verschiedenartigen, klinisch selbständigen Psychosen, deren Hauptmerkmal es ist, daß sie – gewöhnlich auf einem bestimmten prädisponierenden Boden – verursacht werden durch seelische Ursachen („psychische Traumen"), und ebenso, daß diese Pathemata bestimmend sind für den Zeitpunkt des Ausbruches der Psychose, für die Wandlungen der Krankheit (Remissionen – Intermissionen – Exazerbationen), sehr oft auch für ihr Aufhören, wozu noch die Psychose in ihrer Form und ihrem Inhalt, mehr oder weniger direkt und vollständig (in „verständlicher Weise"), die auslösende seelische Ursache spiegelt. Zu diesen Kriterien können wir weiter hinzufügen, daß diese Krankheiten ganz überwiegend zur Ausheilung neigen, und speziell, daß sie niemals in Demenz enden.

Nach einer genauen Durchmusterung der schon damals sehr umfassenden Literatur, besonders innerhalb der deutschen und französischen Psychiatrie, beschreibt Wimmer sein eigenes Material, das aus 24 Fällen besteht. Zusammenfassend kann gesagt werden, daß es sich in sämtlichen Fällen um Psychosen gehandelt hat, die eindeutig durch ein schweres psychisches Trauma ausgelöst wurden und die völlig zur Heilung kamen, eine Heilung, die sicher in den meisten Fällen dauernd war. Obwohl keine längeren Katamnesen gemacht wurden, steht fest, daß niemand von diesen Kranken in das betreffende Krankenhaus wieder aufgenommen wurde, das einzige psychiatrische Krankenhaus des betreffenden Gebietes, nämlich der Stadt Kopenhagen. Wimmer teilt sein Material in 2 Hauptgruppen ein, einerseits die affektiven psychogenen Psychosen, andererseits die paranoiden Psychosen. Die 1. Gruppe wird dann unterteilt in 4 Subgruppen:

1. psychogene Depressionen
2. psychogene Exaltationen
3. psychogene Stuporzustände
4. Psychosen mit Bewußtseinsänderungen.

Die paranoiden Psychosen werden wiederum eingeteilt in persekutive und expansive Formen.

Wimmers Material wurde während des 1. Weltkrieges, an dem Dänemark ja nicht beteiligt war, gesammelt, was einen gewissen Unterschied bedingt im Vergleich zu der gleichzeitigen deutschen Literatur über psychogene Psychosen, die ganz überwiegend von den Kriegserfahrungen geprägt ist. In den vorhergehenden Jahrzehnten gibt es hingegen eine reichhaltige deutsche Literatur über andersartige psychogene Psychosen, z. B. von Ganser (1898) und Raecke (1901) über hysterische Psychosen, von Bonhoeffer (1907) über die sog. Degenerationspsychosen und Gefängnispsychosen. Außerdem hat damals in Deutschland die Diskussion über Psychogenese von paranoiden Syndromen angefangen, besonders in den berühmten Arbeiten von Friedmann (1905) und Gaupp (1910). Diese Diskussion gipfelte in Kretschmers (1918) klassischem Buch über den sensitiven Beziehungswahn. Hier wurde besonders anschaulich, wie auf dem Boden einer besonders gearteten Persönlichkeit spezifische katathyme Schlüsselerlebnisse die paranoiden Reaktionen bewirken. Der oft geäußerte Verdacht, daß es sich in diesen Fällen doch um paranoide Schizophrenien handele, ist durch die jahrzehntelangen Katamnesen endgültig widerlegt worden.

Die nächste zusammenfassende Übersicht über die psychogenen Psychosen findet man in dem von Kurt Schneider im Jahre 1927 veröffentlichten Kapitel im Handbuch Aschaffenburgs mit dem Titel *Die abnormen seelischen Reaktionen*. Wenn man diese schöne Arbeit mit dem Buche Wimmers vergleicht, ist es ganz frappierend, wie sehr sie sich ähnlich sind. Beide Verfasser sind außerordentlich genau, im Inhalt wie in der Form, jedes Wort scheint genau durchdacht worden zu sein.

In der grundsätzlichen Begriffsformulierung schließt sich Schneider wesentlich an Jaspers an. Sehr interessant ist es, daß Schneider, im Gegensatz zur Terminologie in seinen späteren Arbeiten, hier wiederholt den Terminus „psychogene Psychosen" verwendet. Ein großer Teil der beschriebenen abnormen Reaktionen sind in der Tat auch wirklich ausgesprochene Psychosen. Voraussetzung für diesen Sprachgebrauch ist selbstverständlich, daß man „Psychose" wie üblich als einen phänomenologisch-symptomatologischen Begriff auffaßt und in ihn keine ätiologischen Kriterien einmischt, so wie es Schneider seit Anfang der 30er Jahre getan hat, indem er für „Krankheiten" (einschließlich Psychosen) nur physische Ursachen anerkannte, während psychische Einwirkungen lediglich quantitative Abweichungen von der Norm bewirken könnten, in der Form von Persönlichkeitsvarianten und abnorm starken Erlebnisreaktionen. Diese Denkweise hat offenbar die deutsche Psychiatrie weitgehend beeinflußt und dadurch von der Psychiatrie in anderen Ländern entfernt, wo man sich immerfort überwiegend an Jaspers' phänomenologische Auffassung des Psychosebegriffs hält.

Im Gegensatz zu Wimmer unterscheidet Schneider in dem erwähnten Handbuchkapitel 3 Hauptgruppen, indem er aus Wimmers affektiver Gruppe die Bewußtseinsstörungen herausnimmt; seine 3 Gruppen sind somit die reaktiven abnormen Gefühlszustände, der reaktive Wahn und die reaktiven Bewußtseinstrübungen. Die Wahngruppe enthält eine ganze Reihe von Untergruppen:

1. Paranoia
2. Querulantenwahn
3. sensitive Paranoia
4. wahnhafte Einbildungen Gefangener
5. präseniler Begnadigungswahn lebenslänglich Inhaftierter
6. Verfolgungswahn Schwerhöriger
7. Verfolgungswahn sprachlich Isolierter
8. induzierter Wahn.

12.3 Nosologie und Genetik

Das erste große, für statistische Zwecke ausnützbare Material von psychogenen Psychosen ist dasjenige von Poul Færgeman (1945,1963), das 1945 veröffentlicht wurde. Das Material besteht aus 170 Fällen, die in den Jahren 1922–24 in der Universitätsklinik Wimmers in Kopenhagen als psychogene Psychosen diagnostiziert worden waren und dann von Færgeman nachuntersucht wurden, im Durchschnitt nach etwa 18 Jahren. Nur in 3 Fällen war es nicht möglich, die betreffenden Probanden wiederzufinden. Es hat sich gezeigt, daß nur in der Hälfte der Fälle die Diagnose psychogene Psychose festgehalten werden konnte. Die Mehrzahl der übrigen entpuppten sich allmählich als Schizophrenien, einige auch als manisch-depressive Psychosen. Dieses Ergebnis kann nicht verwundern. Es handelte sich um ein Material von einer Großstadtklinik mit sehr vielen Aufnahmen und kurzer Verweildauer. Für eine hinreichend begründete Diagnose genügte die Aufenthaltszeit in vielen Fällen nicht. Hierzu kommt noch der Umstand, daß ja bei Unsicherheit gewöhnlich eine Tendenz besteht, die gutartigste Diagnose zu wählen. Immerhin besteht die Tatsache, daß es sich um eine große Gruppe von verifizierten psychogenen Psychosen gehandelt hat, die einen beträchtlichen Prozentsatz der Aufnahmen ausmachte.

Færgemans Monographie erschien während des Krieges und damals in dänischer Sprache. 1963 hat Færgeman eine englische Ausgabe herausgegeben, und zwar nachdem er inzwischen eine psychoanalytische Ausbildung erhalten hatte und als Psychoanalytiker langjährig in Amerika tätig gewesen war. Die neue Ausgabe betrachtete dann das Material auch in psychoanalytischem Licht und aus dem Gesichtswinkel eines amerikanischen Psychiaters. Obwohl dieses Buch in der internationalen psychiatrischen Literatur sehr oft zitiert wird, hat es auf die angelsächsische psychiatrische Welt auffallend wenig Einfluß gehabt. Man hat hier offensichtlich für den Begriff psychogene Psychosen kein Bedürfnis gehabt.

Maßgebend ist hierbei sicher, wie Færgeman selbst hervorhebt, daß das Wort „psychogen" in Amerika vielerorts eine ganz andere Bedeutung hat als in der europäischen Psychiatrie, und zwar in dem folgenden Sinne: „A condition is psychogenic when it is born by the mind, i. e., growing out of innate constitutional factors as for example the psychopathies, the manic-depressive psychosis, and at least some of the 'schizophrenias'".

Für die etwas kühle Aufnahme des Buchs von Færgeman hat es sicher auch eine Rolle gespielt, daß eine Autorität wie Eliot Slater (1964) im *British Journal of Psychiatry* eine recht kritische Besprechung veröffentlicht hat. Slater hat besonders darauf Wert gelegt, daß von den Probanden beinahe die Hälfte sich nicht als psychogene

Psychosen herausstellten. Er findet, daß unter diesen Umständen der Begriff wertlos ist. Diese Kritik ist befremdend. Man könnte ebensogut sagen: weil gelegentlich eine manische Psychose erst als manisch-depressive Psychose diagnostiziert wird und sich später zu einer progressiven Paralyse entwickelt, wäre es angezeigt, den Begriff manisch-depressive Psychose aufzugeben. Bei allen wichtigen Diagnosen, die in der Psychiatrie gestellt werden, gibt es ja eine gewisse Irrtumswahrscheinlichkeit. Weit mehr relevant scheint ein anderer Einwand von Slater: Einige der als psychogene Psychosen diagnostizierten Erkrankungen fanden sich bei Patienten, die auch körperlich krank waren. In diesen Fällen, sagt Slater, könnte man ebensowohl eine organische Psychose annehmen. Dazu ist zu sagen, daß von Færgeman die Diagnose psychogene Psychose nur in den Fällen gestellt wurde, wo die psychogene Komponente in der Ätiologie als die entscheidende angesehen wurde. Es besteht kein Zweifel, daß eine somatische Schwäche das Risiko für die Entstehung einer psychogenen Psychose erhöhen kann. Sie ist aber in diesen Fällen nicht die alleinige Ursache, sondern das psychische Trauma ist erforderlich.

Gleichfalls im Jahre 1963 erschien eine Monographie von dem Baseler Psychiater F. Labhardt (1963) über die sog. „schizophrenieähnlichen Emotionspsychosen", ein Begriff, der von Labhardts Lehrer Staehelin geschaffen worden war. Labhardt beschreibt eine große Anzahl von Psychosen, die akuten Schizophrenien ähneln, mit paranoider und katatoner Symptomatik; schwere Angst- und Erregungszustände, Stuporen, Katastrophen- und Weltuntergangsideen herrschen vor. Formale Denkstörungen sind angedeutet. Trotz dieser Symptomatik sind laut Labhardt die Emotionspsychosen von den Schizophrenien zu unterscheiden. Er hebt 5 Punkte von prinzipieller Bedeutung für die Annahme einer Emotionspsychose hervor:

1. Das Bestehen einer mit dem Ausbruch der Psychose in Zusammenhang stehenden emotionellen Spannungssituation; diese kann durch eine konstitutionelle Abnormität, durch abnorme seelische Entwicklung oder durch körperliche Störungen kompliziert werden;
2. das Fehlen einer hereditären Belastung mit Schizophrenie;
3. ein leicht verständlicher,oft an der Grenze des Normalen stehender Inhalt der Psychose;
4. guter affektiver Rapport der Kranken sowie Fehlen von uneinfühlbaren Symptomen und namentlich einer sog. „schizophrenen Atmosphäre";
5. rascher Ablauf des psychotischen Zustandes, oft sogar ohne therapeutische Maßnahmen, innerhalb von 1–4 Wochen; kein Zurückbleiben von Defektsymptomen.

Was hier von Labhardt über die genetischen Zusammenhänge bei den Emotionspsychosen gesagt wird, stimmt gut überein mit Untersuchungen, die in der psychiatrischen Klinik der Universität Aarhus in den 50er Jahren vorgenommen wurden. Dabei wurde das Familienbild von Probanden studiert, die gutartige schizophrenieähnliche Psychosen gehabt hatten, welche symptomatologisch den Emotionspsychosen ähnlich waren. In diesen Familien fanden wir nicht mehr Fälle von Schizophrenie, als der Häufigkeit in der Durchschnittsbevölkerung entspricht. Es kamen zwar in den Familien viele psychische Abnormitäten vor, in erster Linie Neurosen und Psychopathien sowie psychogene Psychosen. Es scheint somit, als ob die symptomatologische Ähnlichkeit dieser Psychosen mit Schizophrenien nicht auf eine genetische Verwandtschaft mit den Schizophrenieanlagen zurückzuführen ist.

Weitere Untersuchungen über die genetischen Grundlagen der psychogenen Psychosen wurden in der Aarhus-Klinik von 2 amerikanischen Psychiatern durchgeführt. Zuerst hat Robert Shapiro (1970) ein Zwillingsmaterial studiert. Durch Kombination des dänischen psychiatrischen Registers mit dem dänischen Zwillingsregister wurden eineiige Zwillingspaare gefunden, in denen ein Zwilling eine psychogene depressive Psychose erlebt hatte. Bei Untersuchung der Zwillingspartner zeigte es sich, daß diese in großem Ausmaß auch psychisch abweichend waren, vorzugsweise in der Form von Neurosen und Persönlichkeitsstörungen, Abnormitäten, die aber nicht dazu hinreichten, ohne weiteres Psychosen vom psychogenen depressiven Typus hervorzurufen. Dafür war ein psychisches Trauma notwendig. Es gab also Konkordanz mit Rücksicht auf die Persönlichkeit, aber nicht mit Rücksicht auf die Psychose, die somit als exogen zu betrachten war.

Michael McCabe (1975) hat intensive Familienuntersuchungen in den Sippen von psychogen psychotischen Probanden durchgeführt. Es zeigte sich wiederum, daß in diesen Sippen keine Belastung mit Schizophrenie vorlag, hingegen aber mit Persönlichkeitsstörungen. Dazu kommt noch eine leichte Erhöhung hinsichtlich der Krankheitserwartung für manisch-depressive Psychosen. Es könnte also so aussehen, als ob eine begrenzte Gruppe der als psychogene Psychosen diagnostizierten Fälle genetische Beziehungen zur manisch-depressiven Psychose haben könnte.

Interessant sind in dieser Beziehung die Untersuchungen von Ulrich Boeters (1971) über Probanden mit oneiroiden Emotionspsychosen, die in der Kieler Klinik studiert wurden. Boeters gelangt zu dem Schluß, daß es sich um eine heterogene Gruppe handelt, daß aber ein nicht unbeträchtlicher Teil Beziehungen zur manisch-depressiven Psychose aufweist.

12.4 Verlauf

Wie schon hervorgehoben, ist die Prognose der psychogenen Psychosen prinzipiell gut. Die große Mehrzahl der Psychosen heilen in wenigen Tagen oder Wochen aus, mit vollkommener Wiederherstellung der habituellen Persönlichkeit. Bei neuen Belastungen kommen gelegentlich Rückfälle vor. Nur die paranoiden Formen können bisweilen, bei anhaltenden Belastungen und inadäquater Therapie, länger dauern bzw. chronisch werden.

Ein großes Material von psychogenen Psychosen, in erster Linie durch Bewußtseinsstörungen charakterisiert, wurde in Stockholm von Waltraut Bergman (1976) untersucht. Von 143 Probanden stellten sich bei der Nachuntersuchung 129 als einwandfreie Fälle von psychogener Psychose dar. Rückfälle kamen in 2/3 der Fälle vor, beinahe immer vom gleichen Typus, und die Genesung war vollkommen.

An weiteren Untersuchungen, die die überwiegend gute Prognose der als psychogen diagnostizierten Psychosen demonstrieren, seien die von Noreik (1970), von Pandurangi u. Kapur (1980) und von Andersen u. Lærum (1980) erwähnt.

12.5 Klinische Formen

Die folgende Aufzählung gibt eine Übersicht über die wichtigsten Formen von psychogenen Psychosen:

1. Emotionelle Syndrome:
    a. Depressionen; Angstzustände;
    b. Erregungszustände;
    c. Emotionslähmung (Baelz).
2. Bewußtseinsstörungen:
    a. Delirien;
    b. Dämmerzustände.
3. Paranoide Syndrome
    a. sensitiver Beziehungswahn;
    b. Querulantenwahn;
    c. Haftpsychosen;
    d. Wahn der Schwerhörigen;
    e. Wahn in sprachfremder Umgebung;
    f. induzierter Wahn.

Unter den emotionellen Syndromen sind die Depressionen bei weitem die häufigsten. Das wichtigste Problem ist dabei die Differenzierung von endogenen Depressionen. Wichtig ist hier außer dem Vorliegen eines schweren aktuellen psychischen Traumas sowie beständiger Beschäftigung der Gedanken mit diesem Trauma das Fehlen des typisch endogenen Tagesrhythmus, der Hemmung, der Selbstbezichtigungen und des Heranziehens von weit zurückliegenden Episoden usw.

Die Bewußtseinsstörungen werden in der älteren Literatur weitgehend als hysterische Psychosen bezeichnet.

Im Hinblick auf die Häufigkeit der psychogenen Psychosen kann erwähnt werden, daß sie in Dänemark i. allg. etwa 10% aller psychiatrischen Aufnahmen ausmachen, und zwar 15–20% der Psychosen. Die Häufigkeit ist derjenigen der manisch-depressiven Psychosen etwa gleich und etwas größer als die Häufigkeit der Schizophrenien. Im Jahre 1978 gab es in ganz Dänemark etwa 39 000 psychiatrische Aufnahmen, davon gehörten 3 155 zu der Gruppe der psychogenen Psychosen; von diesen gehörten 56% zu der Untergruppe der emotionellen Syndrome, 10% zu den Bewußtseinsstörungen, 27% zu den paranoiden Syndromen; 7% waren gemischte Fälle.

In den Jahren 1975–1984 wurden von 100 000 Frauen etwa 90 pro Jahr mit der Diagnose psychogene Psychose in psychiatrische Institutionen aufgenommen, davon ungefähr 30 als Erstaufnahmen. Die entsprechenden Ziffern für Männer waren 50 bzw. 20.

Obwohl Übergänge und Mischformen zwischen den 3 Gruppen durchaus nicht selten sind, unterscheiden sich die reinen Formen dieser Haupttypen grundsätzlich voneinander. Wovon hängen diese Unterschiede ab? Warum reagiert unter schweren psychischen Belastungen der eine mit einer einfachen Depression, der andere mit einem Dämmerzustand und ein dritter mit der Entwicklung eines Wahns? Sind die Ursachen den Verschiedenheiten der Konstitution oder den Umweltfaktoren zuzuschreiben?

Die alleinige Berücksichtigung der konstitutionellen Reaktionsbereitschaften kann nicht befriedigen. Man könnte z. B. vermuten, die Syntonen reagierten auf psychische Belastungen mit emotionellen, die Schizoiden mit paranoiden Syndromen; das stimmt aber einfach mit der alltäglichen klinischen Erfahrung nicht überein. Und mit einer „reinen Umwelthypothese" ist es nicht besser bestellt.

Anstelle dieser beiden Theorien drängt sich eine dritte auf, nämlich die von einer spezifischen Relation zwischen dem Trauma und der betroffenen Persönlichkeit: wenn das betreffende Trauma für eben diese Persönlichkeit ein (katathym bedingtes) Schlüsselerlebnis bedeutet, dann entsteht eine Psychose von einer ganz bestimmten Form.

Besonders klar wurde eine solche spezifische Relation von Kretschmer (1918) beschrieben und verständlich gemacht, und zwar am Beispiel des sensitiven Beziehungswahns. Das klassische pathogene Erlebnis der sensitiven, ethisch ambitiösen Persönlichkeit ist hier die beschämende Erkenntnis der eigenen ethischen Niederlage. Es handelt sich hier um eine unerträgliche Läsion des Persönlichkeitsbewußtseins. In dieser Beziehung analoge Konflikte lagen auch in den wohlbekannten Krankengeschichten von Friedmann (1905), Lange (1923) und Kehrer (1922) vor. Es scheint überhaupt gerechtfertigt anzunehmen, daß bei allen psychogenen Wahnbildungen eine solche Läsion des Persönlichkeitsbewußtseins Ausgangspunkt des Wahns ist. Je plötzlicher die Läsion eintritt, desto größer ist die Wahngefährdung; aber auch in Fällen, wo sich objektiv eine Änderung der Person nur allmählich einstellt, kann mit Wahn reagiert werden; das sehen wir z. B. bei den Änderungen des Körperschemas, die bekanntlich paranoide Mechanismen wie das Anton-Symptom und andere Anosognosien veranlassen können. Obwohl sich der objektive körperliche Defekt in diesen Fällen langsam entwickeln mag, kann die subjektive Erkenntnis desselben sehr wohl plötzlich zustande kommen und – im Anschluß daran – der Wahn auftreten: wenn die nichtpsychotischen Abwehrmechanismen nicht mehr ausreichen, wird der Wahn notwendig.

Bei den psychogenen Bewußtseinsstörungen scheinen andere Mechanismen am Werke zu sein. Noch wichtiger ist hier in der Pathogenese das plötzliche Einsetzen der psychischen Belastung, und zwar scheint es sich hier durchweg um eine Läsion des Gegenstandsbewußtseins zu handeln. Die Dämmerzustände entstehen, wenn irgend etwas geschieht, was mit dem Weltbild des Betreffenden ganz unvereinbar ist, wenn also das Verhalten der Umwelt ganz unerträglich erscheint, und zwar in der Weise „unerträglich", daß die Ereignisse im Gegensatz zu allen bisherigen Erfahrungen stehen und eben dadurch Ratlosigkeit, Angst bis zur Panik und Flucht in den Dämmerzustand hervorrufen.

Bei den psychogenen Depressionen liegen die Verhältnisse nun wiederum anders. Gewöhnlich läßt sich hier nichts nachweisen, was als Riß im Persönlichkeitsbewußtsein oder Gegenstandsbewußtsein beschrieben werden könnte. Die Belastungen, die in diesen Fällen vorliegen, könnten eher als einfache Situationskonflikte bezeichnet werden; es handelt sich um Erlebnisse (Todesfälle, Familienkonflikte, unerwünschte Schwangerschaft, Geldverlust usw.), die, wie betrübend sie auch sein mögen, doch von den Betreffenden als von vornherein durchaus möglich, vielleicht sogar wahrscheinlich und jedenfalls keineswegs als mit ihrem Selbst- und Weltbild unvereinbar bewertet werden können. Die Reaktionen wirken hier mehr holothym als katathym, sie sind für den Zuschauer i. allg. qualitativ ganz und quantitativ weitgehend einfühlbar.

Wir hätten hier ein scheinbar einfaches Schema für die Korrelation zwischen Trauma und Form der Reaktion; aber eben nur scheinbar einfach, weil es sich hier nicht um irgendeine objektive, sachliche Einteilung der Traumen handeln kann, sondern um die Relationen dieser zu bestimmten Gebieten der betroffenen Persönlichkeit. Für die Beurteilung der pathogenen und pathoplastischen Kraft einer psychischen Belastung ist somit eine genaue Kenntnis der Struktur des Persönlichkeits- und Gegenstandsbewußtseins eben dieses Kranken notwendig.

12.6 Diskussion – Die psychogenen Psychosen in internationaler Sicht

Zusammenfassend läßt sich wohl sagen, daß die Existenz einer ziemlich großen Gruppe von Psychosen, die mit Recht als psychogen aufgefaßt werden können, feststeht. Um so merkwürdiger ist es, daß dieser Begriff, der in vielen Ländern ein selbstverständlicher und scheinbar unentbehrlicher ist, in anderen überhaupt nicht gebraucht wird, in einigen Ländern sogar eifrig bekämpft wird. In den nordischen Ländern findet man diese Gruppe unentbehrlich; in Schweden wird die Diagnose jedoch etwas seltener gebraucht als es in Norwegen und Dänemark der Fall ist. Zwischen Norwegen und Dänemark hat es in terminologischer Hinsicht früher einen Unterschied gegeben: sowohl norwegische wie dänische Psychiater erkennen die konstitutionelle oder dispositionelle Vulnerabilität bei vielen dieser Probanden, sehen aber das psychische Trauma als *Conditio sine qua non* für die Ätiologie der Psychose an. Trotzdem wurde in Norwegen früher die Bezeichnung „konstitutionelle Psychose" (wohl ursprünglich zum Ersatz der obsoleten „Degenerationspsychose") angewandt, in Dänemark aber „psychogene Psychose". Ein Kompromiß, auch mit Rücksicht auf die internationale Terminologie, wurde dann dadurch erreicht, daß man in beiden Ländern die Bezeichnung „reaktive Psychose" einführte. Ganz befriedigend ist diese Bezeichnung aber nicht, weil die psychogene Ätiologie hinter ihr verborgen bleibt – eine „Reaktion" kann ja ebensowohl somatogen wie psychogen sein.

In Rußland und Japan sind die psychogenen Psychosen ein selbstverständlicher Begriff in den Klassifikationen und den Lehrbüchern.

In Frankreich ist die Terminologie und Klassifikation bekanntlich immer von den Terminologien und Klassifikationen in anderen Ländern stark abgewichen, wozu noch kommt, daß verschiedene Schulen unterschiedliche Terminologien bewahrt haben. Eine allgemeine Tendenz hat darin bestanden, daß man sich mehr für Symptomatologie und Verlauf interessiert hat als für Ätiologie und Nosologie. Die psychogenen Psychosen sind deshalb unter Bezeichnungen zu finden wie „délire aigu", „bouffée délirante", „délire d'emblée" und dergleichen. Unter diesen Bezeichnungen verbergen sich aber sowohl mehr somatogene wie eher psychogene und auch als ganz autochthone Psychosen aufgefaßte Zustände.

In England hat man sich für die Abgrenzung einer besonderen Gruppe von psychogenen Psychosen nicht interessiert, in erster Linie weil seit den Untersuchungen von Aubrey Lewis (1934) in der 30er Jahren über depressive Psychosen die Auffassung vorherrschend war, daß die sog. endogenen bzw. reaktiven Psychosen sich auf einem Kontinuum befanden und daß eine Unterscheidung zwischen diesen Gruppen künstlich oder bestenfalls willkürlich wäre. Nach und nach wurde aber die Berechtigung dieser Anschauung auch von führenden englischen Forschern bestritten, so v. a. von Martin Roth und seinen Schülern in Newcastle, die innerhalb der Gruppe der Depressionen einen klaren Unterschied zwischen endogenen und exogenen Fällen fanden. In dieser Diskussion ist es von besonderem Interesse, daß vor wenigen Jahren eine Arbeit von Kiloh u. Garside (1977) veröffentlicht wurde, die eine faktorenanalytische Studie enthielt über das ursprüngliche Material von Aubrey Lewis. Sie konnten nachweisen, daß in diesem klassischen Material ein deutlicher Unterschied bestand zwischen 2 Gruppen, nämlich endogenen und psychogenen Fällen.

In Nordamerika ist zweifellos die ganz überwiegende Mehrzahl der psychogenen Psychosen als „schizophrenic reaction" oder „schizophrenic episode" bezeichnet worden. Es ist deshalb kein Wunder, daß in amerikanischen Statistiken so viele geheilte Schizophrenien vorkommen.

Kurz und gut: International gibt es somit sehr große Diskrepanzen auf diesem Gebiete. Die nächstliegende Frage ist dann: Wie hat man in der internationalen Klassifikation der Weltgesundheitsorganisation dieses Problem bewältigt? Es besteht kein Zweifel, daß gerade dieses Problem dazu beigetragen hat, daß es so lange gedauert hat, bevor die International Classification of Diseases von einer Mehrzahl der Länder akzeptiert wurde. Die 7. Ausgabe der ICD, die bis 1967 gültig war, enthielt überhaupt keine Klasse, die für die psychogenen Psychosen verwendbar war. Als die Vorarbeiten für die 8. Ausgabe zu Beginn der 60er Jahre anfingen, war es klar, daß dieses Problem gelöst werden mußte; sonst wäre es für eine große Anzahl von Ländern unmöglich gewesen, sich der ICD anzuschließen. Persönlich habe ich an den diesbezüglichen Verhandlungen in Genf teilgenommen. Das waren sehr schwierige Verhandlungen, weil die Engländer und Amerikaner entschieden dagegen waren, daß eine Gruppe von psychogenen oder reaktiven Psychosen neu aufgenommen werden sollte. Es gab aber innerhalb der Kommision eine Mehrzahl von Repräsentanten, die die Einführung einer solchen Gruppe verlangten. Schließlich wurde dann auch verabredet, daß eine solche Klasse geschaffen werden sollte, allerdings ziemlich gut maskiert, nämlich unter dem Haupttitel „andere Psychosen".

Diese 8. Ausgabe wurde dann von den meisten Mitgliedsländern der Vereinten Nationen angenommen. Es zeigte sich aber, daß von der Klasse „reaktive" Psychosen in sehr verschiedenem Grade Gebrauch gemacht wurde. So wurde z. B. in dem englischen und dem amerikanischen Kommentar zu der Liste ausdrücklich hervorgehoben, daß diese Gruppe i. allg. nicht verwendet werden sollte.

Viel besser war die Situation nicht nach Veröffentlichung der 9. Ausgabe der ICD. Hier befanden sich die reaktiven Psychosen in Gruppe 298 „Other non-organic Psychoses". In dem offiziellen Kommentar wurde ausdrücklich gesagt, daß die Verwendung dieser Klasse „should be restricted to the small group of psychotic conditions that are largely, or entirely, attributable to a recent life experience". Es wurde also hier direkt behauptet, daß es sich um eine *kleine* Gruppe handele; solche Häufigkeitsangaben kamen sonst in der ICD nur ausnahmsweise vor.

Es leuchtet ein, daß von dieser Klasse innerhalb der ICD in verschiedenen Ländern in ganz verschiedenem Grade Gebrauch gemacht wurde. Ein statistischer Vergleich hinsichtlich des Vorkommens dieser Psychosen war somit von vornherein unmöglich. Die Unzufriedenheit mit dieser Sachlage kam immer deutlicher zum Ausdruck, und zwar besonders von asiatischen und afrikanischen Ländern. Es wurde von unseren dortigen Kollegen hervorgehoben, daß sie zahlreiche akute Psychosen sähen, von denen viele als psychogen aufgefaßt würden. Man war der Meinung, daß diese Psychosen in der ICD einen prominenteren Platz finden sollten. Unter dem Eindruck dieser kritischen Stimmen hat sich dann die Weltgesundheitsorganisation entschlossen, ein internationales Projekt zu organisieren, betreffend dieser sog. „acute psychoses". Dieser Titel ist zwar ziemlich nichtssagend, aber als Arbeitstitel wohl vorläufig brauchbar, besonders weil es wahrscheinlich zutrifft, daß die Gruppe ziemlich heterogen ist. Es liegen eine große Anzahl von Krankengeschichten vor über dazugehörige Fälle. „Acute psychoses" wurden systematisch studiert in Zentren in den USA, Japan, Indien, Nigeria, der Tschechoslowakei und Dänemark.

Auf diese Weise wird ein großes internationales Material gesammelt, das eine gute Grundlage für Diskussionen auch über das Problem der psychogenen Psychosen bilden wird. Als ein vorläufiges Ergebnis dieser Bestrebungen können gewisse recht radikale Neuerungen in der ICD-10 angesehen werden, und zwar in der Schaffung einer neuen Gruppe innerhalb des Abschnitts „Schizophrenie, schizotype und wahnhafte Störungen" (F20–F29): „vorübergehende akute psychotische Störungen" (F23). Hier wird für die ausgewählten Schlüsselsymptome eine Rangfolge angegeben: 1. akuter Beginn innerhalb von 3 Wochen als entscheidendes Kennzeichen der gesamten Gruppe, 2. das Vorhandensein typischer Syndrome, 3. das Vorliegen einer akuten Belastung. Das letzte Kriterium wird somit jedenfalls einem Teil der psychogenen Psychosen den Eingang in diese Klasse eröffnen; in der ganzen Klasse ist es nämlich erlaubt, mittels einer fünften Stelle anzugeben, ob eine „akute Belastung" vorgelegen hat. Für *eine* wichtige Gruppe der psychogenen Psychosen gibt es aber hier keinen Platz: die psychogenen depressiven Psychosen. Für diese Psychosen gibt es ebensowenig Platz in dem Abschnitt „affektive Störungen", wo für eine Differenzierung zwischen endogenen und psychogenen Depressionen keine Möglichkeit besteht.

In ICD-8 und ICD-9 gab es noch gute Möglichkeiten, die psychogenen Psychosen einigermaßen einzureihen. Solche Möglichkeiten bestehen innerhalb der ICD-10 nicht mehr. Tabelle 1 veranschaulicht das Problem. Tabelle 2 beleuchtet die Situation innerhalb DSM-III-R.

Tabelle 1. Wo sind die „psychogenen Psychosen" in der ICD-10?

ICD-10-Nr.	Diagnose
F22.0	Wahnhafte Störung
F22.9	Nicht näher bezeichnete anhaltende wahnhafte Störung
F23.x1	Vorübergehende akute psychotische Störungen mit akuter Belastung
F24	Induzierte wahnhafte Störung
F32	Depressive Episode
F33	Rezidivierende depressive Störungen
F34	Andere affektive Störungen
F39	Nicht näher bezeichnete affektive Störungen
F43.0	Akute Belastungsreaktion
F44.0	Dissoziative Amnesie
F44.1	Dissoziative Fugue
F44.2	Dissoziativer Stupor
F44.3	Trance- und Besessenheitszustände

Tabelle 2. Wo sind die „psychogenen Psychosen" in der DSM-III-R?

DSM-III-R-Nr.	Diagnose
297.10	Delusional (paranoid disorder)
298.80	Brief reactive Psychosis
295.40	Schizophreniform disorder (with good prognostic features)
297.30	induced psychotic disorder
298.90	Atypical psychosis
300.14	Multiple personality disorder
300.13	Psychogenic Fugue
300.12	Psychogenic amnesia
309.89	Post-traumatic stress disorder
309	Adjustment disorder

Abschließend möchte ich ein paar Worte sagen über die Relation des Begriffs „psychogene Psychosen" zu gewissen anderen gegenwärtig oft gebrauchten Begriffen bzw. Termini:

1. Die Bezeichnung *„Schizophreniform"* wurde ursprünglich von Langfeldt (1939) eingeführt und zwar als Folge der ersten Erfahrungen mit den Schocktherapien: diejenigen Schizophrenien, die auf solche Therapien gut ansprachen, wurden von Langfeldt schizophreniforme Psychosen genannt, im Unterschied zu den schlecht ansprechenden Prozeßschizophrenien. Es handelt sich um eine heterogene Gruppe, die jedenfalls nicht ohne weiteres mit der Gruppe der psychogenen Psychosen verwechselt werden soll. Am besten wäre es, wenn man die Bezeichnung „schizophreniform" für solche Zustände gebrauchen würde, die der Schizophrenie ähnlich sind, ohne Schizophrenien sein zu müssen; psychogene Psychosen, manisch-depressive Psychosen und organische Psychosen können gelegentlich schizophreniform sein. In DSM-III und DSM-III-R wird der Ausdruck „Schizophreniform Disorders" in einer naturwidrigen Weise gebraucht, nämlich für Psychosen, die der Schizophrenie ähnlich sind, die aber eine Dauer von weniger als 6 Monaten und mehr als 2 Wochen (DSM-III) bzw. 4 Wochen (DSM-III-R) haben. Noch komplizierter wird die Begriffsbildung dann, wenn die betreffenden Psychosen weniger als 2 (4) Wochen dauern, denn dann werden sie „kurze reaktive Psychose" genannt, allerdings mit der Einschränkung, daß sie Folge einer „psychosozialen Belastung" sein müssen; sollte dies nicht der Fall sein, wird die Bezeichnung „Atypical Psychosis" für sie gewählt. Auffallend ist, daß laut DSM-III und DSM-III-R die erwähnte „psychosoziale Belastung" eine solche sein muß, die bei fast jedem Menschen erhebliche Symptome „schmerzlicher Bedrückung" hervorrufen würde; für den Begriff der Katathymie bleibt offenbar kein Platz übrig.

2. Die Bezeichnung *„schizoaffektive Psychosen"* wurde 1933 von Kasanin eingeführt, und zwar für gutartige, kurzdauernde Psychosen mit sehr buntem Symptombild, durch psychische Traumen ausgelöst. Später wurde diese Gruppe in den USA als Untergruppe der Schizophrenie aufgefaßt. Der Terminus wird in ganz verschiedener Weise und ganz verschiedenem Ausmaß gebraucht, vielerorts offenbar nur als Sammelbecken für schwer diagnostizierbare Fälle. Die meisten dieser Fälle gehören wahrscheinlich zum manisch-depressiven Formenkreis, ein kleiner Anteil sicher auch zu den psychogenen Psychosen.

3. Die *zykloiden Psychosen*, die von Leonhard (1957) beschrieben wurden, in klarer und scharfer Weise, gelten jetzt vielerorts – besonders nach den Veröffentlichungen von Perris (1974) – als eine bunte, schwer abgrenzbare Gruppe, die aber sicher auch psychogene Psychosen enthält.

4. Die Bezeichnung *„borderline"* wird innerhalb verschiedener psychiatrischer Schulen so unterschiedlich gebraucht, daß sie für die internationale Verständigung von geringem Nutzen ist. Bald wird der Ausdruck für Persönlichkeitsstörungen im allgemeinen gebraucht, bald für mehr oder weniger scharf definierte Sondertypen, bisweilen dann auch für Grenzfälle zwischen psychotischen und nichtpsychotischen Zuständen oder synonym mit den „pseudoneurotischen" und „pseudopsychopathischen" Schizophrenien von Hoch und seinen Mitarbeitern. Sicherlich wird die Diagnose auch gelegentlich gestellt, wenn man im Zweifel ist, ob eine Psychose psychogen ist oder nicht.

Skandinavische Psychiater werden bisweilen gefragt, warum sie so eifrig sind, psychogene Psychosen als Sondergruppe beizubehalten. Dafür gibt es zweierlei Gründe. Erstens einen prinzipiellen, theoretischen: man war in der skandinavischen Psychiatrie seit jeher geneigt, bei der Einteilung der psychischen Abnormitäten vor allem – wenn möglich – die Ätiologie zu berücksichtigen. Die erste grobe Einteilung unterschied deshalb zwischen organisch bedingten und psychisch bedingten Zuständen; übrig blieben dann sowohl eine Gruppe mit gemischt somatisch-psychologischer Genese wie eine mit unbekannter Genese. Die dänische Klassifikation, die bis zur Übernahme der ICD-9 im Jahre 1966 die offizielle war, war biaxial: Alle Zustände wurden sowohl nach Ätiologie wie nach klinischer Form eingereiht; dadurch entstand ganz natürlich eine Gruppe „psychogene Psychosen".

Zweitens mußte die Unterscheidung zwischen psychogenen und anderen Psychosen aus prognostischen und therapeutischen Gründen für die Kranken von größter Bedeutung sein. Die psychogenen Psychosen haben prinzipiell eine durchaus gute Prognose; Rückfälle können vorkommen, aber ein chronischer Zustand entwickelt sich nie. Therapeutisch ist es wichtig, daß diese Fälle zunächst mit Psychotherapie behandelt werden sollen, und zwar besonders in der Form einer psychotherapeutischen Nachbetreuung, die Rückfälle verhindern und überhaupt die Anpassung der Betreffenden verbessern soll. Medikamente werden nur ausnahmsweise und nur ganz kurzdauernd gebraucht, besonders in den schweren akuten Fällen, die in Gefahr stehen, in ein Delirium acutum einzumünden. Ganz besonders wichtig ist es, daß man eine psychogene Psychose mit schizophreniformer Symptomatologie nicht als Schizophrenie verkennt und als Folge einer solchen Fehldiagnose eine langdauernde antipsychotische medikamentöse Behandlung durchführt, die nicht nur überflüssig ist, sondern auch durch unerwünschte Nebenwirkungen direkt invalidisierend wirken kann.

Eine Darstellung des Problems der Psychogenese von Psychosen kann nicht umhin, die in den letzten 25 Jahren so eifrig betriebene Life-events-Forschung zu erwähnen. Eine eingehende Diskussion erübrigt sich, seitdem eine hervorragende Beschreibung und Analyse dieser Forschungsrichtung in dem von Katschnig (1986) herausgegebenen Buch vorgelegt wurde. Hier sei nur hervorgehoben, daß es sich bei der „Eventsforschung" um ganz andere Fragestellungen handelt als diejenigen, die im vorhergehenden dargestellt wurden. Erstens handelt es sich bei der Life-events-Forschung ganz überwiegend nicht um „life-events" als eigentliche *Ursache* von Psychosen, sondern höchstens um auslösende Faktoren, die besonders als Risiko für Rückfälle von Psychosen Bedeutung haben. Zweitens sind die besprochenen „life events" überwiegend von „allgemein menschlicher" Natur, ohne jede Rücksicht auf die spezielle Vulnerabilität der betroffenen Persönlichkeit. Die ersten Life-events-Forscher, Holmes u. Rahe (1967), haben sogar die „events" mittels eines Konsensus eingereiht und quantifiziert. Spätere Skalen (z. B. die von Brown u. Harris 1978) haben versucht, die „events" mehr persönlich zu bewerten. Die ganze Forschungsrichtung hat aber immer noch sehr wenig Berührung mit der individualisierenden Einstellung, die der überwiegend deutschsprachigen Literatur eigen ist.

Das Thema dieses Symposiums ist Wahn. Ein Teil der psychogenen Psychosen sind Wahnpsychosen. Was unterscheidet diese Psychosen von Wahnpsychosen organischer oder schizophrener Genese? Die Konflikte und Mechanismen, die für die psychogenen Psychosen charakteristisch sind, kommen selbstverständlich auch bei Psychosen anderer Genese vor; sie spielen sicher eine große Rolle für das *Sosein* dieser anderen

Psychosen, nicht aber für ihr *Dasein*. Für die psychogenen Psychosen dagegen sind sie entscheidend sowohl für ihr Dasein wie für ihr Sosein.

Schließlich noch die Frage: ist es unberechtigt, die von uns hier beschriebenen Ausnahmezustände als „psychogene Psychosen" zu bezeichnen? Sind sie nicht psychogen? Oder sind sie keine Psychosen? *Psychogen* sind sie wohl unbestreitbar, in dem Sinne, daß sie ohne psychische Traumen nicht entstanden wären; das Trauma ist notwendige und genügende Bedingung für das Erscheinen des Zustandes. Und *Psychosen* sind sie jedenfalls, wenn man den Psychosebegriff rein phänomenologisch definiert und sich Jaspers (1946) anschließt, wenn er sagt:

Neurosen heißen die seelischen Abweichungen, welche den Menschen selbst nicht ergreifen, Psychosen solche, welche den Menschen im Ganzen befallen; ... *Psychosen* ... sind der *engere Bereich* seelischer Störungen, die für das allgemeine Bewußtsein einen Abgrund zwischen krank und gesund aufreißen.

In diesem Sinne sprechen wir dann getrost von „psychogenen Psychosen".

Literatur

Andersen J, Lærum H (1980) Psychogenic psychoses. A retrospective study with special reference to clinical course and prognosis. Acta Psychiatr Scand 62: 331–342

Baelz E (1901) Über Emotionslähmung. Allg Z Psychiatr 58: 717–721

Bergman W (1976) Om psykogena psykoser av konfusionstyp. En efterundersökning av 143 patienter. Karolinska Institutets psykiatriska klinik vid S: t Görans sjukhus, Stockholm

Boeters U (1971) Die oneiroiden Emotionspsychosen. Klinische Studie als Beitrag zur Differentialdiagnose atypischer Psychosen. Karger, Basel München Paris

Bonhoeffer K (1907) Klinische Beiträge zur Lehre von den Degenerationspsychosen. Marhold, Halle

Brown GW, Harris TO (1978) Social origins of depression. Tavistock, London

Diagnostic and Statistical Manual of Mental Disorders. Third Edition (DSM-III) (1980) American Psychiatric Association, Washington

Diagnostic and Statistical Manual of Mental Disorders. Third Edition (DSM-III R) (1987) American Psychiatric Association, Washington

Færgeman P (1945) De psykogene psykoser belyst gennem katamnestiske undersøgelser. Munksgaard, København

Færgeman P (1963) Psychogenic psychoses. A description and follow-up of psychoses following psychological stress. Butterworths, London

Friedmann M (1905) Beiträge zur Lehre von der Paranoia. Monatschr Psychiatr Neurol 17: 467–484

Ganser S (1898) Über einen eigenartigen hysterischen Dämmerzustand. Arch Psychiatr Nervenkr 30: 633–640

Gaupp R (1910) Über paranoische Veranlagung und abortive Paranoia. Allg Z Psychiatr 67: 317–321

Holmes ThH, Rahe RH (1967) The social readjustment rating scale. J Psychosomatic Res 11: 213–18

Jaspers K (1913, 1946) Allgemeine Psychopathologie. Ein Leitfaden für Studierende, Ärzte und Psychologen. Springer, Berlin

Kasanin J (1933) The acute schizoaffective Psychoses. Am J Psychiatry 90: 97–126

Katschnig H (ed) (1986) Life events and psychiatric disorders: controversial issues. Cambridge University Press, Cambridge

Kehrer F (1922) Erotische Wahnbildungen sexuell unbefriedigter weiblicher Wesen. Arch Psychiatr 65: 315–385

Kiloh LG, Garside RF (1977) Depression: a multivariate study of Sir Aubrey Lewis's data on melancholia. Aust NZ J Psychiatry 11: 149–156

Kretschmer E (1918) Der sensitive Beziehungswahn. Ein Beitrag zur Paranoiafrage und zur psychiatrischen Charakterlehre. Springer, Berlin

Labhardt F (1963) Die schizophrenieähnlichen Emotionspsychosen. Ein Beitrag zur Abgrenzung schizophrenieartiger Zustandsbilder. Springer, Berlin Göttingen Heidelberg

Lange J (1923) Der Fall Bertha Hempel. Z Neurol 85: 170–273

Langfeldt G (1939) The schizophreniform states. A katamnestic study based on individual re-examinations with special reference to diagnostic and prognostic clues, and with a view to presenting a standard material for comparison with the remissions effected by shock treatment. Munksgaard, København

Leonhard K (1957) Aufteilung der endogenen Psychosen. Akademie, Berlin

Lewis AJ (1934) Melancholia: A clinical survey of depressive states. J Ment Sci 80: 277–378

McCabe MS (1975) Reactive psychoses. A clinical and genetic investigation. Acta Psychiatr Scand [Suppl 259]. Munksgaard, København

Noreik K (1970) Follow-up and classification of functional psychoses with special reference to reactive psychoses. Universitetsforlaget, Oslo

Pandurangi AK, Kapur RL (1980) Reactive psychosis. A prospective study. Acta Psychiatr Scand 61: 89–95

Perris C (1974) A study of cycloid psychoses. Munksgaard, København

Raecke J (1901) Beitrag zur Kenntnis des hysterischen Dämmerzustandes. Allg Z Psychiatr 58: 115–163

Schneider K (1927) Die abnormen seelischen Reaktionen. In: Aschaffenburg G (Hrsg) Handbuch der Psychiatrie. Spezieller Teil. 7. Abteilung, II. Teil, 1. Hälfte. Deuticke, Leipzig Wien, S 1–123

Schneider K (1930) Über primitiven Beziehungswahn. Z Ges Neurol Psychiatr 127: 725–735

Shapiro RW (1970) A twin study of non-endogenous depression. Universitetsforlaget i Aarhus. Munksgaard, København

Slater E (1964) Special syndromes and treatments. Br J Psychiatry 110: 114–118

Sommer R (1894) Diagnostik der Geisteskrankheiten. Urban & Schwarzenberg, Wien

Welner J, Strömgren E (1958) Clinical and genetic studies on benign schizophreniform psychoses based on a follow-up. Acta Psychiatr Scand 33: 379–399

Wimmer A (1916) Psykogene Sindssygdomsformer. In: Wimmer A (ed) St. Hans Hospital 1816–1915. Gad, København, pp 85–216

World Health Organization (1957, 1967, 1977, 1990) Manual of the International Statistical Classification of Diseases, Injuries, and Causes of Death. 7. Revision 1955, 1957. 8. Revision 1965, 1967. 9. Revision 1975, 1977. 10. Revision 1990, 1992. World Health Organization, Geneva

Diskussion zu Vortrag 12

Priv.-Doz. Dr. W. Maier

In der von Kety in Dänemark durchgeführten Adoptionsstudie wurde festgestellt, daß sich in den biologischen Familien Schizophrener im Vergleich zu Kontrollkollektiven gehäuft paranoide Persönlichkeitsbilder mit aufgesetzten psychotischen Reaktionen finden. Wie interpretieren Sie diesen Befund in bezug auf die Validität dieser besonderen Einheit psychogener Psychosen?

Prof. Dr. E. Strömgren

Das stimmt ungefähr, aber nicht ganz genau. In den Adoptionsstudien von Kety, Schulsinger und anderen Autoren hat man ein schizophrenes Spektrum gefunden, zu dem z. B. schizotype oder schizoide Persönlichkeiten gehören, aber eben eindeutig nicht die akuten schizophreniformen Reaktionen, bei denen es sich sehr oft um psychogene Psychosen handelt.

Dr. Breunlich

Der in Deutschland verbreitete Schneidersche Schizophreniebegriff umfaßt ja ein äußerst heterogenes Spektrum psychotischer Erkrankungen. die Erlebnisweisen mancher Patienten kann man gut verstehen, andere kann man nicht verstehen. Die nicht verständlichen, das sind die Verläufe, die Mautz als schizokare Verläufe bezeichnet hat, Leonhard als systematische Schizophrenien. Gut verständlich sind akute Psychosen, die Leonhard als zykloide Psychosen bezeichnet hat. Stimmt das Konzept der zykloiden Psychosen Leonhards mit dem der psychogenen Psychosen der skandinavischen Autoren überein? Ich frage deshalb, weil die zykloiden Psychosen sehr häufig autochthon auftreten, ohne präpsychotische Life events.

Prof. Dr. E. Strömgren

Leider hat sich die Bedeutung des Begriffs „zykloide Psychose" im Laufe der Zeit gewandelt. Leonhard hat in Anlehnung an Kleist eine Gruppe von bipolaren zykloiden Krankheiten beschrieben. Diese Abgrenzung finde ich sehr überzeugend und natürlich. Später hat aber Perris diesen Begriff erheblich erweitert. Danach gehören auch viele psychogene und schizoaffektive Psychosen in die Gruppe der zykloiden Psychosen. In Skandinavien herrscht wegen des unterschiedlichen Gebrauchs dieses Begriffes große Verwirrung.

13 Der Wahn und seine Genese – Vergleich angloamerikanischer und deutscher Modellvorstellungen

J. KLOSTERKÖTTER

Für den amerikanischen Autor Maher unterscheiden sich die zu wahnhaften Überzeugungen führenden Denkprozesse nicht von einer normalpsychologischen Schlußfolgerung. Zunächst macht der Patient Beobachtungen, die von seinen Erwartungen abweichen. Dies bewirkt eine affektive Spannungserhöhung, die ihn zur Suche nach Erklärungen antreibt. Ist diese erfolgreich, verschafft das damit verbundene Gefühl der Erleichterung den Erklärungen ein so großes Gewicht, daß alles ihnen Widersprechende ausgeblendet wird. Am Ende bezieht der Wahnkranke aus jeder Wahrnehmung nur noch Bestätigungen für sein System. In seinem Vortrag berichtete J. Klosterkötter, Aachen, über die Resultate der Bonner Übergangsreihenstudie. Fast alle am Anfang der Wahnwahrnehmungsgenese erfaßten Einzelphänomene waren kognitive Wahrnehmungsstörungen. Erst später überwältigte die zunehmende Aufdringlichkeit der initialen Veränderungserlebnisse schlagartig den Vorbehalt, den der Patient bis dahin noch seinen Unwirklichkeitseindrücken entgegenbrachte.

13.1 Einleitung

In Jaspers Werk *Allgemeine Psychopathologie* findet sich ein Passus, der für das hier zu behandelnde Thema höchst aufschlußreich ist. „Die Umgebung", heißt es an dieser Stelle zur Kennzeichnung des *primären Wahnerlebens*, „ist anders, nicht etwa grobsinnlich – die Wahrnehmungen sind der sinnlichen Seite nach unverändert –, vielmehr besteht eine feine, alles durchdringende und in eine ungewisse, unheimliche Beleuchtung rückende Veränderung. ... Es liegt etwas in der Luft, der Kranke kann sich davon keine Rechenschaft geben, eine mißtrauische, unbehagliche, unheimliche *Spannung* erfüllt ihn" (Sandberg). Das Wort „Stimmung" könnte zur Verwechslung z. B. mit psychasthenischen Stimmungen und Gefühlen Anlaß geben. In der „*Wahnstimmung*" ist aber immer eben ein „Etwas" da, wenn auch ganz unklar, der Keim von objektiver Geltung und Bedeutung. Diese allgemeine Wahnstimmung *ohne bestimmte Inhalte* muß ganz unerträglich sein. Die Kranken leiden entsetzlich, und schon der Gewinn einer bestimmten Vorstellung ist wie eine *Erleichterung*. Es entsteht in dem Kranken" – und an dieser Stelle nimmt Jaspers nun eine Schilderung von Hagen auf – „ein *Gefühl der Haltlosigkeit und Unsicherheit*, welches ihn instinktartig treibt, nach einem festen Punkt zu suchen, an welchem er sich halten und anklammern könne. Diese Ergänzung, diese Stärkung und Tröstung findet er nur in einer Idee, ganz ähnlich wie auch der Gesunde unter analogen Umständen. In allen Lagen des Lebens in welchem wir uns gedrückt, beängstigt und ratlos fühlen, hat das *plötzliche Bewußtwerden eines klaren*

Tropon-Symposium, Bd. VII
Paranoide Störungen
Hrsg. W.P. Kaschka und E. Lungershausen
© Springer-Verlag Berlin Heidelberg 1992

Erkennens, dieses mag in Wirklichkeit ein wahres oder ein falsches sein, an sich schon eine *beruhigende Wirkung*, und das durch jene Lage in uns erregte Gefühl verliert ceteris paribus oft schon dadurch sehr an seiner Stärke, daß das Urteil über sie an Klarheit gewinnt; wie umgewendet kein Grauen größer ist als das vor einer noch unbestimmten Gefahr (Hagen)" (Jaspers 1973, S. 82). Diese klärenden Vorstellungen, Ideen oder Urteile können – das sei hier schon gleich mit eingefügt – nach K. Schneider (1987) als *Wahneinfälle* erlebnismäßig von den beunruhigenden Wahrnehmungen getrennt bleiben, als *wahrnehmungsgebundene Wahneinfälle* nur assoziativ an sie anknüpfen oder aber als inhaltliche Bestimmung des vage in der Luft liegenden „Etwas" mit ihnen zur Erlebniseinheit der *Wahrnehmungen* verschmelzen. „Mit dem ersten Schritt", so Jaspers wenig später, „durch den ein Wahn klar wird, wird auch gedacht". Es „wird aufgrund der primären Erlebnisse, die mit den realen Wahrnehmungen und den Kenntnissen der Kranken zu widerspruchslosem Zusammenhang gebracht werden sollen, vom Denken gleichsam eine Wahnarbeit geleistet, die manchmal die ganze Kraft einer intelligenten Persönlichkeit in Anspruch nimmt. So entsteht das *Wahnsystem*, das in seinem Zusammenhang durchaus verständlich, manchmal *eminent scharfsinnig* ist und erst in den letzten Quellen der primären Erlebnisse uns unverständlich wird" (Jaspers 1973, S. 89). Also „wird man mehr dem *ursprünglichen Erlebnis*, den Gefühlen, Sensationen selbst nachzuforschen trachten als diesem Inhalt – obgleich das nur in so geringem Maße möglich ist" (S. 83).

Tabelle 1. Deutsche Modellvorstellungen zur Genese der Wahnphänomene

Gestaltanalytisches Modell

P. Matussek (1952, 1953): Wahnstimmung als Ausdruck einer Lockerung des natürlichen Wahrnehmungszusammenhangs; Gesteigertes Hervortreten von Wesenseigenschaften bewirkt Übergang zu Wahnwahrnehmungen

K. Conrad (1958): Übergang von der Wahnstimmung zu Wahnwahrnehmungen erfolgt in 3 Stufen, denen anwachsende Grade des Hervortretens von Wesenseigenschaften zugrundeliegen

Strukturdynamisches Modell

W. Janzarik (1959, 1967): Reine Anmutungserlebnisse als Ausdruck einer Entzügelung des impressiven Wahrnehmungsmodus verschmelzen mit verselbständigten strukturellen Beständen zu Wahnwahrnehmungen

Multiaxiale Wahnanalyse

P. Berner (1965): Anmutungserlebnisse u. a. als abnorme Aufbauelemente von Wahngebäuden

Basisstörungskonzept

G. Huber u. G. Gross (1977): Basissymptomatik des Subjektzentrismus und der kognitiven Wahrnehmungsstörungen als Fundierung der Wahnwahrnehmungen

Genau diesen, von Jaspers und K. Schneider noch für weitgehend unbegehbar gehaltenen Weg des Nachforschens, wie denn das Ursprungserlebnis genau beschaffen ist und wie hieraus Wahnwahrnehmungen und Wahneinfälle entstehen, hat man nach dem 2. Weltkrieg nun in der deutschsprachigen Psychopathologie mit großer Konsequenz beschritten (Tabelle 1). P. Matussek (1952, 1953) leitete die primären Eindrücke der Umweltveränderung gestaltanalytisch aus einer *Lockerung des natürlichen Wahrnehmungszusammenhanges* ab, Conrad (1958) arbeitete noch detaillierter mit der gleichen Methode einen dreistufigen Entstehungszusammenhang der Wahnwahrnehmungen mit dieser Wahrnehmungslockerung heraus, Janzarik (1959, 1968) präzisierte die initialen Veränderungseindrücke zu Anmutungserlebnissen und führte sie auf eine strukturdynamisch bedingte *Entzügelung des impressiven Wahrnehmungsmodus* zurück, Berner (1982) nahm eine subtile, u. a. diese Anmutungserlebnisse, aber beispielsweise auch Leibsensationen mit umfassende Differenzierung der Aufbauelemente von Wahngebäuden vor und Huber u. Gross (1977) konnten mit Jaspers und K. Schneiders eigener deskriptiv-phänomenologischer Methode in einer Untersuchung, die auch für meine Beschäftigung mit dem Wahn richtungsweisend geworden ist, neben der Entwicklung aus dem Basissymptom des Subjektzentrismus zumindest für einzelne Wahnwahrnehmungen schon eine Fundierung durch damals noch „sensorisch" (Gross u. Huber 1972; Huber 1983, 1986) genannte kognitive Wahrnehmungsstörungen (Gross et al. 1987) wahrscheinlich machen. Und wenn auch für Matussek und Conrad die ausschlaggebende Veränderung – wie in Tabelle 1 angedeutet – mehr die am Gegenstand mit wahrnehmbaren Wesenseigenschaften betrifft, und für Janzarik ihr schon ein komplizierter strukturdynamischer Kreisprozeß vorausgeht, so kommt doch nach allen diesen Modellvorstellungen Störungen des Wahrnehmungsprozesses eine fundamentale Bedeutung zu. Gerade Wahrnehmungsveränderungen aber werden nun ganz, wie es das Jaspers-Zitat für die Ursprungserlebnisse zu besagen scheint, als *Nötigung* gewissermaßen zu *systematischer Erklärungsarbeit* auch in der heute wohl differenziertesten amerikanischen Theorie für die Wahngenese verantwortlich gemacht.

13.2 Die Wahngenese aus amerikanischer Sicht

Der Autor Maher (1988; Maher u. Ross 1984) hat schon seit den frühen 70er Jahren immer wieder dargelegt, welche der in der angloamerikanischen Psychiatrie verbreiteten Modellvorstellungen zur Wahngenese er für argumentativ unzulänglich oder empirisch zu wenig abgesichert hält. Es handelt sich einmal um alle letztlich mit Freuds Begriffsinventar arbeitenden Erklärungsversuche und weiter auch um die Herleitung schizophrener Wahnurteile aus einer bestimmten, durch von Domarus angegebenen Störung des logischen Denkens, wie sie v. a. von Arieti (1955) mit den psychoanalytischen Interpretationsmitteln verknüpft und in den USA populär gemacht worden ist. Insbesondere von dieser letztgenannten Sicht hebt Maher nun seine eigenen Auffassungen sehr pointiert ab. Denn die zu wahnhaften Überzeugungen führenden Denkprozesse unterscheiden sich für ihn – darin weiß er sich mit Jaspers einig – gerade nicht von einer normalpsychologischen Schlußfolgerung. Sie sollen ganz im Gegenteil sogar am besten durch den Vergleich mit wissenschaftlichen Erkenntnisvorgängen, der Aufstellung, Überprüfung und Konfirmation nämlich von Hypothesen zu erhellen sein (Abb. 1).

Wie ein Naturwissenschaftler, so macht nach Maher auch der am Anfang einer Wahnentwicklung stehende Patient primär *Beobachtungen, die von seinen Erwartungen abweichen* und ihm eben dadurch zugleich *verwirrend, rätselhaft* und *besonders bedeutsam* erscheinen. Dies bewirkt in ihm eine *affektive Spannungserhöhung*, von der er ebenfalls wieder wie ein Wissenschaftler zu unablässiger *Suche nach Erklärungen* für die abweichenden Wahrnehmungen angetrieben wird. Sind sie gefunden, ist – mit den Worten des vorangestellten Jaspers-Zitats gesagt – „eine bestimmte Vorstellung" eingetreten, „eine Idee", „das plötzliche Bewußtwerden eines klaren Erkennens",

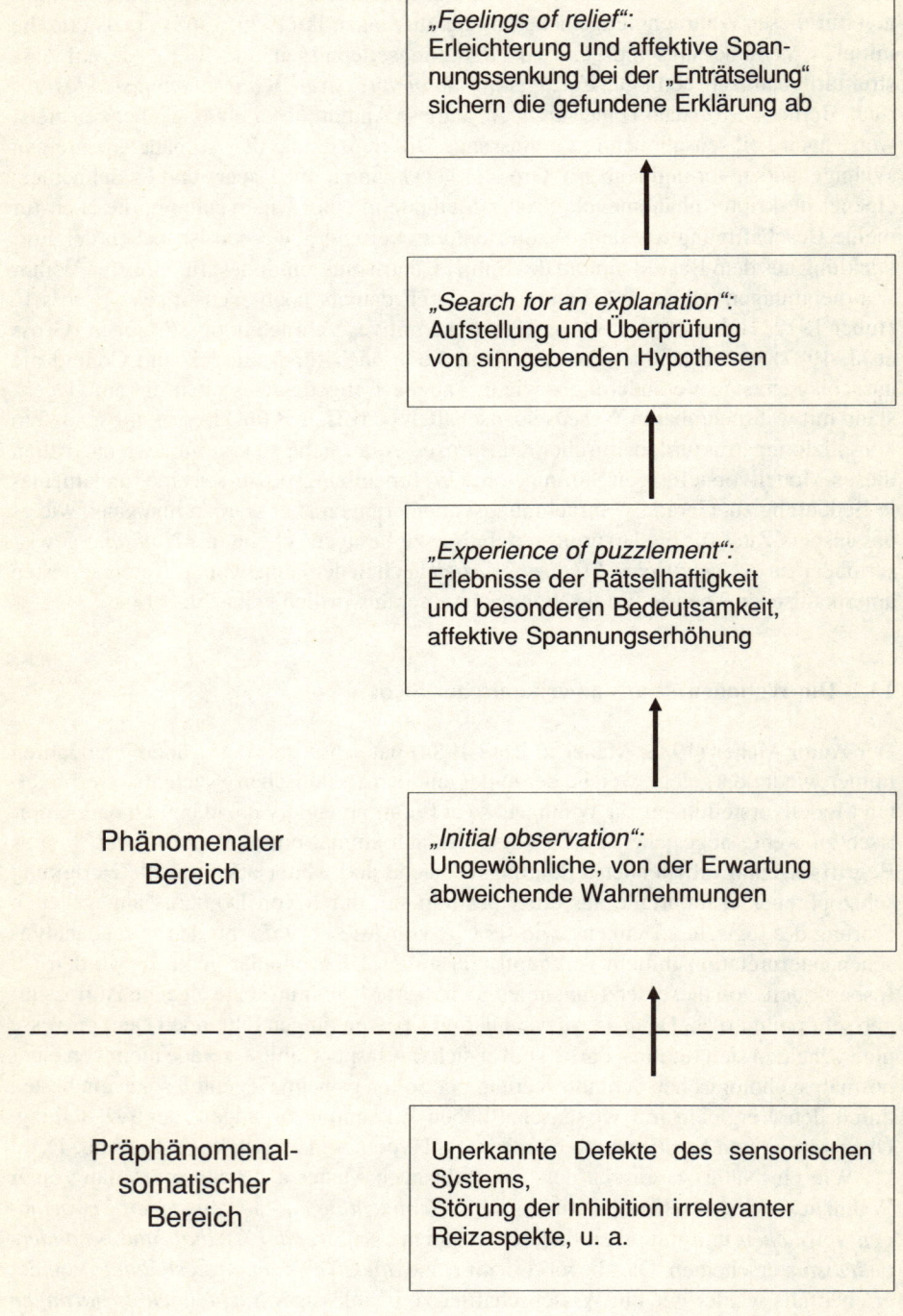

Abb. 1. Mahers generelle Wahntheorie als Beispiel für die heutige angloamerikanische Sicht der Wahngenese

kommt es entsprechend zu *Gefühlen der Erleichterung.* Diese wiederum verschaffen den inhaltlich jeweils von Biographie und kulturellem Hintergrund geprägten Erklärungen schließlich ein so großes Gewicht, daß alles ihnen Widersprechende systematisch ausgeblendet wird. Am Ende bezieht der Wahnkranke ganz ähnlich nun einem vollständig in seine Theorie verbohrten Wissenschaftler aus jeder Wahrnehmung nur noch Bestätigungen für sein System, und wenn man bei dieser Analogie nun beispielsweise an Patienten mit Dermatozoen- oder einem hypochondrischen Wahn denkt, dann kann man sich des Eindrucks einer gewissen Übereinstimmung ja auch wirklich nicht entziehen. Der Geltungsbereich, den Maher für diese seine Modellvorstellungen beansprucht, ist aber sehr viel weiter. Er hält sie nämlich – nicht gerade vorsichtig – auf sämtliche ihm bekannte, mehr als 75 verschiedene psychiatrische, neurologische und allgemeinmedizinische Krankheiten mit beschriebener Wahnbildung für anwendbar, also doch auf den Wahn generell. Entsprechend greift er als Belege für die von ihm präphänomenal angenommenen Ursachen so unterschiedliche klinische und experimentalpsychologisch-psychophysiologische Befunde wie die Hör- und Sehminderungen bei paranoiden Alterspatienten, die Aufmerksamkeits- und Informationsverarbeitungsstörungen bei Schizophreniekranken, die Wahrnehmungsveränderungen bei Drogenpsychosen oder die Erlebnisfolgen bei sensorischer Deprivation auf und macht darüber hinaus großzügig von neuropsychologisch-theoretischen Zusatzannahmen Gebrauch. Insgesamt ist damit die empirische Fundierung zwar schon viel breiter und solider als die der meisten anderen Modelle zur Wahngenese. Dennoch fehlt aber genau das, was eigentlich allein eine so anspruchsvolle Theorie wirklich voll absichern könnte, der Nachweis nämlich, daß die ganze Folge der unterstellten Erlebnisschritte bei der Wahnentwicklung auch tatsächlich regelmäßig durchlaufen wird. Dazu hätte es sorgfältiger, chronologisch genauer Analysen der Übergänge zu Wahnphänomenen zunächst wieder mit Jasper und K. Schneiders phänomenologischer Methode bedurft. Die aber wurden in der angloamerikanischen Wahnforschung überhaupt noch nicht und bei uns seit der eben erwähnten Untersuchung von Huber u. Gross (1977) erst wieder in der Bonner Übergangsreihenstudie (Klosterkötter 1988; 1992, im Druck) durchgeführt. Was also, diese Frage soll nun beantwortet werden, erweist sich von den skizzierten Modellvorstellungen im Vergleich mit unseren Befunden als haltbar und was nicht?

13.3 Ergebnisse der Bonner Übergangsreihenstudie

Die Stichprobe für diese Studie wurde über 6 Jahre unter 635 Patienten mit paranoider Schizophrenie (ICD-9, Nr. 295.3) nach den in der Abb. 2 angedeuteten Gesichtspunkten ausgewählt.

Jedes Mitglied sollte in mindestens einem Verlaufsabschnitt a) Basissymptome im Sinne unserer „Bonn Scale for the Assessment of Basic Symptoms – BSABS" (Gross et al. 1987), b) Symptome ersten Ranges, operationalisiert nach den entsprechenden Kriterien der „Present-State-Examination – PSE" (Wing et al. 1974), c) zeitliche Folgen von solchen Basis- und Erstrangsymptomen und d) darin eingeschaltete Intermediärphänomene geboten haben. Das war bei 121 (19%) der 635 Schizophreniekranken der Fall und von ihnen ließen sich nun in 61% der Fälle retrospektiv, in 39% aber auch prospektiv Selbstschilderungen von insgesamt 216 Symptomfolgen gewinnen, von

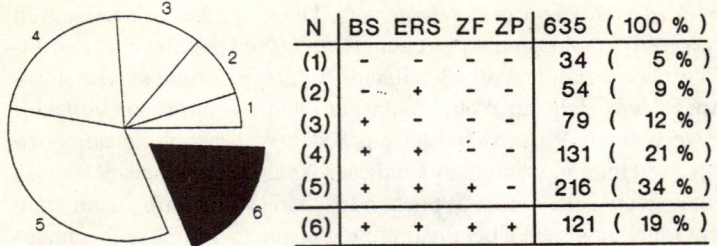

N	BS	ERS	ZF	ZP	635	(100 %)
(1)	−	−	−	−	34	(5 %)
(2)	−	+	−	−	54	(9 %)
(3)	+	−	−	−	79	(12 %)
(4)	+	+	−	−	131	(21 %)
(5)	+	+	+	−	216	(34 %)
(6)	+	+	+	+	121	(19 %)

Abb. 2. Selektion der Stichprobe. *BS* Basissymptome; *ERS* Symptome ersten Ranges; *ZF* Zeitliche Folgen von Basis- und Erstrangsymptomen; *ZP* Zwischenphänomene

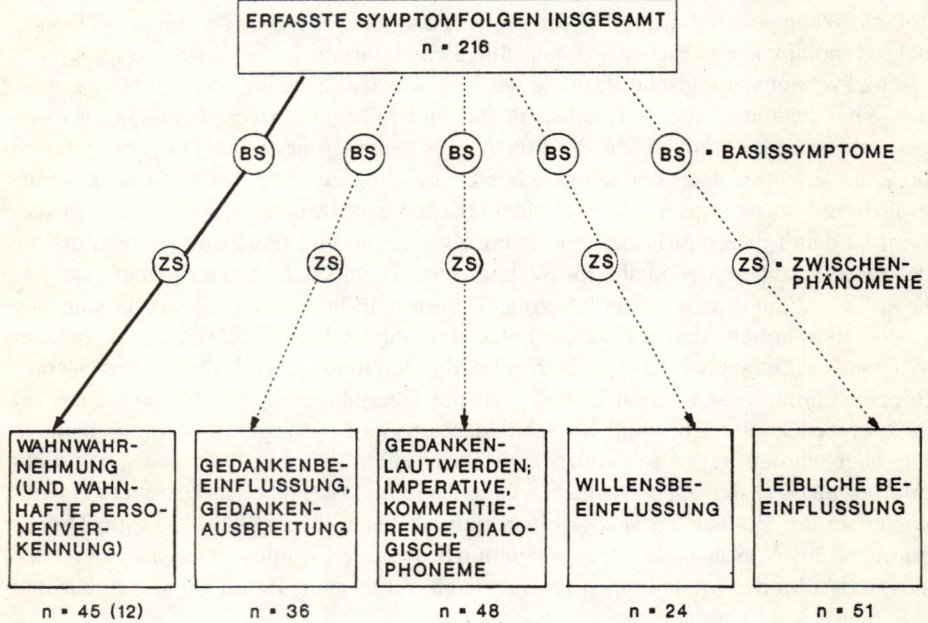

Abb. 3. Aufteilung der ingesamt erfaßten Symptomfolgen nach den psychotischen Endphänomenen

denen ein Teil auch – nämlich die in Abb. 3 hervorgehobenen 45 Sequenzen – zu erstrangigen Wahnphänomenen führte.

„Also", so heißt es im Protokoll der eine solche Symptomfolge wiedergebenden Erlebnisse einer Patientin, „ich sah da zum Beispiel auf dieser Nato-Tagung, als ich mit dieser Freundin in London war, da sah ich im Café plötzlich Lichtblitze. Das hat mich unwahrscheinlich verwirrt, ich wußte gar nicht, was das zu sagen hatte. Und da war ich mit ihr unterwegs in London und da sah ich, ein Plakat bewegte sich auf mich zu. Ich hatte das Gefühl, als ob dieses Plakat in mich hineinkrieche. Ich bin noch nie vor einem Bild so erschrocken wie vor diesem Bild. Es war ein totales Angstgefühl, als wenn mich das anfassen würde. Ganz anders als im Film. Das hatte ich eigentlich nur noch erlebt in einem Film in Washington und zwar, es war ein ganz normaler 3-D-Film, was ich unwahrscheinlich toll fand, da hatten die also diese 3-D-Geschichte gemacht, daß sich alles auf einen zu

```
┌─────────────┐   ┌─────────────┐      ┌─────────────────────────────┐
│ BASIS-      │   │ ZWISCHEN-   │  ──▶ │ WAHNWAHRNEHMUNGEN           │
│ SYMPTOME    │──▶│ PHÄNOMENE   │      │                             │
└─────────────┘   └─────────────┘      └─────────────────────────────┘
```

178 EINZELPHÄNOMENE ZU 96% KOGNITIVE WAHRNEHMUNGSSTÖRUNGEN	BSABS KENNZIFFER	SYMPTOMFOLGEN n = 45 (100 %)
1. Wahrnehmungsveränderungen (an Gesicht u./o. Gestalt anderer)	(C.2.3)	16 (36 %)
2. Mikro- und Makropsien	(C.2.3)	16 (36 %)
3. Veränderungen des Farbsehens	(C.2.3)	12 (27 %)
4. Veränderungen der Qualität und/oder Intensität von Gehörswahrnehmungen	(C.2.5)	11 (24 %)
5. Photopsien	(C.2.2)	11 (24 %)
6. Scheinbewegungen von Wahrnehmungsobjekten	(C.2.3)	10 (22 %)
7. Spiegelphänomene	(C.2.3)	7 (16 %)
8. Gustatorische und olfaktorische Wahrnehmungsveränderungen	(C.2.6)	6 (13 %)
9. Partielles Sehen	(C.2.1)	6 (13 %)
10. Metamorphopsien	(C.2.3)	5 (11 %)
11. Reduktion des Farbensehens	(C.2.3)	4 (9 %)
12. Sensorische Überwachheit	(C.2.8)	3 (7 %)

Abb. 4. Die häufigsten Wahrnehmungsstörungen am Anfang der Entwicklung von Wahrnehmungen

bewegt. Das fand ich toll, aber mit dem Plakat, das war völlig anders, wirklich verbunden mit einer totalen Gefahr. Das war also gleich am Anfang und dann kam das mit den Größen und Farben dazu. Ja, auch die Größe meines Mannes hat sich laufend verändert, immer ganz plötzlich. Ich hatte allmählich das Gefühl, daß also die gesamte Umwelt ganz eigenartig wurde, daß ich alles irgendwie anders sah, daß ich auch die Farben der Gegenstände teilweise anders sah. Als ich einen Baum anschaute, da änderte sich die Farbe von rosa nach gelb. Das lief ab wie in einem Film und dieser Film lief so schnell, daß ich gar nicht alle Veränderungen mitbekommen konnte. Ich dachte, das kann nur ein Phänomen deiner Augen sein. Es mußte natürlich an meinen Augen liegen, daß das alles so wie ein Spiegelkabinett ist oder wie ein Zerrbild oder so etwas ähnliches. Alles irgendwie verschoben, irgendwie verzerrt. Es kam mir immer unwirklicher vor, wie ein völlig fremdes Land" (Abb. 4).

Diese Patientin macht also in der Tat initial ungewöhnliche, von der Erwartung abweichende Beobachtungen, und zwar infolge von Sensationen, die man in unserer Basissymptomenskala (BSABS) und teilweise auch in der PSE als *Photopsien, Scheinbewegungen von Wahrnehmungsobjekten, Mikro- und Makropsien, Veränderungen des Farbensehens* und *Metamorphosien* definitorisch voneinander abgehoben findet. 96% aller am Anfang der Wahnwahrnehmungsgenese erfaßten Einzelphänomene stellten sich – wie Abb. 4 zeigt – in unserer Studie als derartige kognitive Wahrnehmungsstörungen heraus, und bei den 7 restlichen Phänomenen handelte es sich um Erschwernisse des Sinnverständnisses gehörter oder gelesener Sprache, also auch um eine Störung, die das äußere Wahrnehmungsfeld verändert erscheinen läßt. Ihre plötzliche Manifestation bewirkte bei der Patientin offenkundig sogleich eine erhebliche Irritation und ging daher auch mit einer deutlichen affektiven Spannungserhöhung einher. Entsprechend

1. Entwicklungsschritt

Allopsychische Depersonalisations-erlebnisse – Derealisation

Das verändert Wahrgenommene erscheint so „fremd", „als ob" es nicht wirklich, sondern „unecht" sei.

Beschwerdekomplexe aus kognitiven Wahrnehmungsstörungen

Irritierende Veränderungen der gewohnten – optischen, akusti- schen, olfaktorischen, gustatorischen und taktilen – Repräsentanz von Gegenständen, Mienen, Gesten und Verhaltensweisen.

Abb. 5. Symptomfolgen zu Wahnwahrnehmungen

kann man in dem hier wie in allen zugehörigen Symptomfolgen als ersten Entwicklungsschritt gefundenen Übergang zu allopsychischen Depersonalisations- oder Derealisationserlebnissen durchaus eine Präzisierung und empirische Bestätigung für die in der amerikanischen Wahntheorie angenommenen „experiences of puzzlement" sehen (Abb. 5).

„Also wie ein fremdes Land", so heißt es in dem Erlebnisprotokoll weiter, „so etwas hatte ich noch nicht erlebt, daß ich jetzt plötzlich anfing, mir Gedanken zu machen, ob ich wirklich jetzt in diesem Haus bin, ob das mein Haus ist. Ich war einfach in Zweifel geraten, ob das wirklich echt ist, da stimmte doch etwas nicht. Da kam also diese Idee, irgend jemand könnte mir das als Kulisse einstellen. Eine Kulisse, oder man könnte mir ein Fernsehspiel einspielen" (Abb. 6).

2. Entwicklungsschritt

Wahnwahrnehmungen der Stufe 2

Der Unechtheitsverdacht wird zu Erlebnissen der absichtsvollen „Gestelltheit" oder „Gemachtheit" für die eigene Person präzisiert.

Wahnstimmung

Überwältigung des „als ob". Verdacht, daß mit der befremdlich erlebten Umgebung tatsächlich „etwas" nicht stimmt.

Allopsychische Depersonalisationserlebnisse

Abb. 6. Symptomfolgen zu Wahnwahrnehmungen

Offenbar überwältigt in diesem zweiten, wiederum durchgängig gefundenen Entwicklungsschritt die zunehmende Aufdringlichkeit der initialen Veränderungserlebnisse schlagartig den von der Patientin den Fremdheits-, Unwirklichkeits- und Unechtheitseindrücken bis dahin noch entgegengebrachten Vorbehalt „es scheint ja nur so, als ob". Von nun an stimmt für sie mit der Umgebung tatsächlich etwas nicht mehr, und dieser vage Wahnstimmungsverdacht wird ebenso plötzlich – ganz ohne jede erkennbare eigene Erklärungsaktivität – zu „Gestelltheitserlebnissen" nach Art der von Conrad (1958) herausgearbeiteten Wahnwahrnehmungen der Stufe 2 präzisiert.

„Dann kam", heißt es jetzt allerdings in dem Erlebnisprotokoll weiter, „erst die Phase, wo ich überhaupt anfing zu probieren. Ich habe überlegt, welche Möglichkeiten es gibt. Dann habe ich die Wände abgetastet, ich habe also überhaupt versucht zu erklären, wie das geht. Es konnte eingespielt sein, ich probierte es jetzt. Ich habe geprüft, ob sich das tatsächlich bewegt oder nicht, ob das wirklich eine Fläche ist oder, wenn es ein Bild wäre, hätte ich mit der Hand ruhig hinlangen können, aber wenn es kein Bild ist, dann bekomme ich einen Widerstand". Es folgen zahlreiche solche „Probier- und Überprüfungs" – Bemühungen, „bis mir schließlich der große Durchblick kam. Da muß irgendwo ein riesiges Gerät stehen, an dem ich in irgendeiner Form hänge. Eine Maschine oder ein Gerät, man kann das ja auch stromlos machen, über einen Magneten oder induktiv. Ich habe Physik studiert, ich weiß, daß man Gedächtnismoleküle mit magnetischen Kräften umprogrammieren kann. Ich und vielleicht auch mein Mann sollten mit der Maschine langsam umprogrammiert werden. Man wollte uns dazu bringen, Reaktorbrennstäbe zu stehlen" (Abb. 7).

Dieser dritte und letzte, ebenfalls gleichförmig in allen zugehörigen Symptomfolgen erfaßte Entwicklungsschritt scheint also tatsächlich einer „search for explanation" zu entsprechen. Auch die „feelings of relief", die von Jaspers schon vermutete Erleichterung beim „Gewinn einer bestimmten Vorstellung", „dem Bewußtwerden eines klaren Erkennens" wird durch unsere Befunde für die Ausformung der „Gestelltheitserlebnisse" zu fertigen Wahnwahrnehmungen der Stufe 3 empirisch belegt.

3. Entwicklungsschritt

Wahrnehmungen der Stufe 3
Das „wie", „wozu" und „durch wen" der „Gestelltheit" wird durch wahnhafte Aktualisierung lebensgeschichtlicher Vorgaben „enträtselt", „durchschaut" und „aufgedeckt".

Inhaltlich unbestimmte Wahnwahrnehmungen der Stufe 2

Abb. 7. Symptomfolgen zu Wahnwahrnehmungen

13.4 Diskussion

Als haltbar erweist dieser Vergleich mit den Ergebnissen der Bonner Übergangsreihen-studie an der amerikanischen generellen Wahntheorie somit zweierlei: einmal die Annahme einer anfänglichen Irritation durch rezeptionsstörungsbedingte Veränderungen der gewohnten Umweltrepräsentanz und dann auch die Vorstellung, daß normalpsychologische Aktivitäten im Sinne einer Komplexitätsreduktion und Affektspannungssenkung durch Erklärung an der Generierung der Wahnphänomene mit beteiligt sind. Als unhaltbar dagegen stellt sich die Einschätzung der Erklärungsaktivität als entscheidenden und – neben den sie anstoßenden Wahnnehmungsstörungen – auch alleinigen Generierungsfaktor heraus (Abb. 8).

Denn diese psychogene, von uns als *Bewältigungsreaktion* verstandene Komponente kommt – wie Tabelle 2 zeigt – erst im dritten und letzten Entwicklungsabschnitt, der übrigens auch in der Genese der meisten anderen Symptome ersten Ranges abgrenzbaren *Phase der inhaltlichen Konkretisierung* ins Spiel. Vorher ist – jedenfalls im schizophrenen Erlebniswandel – immer schon die Verlegung der Gründe für die befremdlich empfundenen Umweltveränderungen von eigenen Funktionsstörungen weg in den Außenraum erfolgt. Dieser von uns auf den Begriff der *psychotischen Externalisierung* gebrachte Entwicklungsschritt vollzieht sich aber durchweg urplötzlich, ohne jede erkennbare Eigenaktivität der Betroffenen als Überwältigung des in den Depersonalisationserlebnissen noch gelegenen Vorbehalts „als ob" (Abb. 8). Mit ihm schon – und nicht erst später – entsteht Wahngewißheit, wie sie Conrad (1958) als „Überstiegsverlust" und Berner (1982) im Anschluß an Minkowski als „Ausschluß des Zufalls" gekennzeichnet hat. Wenn somit die Betroffenen mit ihren „Überprüfungs"- oder „Probierbemühungen" beginnen, so geschieht dies bereits auf dem Boden von Annah-

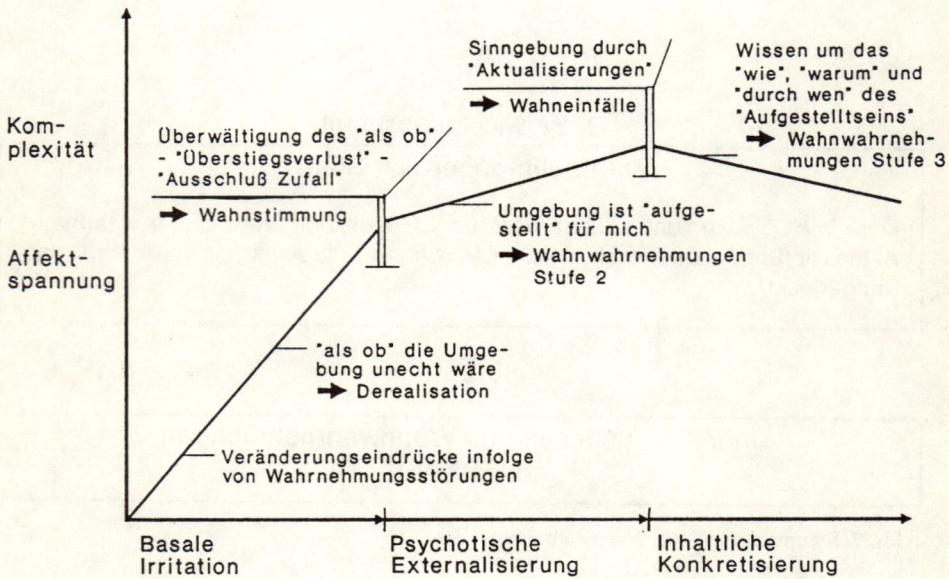

Abb. 8. Funktionale Betrachtung der Wahngenese

Tabelle 2. Entwicklung der Wahnwahrnehmungen

Entwicklungs-abschnitte	Erlebnisabwandlung	Generierungsfaktoren
Phase 3 Inhaltliche Konkretisierung	Voll konkretisierte Wahnwahrnehmungen ↑ Noch nicht konkretisierte Wahnwahrnehmungen	**Bewältigungsreaktion** Reduktion von Komplexität und Affektspannung durch „Erklärung"
Phase 2 Psychotische Externalisierung	Noch nicht konkretisierte Wahnwahrnehmungen ↑ Wahnstimmung ↑ Allopsychische Depersonalisation – Derealisation –	**Anpassungsvorgang** Reaktualisierung eines phylo- und ontogenetisch älteren Attributionsmusters – „Inkongruenzattribution"
Phase 1 Basale Irritation	Allopsychische Depersonalisation – Derealisation – ↑ Wahrnehmungsstörungen und Störungen der rezeptiven Sprache	**Kognitiv-affektive** **Störanfälligkeit** Komplexitätszunahme durch Intensivierung vorbestehender Informationsverarbeitungsstörungen, affektive Spannungserhöhung

men, die sich nicht mehr mit normalpsychologischen Hypothesen gleichsetzen lassen. Daß die Umgebung „unecht" und – genauer – „für die eigene Person absichtsvoll aufgestellt" sei, diese in der Genese der erstrangigen Wahnphänomene immer wiederkehrenden „Standarderlebnisse" (Weitbrecht 1973) können nur noch bestätigt, nämlich durch biographisch, von den Gerichtetheiten der Persönlichkeit (Janzarik 1968) geprägte „Erklärungen" des „wie", „warum" und „durch wen" inhaltlich ausgeformt werden. In den anfangs angesprochenen deutschen Modellvorstellungen findet sich ihre Invarianz und ihre Evidenz in weitgehender Übereinstimmung immer wieder auf die Reaktivierung eines phylo- und ontogenetisch älteren Attributionsmusters zurückgeführt. Folgt man dieser Auffassung, dann können unsere Befunde plausibel machen, warum es auf dem Höhepunkt der *basalen Irritation* zur „Amalgamierung" der Wahrnehmungsstörungen mit dieser – wie Huber u. Gross (1977) mit Weitbrecht sagen – „anthropologischen Matrix" kommen muß. Offenbar ist es die zunehmende Neu- und Andersartigkeit der initialen Veränderungseindrücke gegenüber der Alterserfahrung Erwachsener, ihre schließliche *Inkongruenz* mit jedem normalpsychologisch verfügbaren Attributionsmuster, die dazu zwingt (Tabelle 2).

Eine vergleichbare basale Irritation durch Wahrnehmungsstörungen leitet oft beispielsweise auch die Wahnbildungen bei Drogenpsychosen ein. Entsprechend hat Heimann (1983) genau dieses plötzliche Wiederanspringen sonst desaktualisierter subjektzentristisch-artefizialistischer Attributionsmuster im Sinne eines basisymptombedingten Anpassungsvorganges auch bei Probanden unter LSD oder Psilocybin wahrscheinlich machen können. Schizophrenieähnliche Epilepsiepsychosen beginnen ebenfalls oft mit derartigen basalen Veränderungseindrücken, und so ließen sich noch

zahlreiche weitere Beispiele anführen, die alle dafür sprechen, daß die Wahnphänomene bei definierbaren Körperkrankheiten möglicherweise über sehr ähnliche Entwick-
lungsschritte entstehen. Wie aber sieht es diesbezüglich mit dem eigentlichen Gegenstand dieses Symposiums, den sog. *wahnhaften Störungen* aus, die man in der 10.
Fassung der „International Classification of Diseases" (ICD-10) durch die Entwicklung
nur einer einzelnen Wahnidee oder mehrerer aufeinander bezogener Wahninhalte von
manchmal lebenslanger Dauer definiert und von den Wahnbildungen ebensowohl bei
schizophrenen wie auch bei affektiven oder körperlich begründbaren Psychosen abgehoben findet? Soweit Wahnwahrnehmungen und damit die ihnen wohl stets vorausgehenden Wahnstimmungen eingeschlossen bleiben – und dies war bei den meisten
bisherigen Paranoiastudien der Fall – dürften die hier dargestellten Befunde auch für
sie eine gewisse Geltung besitzen. Für spezielle Syndrome wie etwa den Dermatozoen-
oder den hypochondrischen Wahn ist zudem noch mit andersartigen basalen Irritatio-
nen, vornehmlich durch die von Huber (1986; Huber u. Gross 1977) herausgearbeiteten
qualitativ hocheigenartig und befremdlich erlebten Coenästhesien zu rechnen. Hier und
vielleicht auch bei manchen Fällen mit sog. Dysmorphophobie könnte also durchaus
auch eine solche „Inkongruenzattribution" mit nachfolgender inhaltlicher Konkretisierung für die Wahnbildung verantwortlich sein. Um solche Annahmen zu sichern, bedarf
es jedoch gezielter weiterer Untersuchungen. Hier sollte zunächst dargetan werden, daß
die jüngsten Ergebnisse der deutschen Basissymptomforschung die heutige amerikanische Sicht der Wahngenese partiell zwar als zutreffend, aufs Ganze gesehen aber als zu
einfach „rationalistisch" erweisen.

Literatur

Arieti S (1955) Interpretation of Schizophrenia. Brunner, New York
Berner P (1982) Psychiatrische Systematik. Huber, Bern Stuttgart Wien
Conrad K (1958) Die beginnende Schizophrenie. Thieme, Stuttgart
Gross G, Huber G (1972) Sensorische Störungen bei Schizophrenien. Arch Psychiatr Nervenkr 216:
    119–130
Gross G, Huber G, Klosterkötter J, Linz M (1987) Bonner Skala für die Beurteilung von Basissympto-
    men (BSABS: Bonn Scale for Assessment of Basic Symptoms). Springer, Berlin Heidelberg New
    York Tokyo
Heimann H (1983) Zeitstrukturen in der Psychopathologie. In: Friedrich-von-Siemensstiftung (Hrsg)
    Die Zeit. Oldenburg, München, S 71
Huber G (1983) Das Konzept substratnaher Basissymptome und seine Bedeutung für Theorie und
    Therapie schizophrener Erkrankungen. Nervenarzt 54: 23–32
Huber G (1986) Psychiatrische Aspekte des Basisstörungskonzepts. In: Süllwold L, Huber G (Hrsg)
    Schizophrene Basisstörungen. Springer, Berlin Heidelberg New York Tokyo, S 39–143
Huber G, Gross G (1977) Wahn. Eine deskriptiv-phänomenologische Untersuchung schizophrenen
    Wahns. Enke, Stuttgart
Janzarik W (1959) Dynamische Grundkonstellationen in endogenen Psychosen. Ein Beitrag zur Diffe-
    rentialtypologie der Wahnphänomene. Springer, Berlin Göttingen Heidelberg
Janzarik W (1968) Schizophrene Verläufe. Eine strukturdynamische Interpretation. Springer, Berlin
    Heidelberg New York
Japsers K (1973) Allgemeine Psychopathologie, 9. Aufl. Springer, Berlin Heidelberg New York
Klosterkötter J (1988) Basissymptome und Endphänomene der Schizophrenie. Springer, Berlin Heidel-
    berg New York Tokyo
Klosterkötter J (1992) Transitions from cognitive deficiencies into schizophrenic key symptoms: The
    Bonn Transition Sequences Study. I. Transitions into delusional perceptions. Br J Psychiatry (in
    press)

Maher BA (1988) Language disorders in psychoses and their impact on delusions. In: Spitzer M, Uehlein FA, Oepen G (eds) Psychopathology and philosophy. Springer, Berlin Heidelberg New York Tokyo, pp 109,,120

Maher BA, Ross JS (1984) Delusions. In: Adams HE, Sutker P (eds) Comprehensive handbook of psychopathology. Plenum press, New York, pp 383–409

Matussek P (1952) Untersuchungen über die Wahnwahrnehmung. 1. Mitteilung: Veränderungen der Wahrnehmungswelt bei beginnendem primären Wahn. Arch Psychiatr Neurol 198: 279–319

Matussek P (1953) Untersuchungen über die Wahnwahrnehmung. 2. Mitteilung: Die auf einem abnormen Vorrang von Wesenseigenschaften beruhenden Eigentümlichkeiten der Wahnwahrnehmung. Schweiz Arch Neurol 71: 189–210

Schneider K (1987) Klinische Psychopathologie. 13. Auflage mit einem Kommentar von G. Huber und G. Gross. Thieme, Stuttgart

Weitbrecht HJ (1973) Psychiatrie im Grundriß, 3. Aufl. Springer, Berlin Heidelberg New York

Wing JK, Cooper JE, Sartorius N (1974) Measurement and classification of psychiatric symptoms. An introduction manual for the PSE and Catego program. Cambridge University Press, London

Schlußwort

W. P. KASCHKA

Die psychiatrische Krankheitslehre durchläuft gegenwärtig eine wichtige Umbruchphase. Ätiologisch-kausal orientierte Krankheitsmodelle und Klassifikationen werden zunehmend als zu einseitig empfunden und als ungeeignet, die beobachteten Phänomene authentisch abzubilden. Feighner u. Boyer (1991) schreiben im Vorwort zu ihrem Buch *Diagnosis of Depression*: „A diagnostic system reflects the current state of knowledge of symptoms, longitudinal course, genetics, biochemistry and psychology. As new information is gathered in each of these areas, diagnostic systems must, and should be, revised". In modernen Lehrbüchern (Tölle 1991) wird deshalb explizit und konsequent das Konzept einer multikonditionalen Ätiologie psychischer Störungen vertreten. Die Erkennntnis der multikonditionalen Ätiologie psychiatrischer Erkrankungen ist indessen nicht neu, sondern findet sich – soweit es das Wahnproblem angeht – bereits in sehr differenziert ausgearbeitet Form z. B. in den grundlegenden Arbeiten von Robert Gaupp (1914) und Ernst Kretschmer (1918) und mit Bezug auf die affektiven Erkrankungen z. B. in Weitbrechts Beschreibung der „endoreaktiven Dysthymie" (Weitbrecht 1973)

Auf der Ebene der Klassifikationssysteme setzt sich dementsprechend eine phänomenologisch-deskriptive Vorgehensweise durch, wobei man einem „atheoretischen" Ansatz folgt (Dilling et al. 1991), wohl wissend, daß es auf dem äußerst schwierigen und komplexen Feld der psychiatrischen Nosologie ein eigentlich atheoretisches Vorgehen nicht geben kann und der Begriff, in diesem Zusammenhang gebraucht, ein Paradoxon darstellt (weshalb er wohl auch von den Herausgebern im Vorwort zur 10. Auflage des psychiatrischen Teils der *Internationalen Klassifikation psychischer Störungen* (ICD-10) in Anführungszeichen gesetzt wurde). Im Zuge dieser veränderten Denkweise kommt es gleichsam automatisch zu einer Verschiebung von eher diskontinierlich-kategorialen hin zu mehr kontinuierlich-dimensionalen nosologischen Modellen (vgl. Boyer u. Feighner 1991). Der Begriff der Krankheit, vor dem skizzierten Hintergrund problematisch geworden, wird durch der der Störung ersetzt; Termini wie der der Endogenität werden verzichtbar (Dilling et al. 1991).

Die Entwicklung ist aber damit nicht an einem Endpunkt angelangt, denn auch die gegenwärtigen Klassifikationssysteme bleiben in mancher Hinsicht unbefriedigend und vermögen nicht, das Desiderat einer von objektivierbaren Außenkriterien bestimmten Nosologie zurückzudrängen. Von unterschiedlichen Forschergruppen werden deshalb Ansätze verfolgt, die auf die Entwicklung einer biologisch-funktionellen Klassifikation psychischer Störungen abzielen (van Praag 1991; Benkert et al. 19919).

Angesichts der heir nur stichwortartig aufgezeigten Entwicklung haben wir uns entschlossen, dieses Symposion nicht, wie ursprünglich geplant, unter das Thema „Die monosymptomatischen Wahnerkrankungen" zu stellen, sondern ihm den Titel „Paranoide Störungen" zu geben. Bestärkt wurden wir hierin durch die Erfahrung, daß die

Gruppe von Erkrankungen, die bisher üblicherweise als „monosymptomatische Psychosen" oder „monosymptomatische Wahnerkrankungen" bezeichnet wurde, bei genauerem Hinsehen keineswegs als monsymptomatisch im psychopathologischen Sinne imponiert, sondern allenfalls durch das Hervorstechen eines besonderen Wahninhalts aus einer mitunter recht breiten Palette anderer Symptome gekennzeichnet ist.

Mit diesem Symposion ist der Versuch unternommen worden, verschiedene mit einer Wahnsymptomatik einhergehende Erkrankungen, die nicht ohne weiteres dem klassischen Konzept der endogenen Psychosen zuzuordnen sind, zur Diskussion zu stellen und damit im Zusammenhang stehende differentialdiagnostische Probleme und therapeutische Möglichkeiten zu erörtern. Dabei war es uns ein besonderes Anliegen, gerade in einer Phase der neuen Klassifikationssysteme und des Umdenkens auf dem Gebiet der psychiatrischen Nosologie darauf aufmerksam zu machen, daß es notwendig ist, mit Konzepten wie etwa dem „sensitiven Beziehungswahn" oder den „psychogenen Psychosen", die – etwas salopp formuliert – zu Klassikern der europäischen Psychopathologie geworden sind, behutsam umzugehen. Dies um so mehr, als wir, wie bereits ausgeführt, gearde in diesen Konzepten hervorragende Beispiele für die multikonditionale Ätiologie psychiatrischer Erkrankungen vor uns haben, welche ihrerseits letztlich ja den Anlaß und Ausgangspunkt für die Entwicklung neuer, von allzu eng gefaßten ätiologischen Theorien losgelöster Klassifikationssysteme darstellt.

Wenn es uns gelungen ist, im Rahmen dieses Symposions einen konstruktiven Beitrag zur Integration alter und neuer Konzepte der paranoiden Störungen zu leisten und Anstöße für eine kritische Diskussion zu geben, dann dürfen wir – in aller Bescheidenheit – diese Veranstaltung als sinnvoll und erfolgreich ansehen.

Literatur

Benkert o, Winter P, Gerbaldo H, Philipp M (1991) Functional classification and the major/minor dichotomy of psychiatric disorders in 500 outpatients. In: Racagni G, Brunello N, Fukuda T (eds) Bilogical psychiatry, vol 1. Excerpta Medica, Amsterdam, pp 443–45

Boyer W F, Feighner J P (1991) Nosology in the 1990s: an update on the diagnostic process and its application to depressive disorders. In: Feighner J P, Boyer W F (eds) Diagnosis of depression. Wiley, Chichester, pp 177–194

Dilling H, Mombour W, Schmidt M H (1991) (Hrsg) Internationale Klassifikation psychischer Störungen. ICD-10 Kapitel V (F), Klinisch-diagnostische Leitlinien. Huber, Bern

Feighner J P, Boyer W F (1991) (eds) Diagnosis of depression. Wiley, Chichester

Gaupp R (1914) Zur Psychologie des Massenmörders Hauptlehrer Wagner von Degerloch. Springer, Berlin

Kretschmer E (1966) Der sensitive Beziehungswahn. Ein Beitrag zur Paranoiafrage und zu psychiatrischen Charakterlehre. Springer, Berlin 1918. 4. Auflage: Springer, Berlin Heidelberg New York

Tölle R (1991) Psychiatrie, 9. Aufl. Springer, Berlin

van Praag H M (1991) Classification of depression: from biology to functional psychopathology. In: Racagni G, Brunello N, Fukuda T (eds) Biological psychiatry, vol 1. Excerpta Medica, Amsterdam, 23–27

Weitbrecht H J (1973) Psychiatrie im Grundriß, 3. Aufl. Springer, Berlin Heidelberg New York

Sachverzeichnis

Springer-Verlag und Umwelt

As internationaler wissenschaftlicher Verlag sind wir uns unserer besonderen Verpflichtung der Umwelt gegenüber bewußt und beziehen umweltorientierte Grundsätze in Unternehmensentscheidungen mit ein.

Von unseren Geschäftspartnern (Druckereien, Papierfabriken, Verpackungsherstellern usw.) verlangen wir, daß sie sowohl beim Herstellungsprozeß selbst als auch beim Einsatz der zur Verwendung kommenden Materialien ökologische Gesichtspunkte berücksichtigen.

Das für dieses Buch verwendete Papier ist aus chlorfrei bzw. chlorarm hergestelltem Zellstoff gefertigt und im ph-Wert neutral.

Druck: Druckerei Zechner, Speyer
Verarbeitung: Buchbinderei Schäffer, Grünstadt